世图心理

U0313165

COUNSELING

FROM

THE HEART

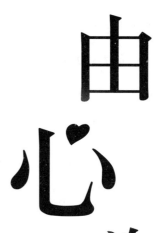

由心咨询

心理治疗中的超个人范式

〔比〕米杉（Michel Claeys）　著

倪男奇　译

世界图书出版公司

北京·广州·上海·西安

图书在版编目（CIP）数据

由心咨询：心理治疗中的超个人范式 /（比）米杉（Michel Claeys）著；倪男奇译.—北京：世界图书出版有限公司北京分公司，2019.11

书名原文：Counseling From the Heart

ISBN 978-7-5192-6801-5

Ⅰ.①由… Ⅱ.①米…②倪… Ⅲ.①精神疗法 Ⅳ.① R749.055

中国版本图书馆 CIP 数据核字（2019）第 206222 号

COUNSELING FORM THE HEART
By Michel Claeys

First published in France under the title:
"Thérapeute à cœur ouvert", éditions Le Souffle d'Or, 2008.

书　　名	由心咨询：心理治疗中的超个人范式
	YOU XIN ZIXUN
著　　者	［比］米杉（Michel Claeys）
译　　者	倪男奇
责任编辑	王　洋
装帧设计	蔡　彬
出版发行	世界图书出版有限公司北京分公司
地　　址	北京市东城区朝内大街 137 号
邮　　编	100010
电　　话	010-64038355（发行）　64037380（客服）　64033507（总编室）
网　　址	http://www.wpcbj.com.cn
邮　　箱	wpcbjst@vip.163.com
销　　售	新华书店
印　　刷	三河市国英印务有限公司
开　　本	880mm×1230mm　1/16
印　　张	25
字　　数	353 千字
版　　次	2019 年 11 月第 1 版
印　　次	2019 年 11 月第 1 次印刷
国际书号	ISBN 978-7-5192-6801-5
定　　价	69.80 元

译者序

2004年11月，因好友刘霞的一封电子邮件，我得以请米杉到北京服装学院为学生做情商教育的讲座。与米杉看似偶然的相识，成为我们共同前行的开始。

2005年5月，在米杉的建议下，在同行朋友的倡议推荐下，我邀请了一些学习热情高、英语基础不错的朋友，开展了第一期米杉的"梦工作坊"。第一期梦工作坊每周末活动一次，来自高校、医院、企业等不同单位却都对个人成长、心理咨询感兴趣的朋友聚在一起探索体验。第一期梦工作坊的圆满成功，给予了米杉强大的动力，他愿意继续做下去。随着梦工作坊工作的推进，随着对北京高校心理咨询教师工作状况的了解，米杉有意更多地为中国的年轻同行助一臂之力，把他个人多年学习心理咨询及个人成长积累的经验和技能与大家分享。于是，2006年，米杉推出了他的咨询策略工作坊……所有这些工作坊都注重体验分享，注重个人成长，注重实际操练。米杉一边教授，一边不断完善工作坊的培训资料。在工作坊中，我看不到文化的隔阂，却能感受到探索的气氛——怎样面对你面前的那个人，你要做怎样的自己。米杉精深的专业知识、有力而谦和的个性，被越来越多的人认可和喜欢。随着时间的推移，米杉的培训资料也就积累成了一本书。他喜欢写作，能够很好地把握自己的节奏，朝着自己向往的目标一步一步迈进。他不会把自己累着，却也绝不会懈怠。他说，他来到中国，是因为自己感觉到要给中国人做些事情，这本书自然是其中之一。米杉对于咨询治疗的认识、感悟与实操技能远远超出他在这本书中提到的，但他对本书的内容进行了精心挑选，使得本书的内容能够紧密地围绕超个人心理学这个范式展开。

我和一些同行朋友在米杉的工作坊中受益良多。工作坊中开放、信任的氛围，不仅使我获得了深入扎实的个人成长，而且使我的咨询技能也有了显著的提升。我的一个来访者有严重的抑郁症状，身体还有多处炎症，要是在参加米杉培训之前遇到这个个案，我很可能觉得它超出了自己的能力就及时转介了。然而，米杉的培训给了我信心与能力：对来访者，我由最初听她的倾诉，逐渐进展到邀请她认识和观察自身的认知观念，识别她的负面观念；带领她去感觉她的情绪，引导她进行放松观想，转换她的情绪能量；引领她去探索童年的伤痛，去认识与父母的关系以及内化的父母模型；邀请她去留心记住自己的梦，与她一起探索她形形色色的、富有性色彩的"肮脏"的梦，感受和体验"肮脏"背后潜藏的需要，认识自己内心的剧场；引导她识别自己的身体症状与情绪之间的关联，对身体内外多处的炎症进行工作……这一路走来，虽时有进步的喜悦，更多的却是艰难。还记得在咨询的中期阶段，一日她打来电话想要放弃咨询，说自己坚持了这么久，却觉得进步很小，累了，想放弃了。一听到这话，我的第一反应是她进步不小，只是她对自己期望过高，如果现在放弃，那太可惜了。然而几乎是同时地，我意识到这是她的选择，我要让她知道她有权利选择任何她想要的，我不会强加任何我的意愿在她身上。于是我告诉她，要中断咨询没有问题，如果她想好了、决定了的话，不过，我愿意邀请她做"最后"一次咨询，做一个结束。她来了，这次咨询的结果是，她愿意继续咨询下去。这是让我非常难忘的一个细节，它让我对咨询师如何认识自己及自己的工作有了朴素而到位的认识。我的领悟如米杉在前言中所说：来访者只有在他们准备好时才来咨询，他们前行的方向是他们早已选择好的，也是他们已经准备好要走的道路。即使来访者决定放弃，咨询师依然知道这没有失败，只是经历，只是学习的过程。当咨询师很好地处在平和自信的内在空间时，他就是一面最有效的镜子。我想，正是我放下了对她的期待，以及对自己的期待与评判（她若放弃咨询就是我工作的失败），使得我可以安于自己内心的平和，我可以体谅她克服重重阻力来咨询的不易（她周围几乎没有人支持她来咨询），我可以理解她急切地渴望取得进步，我可以接受她对自己严重的境况缺乏足够的认识……所以，我可以把来与不来的决定权还给她，由她自己做主。正是这样的信任与平和，让她看到自己的力量，让她看到自己内心其实希望继续坚持下去。无论有多少苦与泪，每一次咨询之后，她还是感觉到了自己的成长，哪怕这个成长离她的期待还很遥远。她在无形之中感受到了我的信任与平和，这使她逐渐可以给自己设定适当的前行节奏，一步一步坚实地往前走。不久前，她告诉我她最近做的一个梦，发生在阳光透亮、干净舒适的房间里，而不再是以往那种让她感觉恶心难受的肮脏简陋的地方……

《由心咨询》里的每个章节涉及的方法都是米杉在为我们开设的工作坊中实践过的，他把自己个人成长与工作中最好用、最管用的技能拿出来与我们分享，让我想到多年前读大学时听一位老教授所说的：做学问要先做人，要做到"勿私勿隐"。米杉的这种精神理念也影响和带动着我，让我越来越开放、达观。

请允许我列出一串姓名，正是这些人的支持、理解和参与，才让米杉的工作坊得以顺利开展，让米杉看到自己的工作在中国的价值与意义。他们是刘霞、曾美英、宫一栋、周莉、李旭珊、王颖、林涛、李剑鲁、邓利、胡艳红、刘颖、田宝伟、牛勇、倪海、宗敏、赵妍、吴洪健……还有很多没有提及的朋友，但我相信，当他们看到这本书时，一定可以感觉到书里也有他们的存在。

在此，我要特别感谢我的爱人米杉。我平常的工作比较忙碌，他不时地鼓励敦促我，让我可以如他一样张弛有度地把握翻译的节奏，基本上在他完成法文译稿的同时，我也完成了中文的翻译。虽然我与米杉同桌翻译，遇到疑问能够及时问他，而且也参加过很多次米杉工作坊的翻译与协助培训工作，但米杉无法检阅中文译稿的质量，我也无法保证本书翻译没有疏漏与不足之处，希望读者多多指正。

相信所有学习咨询的朋友和对个人成长感兴趣的朋友都可以从中获得令自己受益的内容。米杉期待着可以为中国做更多事情。我相信这本书可以使我们结交到更多志同道合的朋友，大家可以创造机会在一起探索成长。

取你所需，于信任中，在喜乐中。

倪男奇

序　言

自从本书的第一版在中国出版面世，已经过去了十一年。在这十一年里，我曾很高兴地看到有些人拿着翻旧了甚至卷边儿了的书来参加我的培训，这表示他们不仅读了这本书，更深入研究了这本书，随身携带，用它工作，甚至与它同眠，犹如它是一个老朋友……看到这本书履行了它的使命，启发了很多年轻咨询师，我感到非常欣慰和满足。

在这十一年里，我在培训中被问到一系列问题，这给我带来写作另一本关于成长疗愈方法的书①的灵感。我已经给这个方法命名为"本性治疗"。在这本新书里，这个方法的理论基础得以进一步夯实，操作流程也进一步得到澄清。我还出版了一本关于梦的工作的书②，以及一本关于孩子的情商教育的书。

我把本性治疗定义为一种折中而综合的治疗方法，它聚焦于内在工作，而非仅仅运用谈话的形式。除了倾听、共情和给予支持以外，咨询师还给来访者提供必要的指引，帮助来访者识别和进入自己不同的内在空间（受伤的内在空

---

① 《内在父母与内在小孩的拥抱：成长与疗愈的超个人心理策略》。
② 《梦的真相：梦的心理学解析与疗愈》。

间和资源性的内在空间），并学习如何对不同的内在空间进行工作，学习如何重新获得力量。咨询师要教授来访者一些技巧，而非仅仅聚焦于解决具体问题。本性治疗提供简单而有效的程序来转化情绪能量，让来访者从未解决的情绪模式中挣脱出来，重获自由。

我还总结提炼了指导咨询过程的七大原则，并给予了进一步的例证。在整个咨询过程中，咨询师必须确保来访者能够体验并内化以下这些方面。

责任：一切关乎我的，不在"外在"，而在"这里"；

锚定：寻找内在父母；

临在：此时此地我身体的……（感受）；

放大：敞开自己去面对一切（拥抱）；

转化：转移能量（疗愈）；

去除认同：我选择处在怎样的内在空间；

整合变化：制定出实际步骤。

内在工作可以被理解为一个有意识的过程，包括觉察和管理自己的内在空间。除了倾听、共情以及支持，咨询师还要提供必要的引导，使得来访者能识别并联结进入他不同的内在空间。另外，咨询师还要向来访者展示如何对这些内在空间工作以及如何激活一个期望的转化过程。成长、疗愈与转化都是基本的同一性问题：我选择做谁？我选择认同内在现实的哪一部分？本性治疗理论认为，外部环境主要是一个人内在现实的反映。它旨在带来内在改变，这种内在改变将会吸引或者允许更和谐的、令人满意的外部现实的到来。它旨在帮助来访者看到他正在完全地创造自己的现实并赋予其力量。

本性咨询师旨在将来访者带回被称作其内在父母的内在空间，这个内在空间提供了爱和安全所必需的资源。在这里，来访者可以敞开面对他受伤的内在空间或受伤的内在小孩。联结内在父母、去除对内在小孩的认同都展现了转变和疗愈所必需的基本要求，由此，来访者就能重构关于外部现实的观点并且做出新的选择。

本性咨询师将来访者从过去（将来）带到此时此地，从头脑带到身体，从受害者带到负责任的创造者，从无力带到有力，从困惑带到意愿明确，从比较、评判、斗争、否定、抵抗带到接受、放下、呼吸、感受、观察、看待事物时如其所是。

不过，基础依然在这里，在这本书后续的页面中。我开心地看到这本书能够以新的面貌跟读者见面，我欢迎读者能够持续地以你们的分享、提问、热情滋养这本书。祝福所有人！

米杉

致 谢

在此，我想对我深爱的妻子——男奇，表达我全部的挚爱与深沉的感谢，她不仅在本书的写作过程中给予我帮助与支持，对我的整个生活亦是如此。

我同时想感谢我亲爱的朋友——刘霞和曾美英，以及我所有的中国朋友和学生，这些年他们给予我不懈的支持，是他们滋养和丰富了我的工作和这本书。祝福他们！

我还要对所有选择信任并接纳我，与我分享他们的内心成长、梦、痛苦与疗愈过程的人们表达我最深切的感谢。祝福他们！

同时我也祝福你，我亲爱的读者。

米杉

2008年5月于北京

前　言

　　咨询技能并非只是一些单纯的技巧（technical skills），而是一种存在（being）的技能。虽然掌握相关的背景理论知识会对咨询有一定的帮助，但最重要的咨询技巧是与咨询师的个人成长密不可分的。我们不可能仅通过读书或者积累学术知识获得情商，也不可能仅通过书本使自身处于充满内在力量的空间。这些需要内心的工作，需要咨询师们敞开自己，面对自身的自我疗愈资源。

　　咨询师是生活的导师。这意味着他们应该达到一定的纯粹度与内在平衡，可以让人们把他们当作镜子。咨询就是镜射（mirroring），咨询就是赋力（empowering）。如果一个人与其内在的力量空间缺乏强有力的联结，他就不可能赋予旁人力量，这个联结是指与其更深的自我相连，与其本性相连。这只有在直面、拥抱、治疗其"内在小孩"——这个情绪不平衡且易感的内在空间之后，才会发展起来。

　　这本书是从我提供的培训中孕育发展出来的，我努力提供发展技能的实用工具，同时也提供启示和顿悟。如果你感觉本书在某些方面混淆了咨询师与来访者，那么，不要紧，这是我有意安排的。咨询师与来访者都在一个学习的过程中，都需要发展同样的技能。因此，在整本书中，我们都将从自我成长和发展的视角来探索和学习咨询。不论你教授什么，你首先必须亲身实践。

咨询师是一面镜子，是一位老师，也是一个学生。

咨询师是一面镜子。因为咨询师至多只能是来访者的外在资源，要引领来访者回到他自身，与其感受、身体及内在小孩建立起联系，最重要的是与其内在父母、更深的自我、真实的自我或资源的空间相联结，治疗和成长的力量正是从这里涌现的。我们将会具体探讨镜射的意义以及如何最好地进行这项工作。但可以肯定的是，只靠咨询师一个人是什么事情也做不成的。只有来访者自身拥有可以赋予自己的力量，只有来访者自身能够做出选择——在痛苦与限制中成长，还是继续沉陷于痛苦与限制之中。咨询师无法对任何结果负责任，甚至当咨询异常成功时，咨询师也不应得到赞赏。事实上，我常常看到的是，不论咨询师在咨询过程中做了什么工作，来访者的进步依靠的都是他们自身内在的改善。这就好像是，来访者只有在他们准备好时才来咨询，他们前行的方向是他们早已选择好的，他们要走的道路也是早已选择好的，只需要咨询师轻轻地牵着他们的手……因而，如果有结果与成效，也是和来访者密切相关的。这是由来访者决定的，也只和来访者有关。咨询师不需要任何关于咨询进程或结果的评判。咨询师只是在那里将观察到的反射回去，以"一切都很美好"的方式展示出不同的选择。如果一个咨询师完全整合内化了这种态度，他就不会有任何压力。作为一名咨询师，你只能成为你自己，只能信任你自己，给予来访者最好的自己。即使来访者决定放弃，咨询师依然知道这不是失败，只是经历，只是学习的过程。失败只存在于我们对经历的评判中。实际上，只有经历，没有评判，没有愧疚。当咨询师很好地处在平和自信的内在空间时，他就是一面最有效的镜子。

咨询师是老师，他能够通过其"存在"的方式展示前行的方向。他展示出一种存在的特质，一种呈现、倾听、同感的特点。咨询师的自信与内在空间是来访者不知不觉中迫切寻求的，这将引领来访者回到他自身内在的力量中。老师就是要帮助学生挖掘、展现他的潜能，展示这种内在的力量，这是他本已有却并不自知且还未显现的力量。

咨询师也是学生，他知道学无止境。他从任何情境中都可以找到一面镜子，在来访者身上更是如此。不论咨询师见证了怎样的疗愈过程，这也是他自己的疗愈过程。咨询师清醒地将这些整合到自己的存在之中，他可以将外在发生的一切放在内在空间中体验。我们不像我们可能认为的那样与其他人没有关联。我们所觉察到的任何事情，实际上也是我们自身的一部分，就像我们在梦境里将我们的情绪、感受和想法投射在或熟悉或陌生的面孔上。我们日常的生活其实也是如此。经常让我感到触动的是，我好像会吸引某些来访者，他们需要解决的问题正是我自身必须解决的。即使问题并不完全一样，至少也有某些关联，我可以从中识别出自己的问题。我常常很明显地感觉到我从自己的工作中受益。有时候，当我意识到我对来访者所说的话正是我要对自己说的话时，我禁不住在内心笑着对自己说："我说得多好啊！我确信我听到了！……开始行动吧！"

在我引导来访者做内在体验或观想练习时，他们逐渐进入自己的内在空间，敞开自我去体验自身的感受。此时我也闭上眼睛，开始觉察自己的感受，我知道我的身体会给我一些线索，去抓住与来访者协调一致的细微感受。即使我需要睁开眼睛核对来访者的状态，我也会继续跟进自己的内在。我知道，任何治疗过程都有赖于我自己，正如来访者靠他自己一样。正因为如此，我感到我们在一起做着同样一件事情，我们在走同样一条路……

当然，当咨询师的个人问题影响到他与来访者的关系，当有些事情让咨询师触碰到他自己的个人禁忌，触碰到他受伤的内在小孩，这就需要督导来解决。任何引发咨询师离开自己的"中心"、离开自己内在的力量与信心空间的情况，都需要进一步去探索澄清。同样，任何"同情"的感受都将使咨询师加入来访者的受害模式和信念系统中。只要咨询师的情绪被激起或者开始评判，就需要进一步去觉察、探索，这些投射需要更多内在的工作。

咨询从来不会是一种负担，也从来不应是一种压力。最好的时候，我感觉我的来访者就像朋友，来找我进行亲密的聊天。他们来的时候，我感到高兴，并盼望再次看到他们。咨询过程是完全自然流畅、随机应变的，受直觉的自我来指引。所以，咨询是让我们与更深的自我或者本性保持联结的永久且极好的学校。这是精彩美妙的工作，关爱接纳他人一如我们接纳自身，完全处于我们的内心：毫无评判地映射，不论对和谐还是痛苦，始终充满关爱，视每个人都是精彩的存在，重新发现自我的存在，带着完全的信任与其携手，向着他们要去的地方……

在培训中（这本书就是其结晶），我旨在从超个人（transpersonal）心理学的视角提供一套连贯、整合的咨询治疗方法。超个人意指通达并超越个体人格，其确切的意思是，我们并非我们的"人格"，有一种"深刻的本性"可以为我们所认同，我们可以向其敞开。超个人心理治疗认为，我们都拥有无尽的内在资源，可以应对任何我们可能遭遇和面临的挑战。其关键在于要敞开面对这些资源，帮助来访者扎根于可以称之为"内在父母"的空间，基于此，来访者可以面对并治疗其受伤的"内在小孩"。我致力于从这个视角出发，为年轻的咨询师及专业学生提供切实有效的理解及技能。我的目标是实践而非学术领域，我对论证我的方法或者发展一套理论毫无兴趣。有人已经做过这样的工作，我只是要使各种理论更为清晰好用。

我不会给出所有可能的方法，因为对咨询究竟包括哪些内容，人们有很多不同的理解，有数不清的不同的方法。在这里，我只是分享我的工作方法，通过主要的几个方面，以及最实用的层面，与年轻咨询师以及专业学生交流，供其汲取并运用于工作。

　　"超个人视角"提供了一系列针对咨询过程的极为基础的、具体的工具，在我看来，任何一个咨询师都应当掌握，并将其整合。这些技能应该是咨询师基本的态度和自身存在的一部分。此外，还有很多补充工具，咨询师可以根据个人的特点和具体的要求进行选择。在本书中，我主要关注我认为的超个人视角在咨询中的基本资源。

　　当然，超个人观点更具开放性，它把成长和治疗包括的所有种类的工具整合为一种连贯一体的解释。因此，超个人观点更像是一种新的治疗范式，而非一种可以精确定义的方法。这一范式把心理学新近的发展整合进一个更为开放的理解人类本性的视角之中。这一范式不仅带有哲学意味，而且为治疗提供了非常有效的解决办法，这将是我们要关注的。

　　我的工作扎根于Fritz Perls的格式塔方法、人本主义心理学、超个人心理学的新发展、Milton Erickson的催眠疗法、NLP和Roberto Assagioli的精神综合法（Psychosynthesis），甚至还有一些古老的佛教修行和瑜伽传统中的呼吸、观想和思维控制方法。这些操练方法已经在当今世界普及，因此已经不再与某个特定的意识形态相联系。如Ken Wilber一样，我把人看作一个整体，将身体、情绪、思维和灵性整合为和谐的一体，向更深层（也是更高层）的自我开放。虽然我自视为超个人心理学家，关注如何使个体联结其深层的无尽的力量与关爱，在任何适当的时候，帮助人们体验其深层自我，从更为开阔的角度对自我进行觉察，但我觉得标签没有太多意义，最终一切都要回到"我们是谁"这个问题上。这个问题——也只有这个问题——蕴含着成长与治疗的潜力。

　　我从Stephen Wolinsky的量子心理学、Hal和Idra Stone的内在对话、Gay Hendricks的身体中心疗法和其他很多人身上受益匪浅，从丰富的培训中收获甚多，一一列出将会使本书变得冗长。最近一段时间，我发现Eugene Gendlin

的"聚焦法"也开始为人所知。我对我的工作方法与"聚焦法"有很多相似点感到惊讶，这个方法强调"内在工作"的重要性，倾听身体，识别当下的情绪感受及身体的感受，分离并觉察这些感受，与自我中通过躯体感受表达那一部分进行对话。我高兴地看到这个方法为我的实践及咨询策略的教学提供了扎实的理论及哲学基础。"内在小孩"与"内在父母"这些概念已经被广泛用于心理治疗领域，这也显然指明了相似的现实。我发觉Gendlin的"聚焦法"对未来长远发展的可能性以及其中最神奇的倾听我们的感受（felt sense）、我们深层身体的真实情况等技能持开放的态度。然而，本性这一概念，扎根于本性、目标、责任、转化与我们记忆关联的情绪能量等，在"聚焦法"中还未涉及，而这些却是我的方法的中心（如同很多"超个人"方法）。这可能只是个时间问题，因为我感觉到国际上围绕"聚焦法"的讨论非常活跃，富有创造性与启发性。

我还想强调提供一个良性的、健康的、包括补充方法的整合体的重要性。虽然"内在工作"可以让任何人受益，在很多个案中是必要的，而"焦点解决"方法在很多情况下也是必需的。对梦进行工作是另一个极有创造性的选择，对身体信号的理解也是如此。这些是我想在此探讨的，当然还有很多其他的方法。

我在整本书中都聚焦于咨询师的个人成长：所有这些技能首先是我们自身获得成长的工具。请你先行实践，进入你自己内在的中心，进入你自己内在的疗愈之光。超个人范式邀请咨询师"改变"，这将展示并引导其进入开放的心灵及转变的意识之中。容我再强调一次，我们所能给予求助者最好的、最重要的礼物，是我们自身的心灵脉动，是我们自身作为一个存在体的特质。只有借此才可真正地激发鼓舞他们，去发现自身内在的力量如何让自己找到最深层、最热切的渴望。我们给予我们"自身"，作为回馈，他们给予他们"自身"，我们在一起学习、成长。

目 录
CONTENTS

第一章
像照相机一样看

一、什么是本性?

"本性"（essence）这个词来源于拉丁语"esse"的动词，意指"成为"（to be），法语"essence"一词指"与存在有关或与核心有关的"或"拥有核心特质"。"本性的"（essential）这个词有"基础的"或"基本的"意思。

"本性"是我们自身超越于"人格"且很难定义的那部分。如果我们将"人格"定义为基于我们基因种族、群体和家族的遗传，我们个体的记忆、后天学习获得的模式和技能，我们生理、情绪和智力的特点，由这些组成的个人特点……那么我们生活经验中所有这些方面都是在持续变化的，都是非永久性的，都是在此消彼长着……而我们还有另外一部分超越于此，恒定不变，能够觉察并整合任何生活经验。我们的这一部分是超越身体，超越情绪与感受，超越思维的。我们的这一部分退居幕后，却是不可缺少的爱与智慧的源泉，它引领我们的生活，激发我们的梦想，给予我们疗愈与学习成长……我们称之为我们的"深层自我"、我们的"更高的自我"（higher self）、我们的真实本性。任何时代的灵修传统都会指向这个存在。尽管人类最近几个世纪经历着强大的唯物主义思想时代，这无疑推动了智力及科学的发展，但当今的高级研究似乎开始对从更为广泛的意义上理解"我们是谁"持开放态度。量子物理学为我们超越身体的维度去思考这一问题提供了科学基础（"物质只是有组织的光""生命是智力的表达""我们的大脑可能只是身体与意识间的一个复杂的交界面""宇宙中的每件事物都与另一件事物相关联"①）。心理学探索了这些新概念的含义，并为个体与"有组织的系统"、混沌、隐含的秩序及更高的智能间的关系提供了更好的理解。

所有这些都表明，在我们自身的存在中有一个维度是超越身体与人格的。这更多的是一个科学事实，而非信念系统。这绝对不是一个宗教问题，而是一个任何人都可以亲身经验的事情，是我们内在世界的一部分，是可以去触及及探索的实在。

* * *

本性是我们自身的一部分，

它超越身体，超越人格，

超越感受与情绪，

超越思维。

* * *

Stephen Wolinsky在*The Tao of Chaos*一书中，把本性描述为先于人格存在的那部分：

人格由于与时空关联，有其限制。人格开始于个体身体的孕育、生产、成长，而本性有着先于人格更为开阔的性质，因而本性具有极其重要而根本的特质，这正是人格所寻求的。换句话说，本性可以运用所有的特质，它本身就是所有的特质。人格是习得的，本性是伴随我们而生的。简言之，我们可以说最

---

① 欲了解更多超个人观点的科学基础，我推荐Rupert Sheldrake、Gregg Braden、David Bohm、Ilya Prigogine、John Briggs、Fritjof Capra等作家，具体内容请见参考文献。

强烈的创伤发生在人格形成却远离本性的时刻，或者说，我们最大的创伤是本性的丧失，人格终其一生都在寻求本性……

Ken Wilber在其"整合法"中，认为从人类灵性中分裂出的自我导致个体从宇宙生命中分裂出来，而这代表了人类最大的苦难，这也是我们所有问题的根源。对自我苦难的觉察不仅来源于个体自身的经验历史，而且最根本地来源于与人类灵性关联的宇宙体的分裂，这是超个人心理治疗的主导原则。因而，咨询师将主要关注帮助个体与其内在的力量资源进行重新联结。

Gay Hendricks（著有*At the Speed of Life*，*Body Centered Psychotherapy*和*The Centering Book*）写道："本性远不止是一个概念。当你可以巧妙地走进它，它将具有巨大的临床价值与疗愈功效。本性是人类清晰、开放而非局限的那一部分。本性与人格的区别在于它固有的与宇宙万物的联结，它是纯粹的意识。因而，它也无须去努力建立什么。它是开放的内在空间，无内容的存在，没有任何的感受或想法，只是存在。"这意味着本心本性具有无条件接纳一切的能力，这也是平和、信任、信心的基本要求。Gay说："我们发现，当我们自身能够更多地扎根于本性的时候，我们的工作在效力与速度上都有增进。"寻求本性，扎根于本性，发展出与本性具有强力联结的人格与生活，反映本性……这看起来是我们每个人的终极目标。

本性不难联结，它只需要你自愿地将注意力放在你任何可能的感受上，而不用做其他任何事情。当我们更多地保持在本性的状态，我们便增长了觉察自己及他人本性的能力。扎根于本性的治疗师发现，他们帮助人们疗愈自身的过程明显变得简单和容易了，他们自己拥有且可以分享这个确定的实在，有一个地方自己可以被完全理解，就像回家的感觉。我们都急切地需要学习的是，我们要回的这个家是我们自己的内在，我们的中心。我们不可能通过外在到达这里，只有去往内在。

"回家"这一想法在很多人的睡梦中都有显现。的确，在梦中涉及"家"是非常普遍的，在回家的路上，发现内在的"家"与我们觉醒时住的家截然不同。当用与本性关联的视角来看时，"家"即是我们与本性关联的内在空间，这一类梦往往即刻变得意义尽显。

还有研究者把本性比作每个人都拥有的一个无限的银行存款。我们极其富有，但除非我们取出现金，否则毫无意义。因而，我们必须有意识地经常光顾银行取钱。这是一个积极的技能，需要意识明确的行动。经过练习，我们可以把银行当作我们的家……

毫无疑问，"本性"是一个积极主动的体验，而非仅仅一个讨论的议题。这并不是一个需要去信仰的观念，因为任何信仰都可能是积极体验的障碍。我们谈论的是积极活跃、可以觉察的本性的感受，这是我们内心普遍拥有的清晰的空间，这是我们可以选择将意识置入其中的一种不同"状态"。在这样一种状态中，我们可以用开放平和、关爱信任而接纳的态度来体验任何现实。在这样的状态中，我们内心只有一个清晰的声音："一切都很美好！"这个状态中没有任何要"反应"的，没有需要，没有欲望。现实就是强大而可以自我给养的存在。

在这样一个状态中，我们与内在"更高的存在"相联结，敞开面对智慧与指引，面对直觉与正确的创造性行动。这是一片自由之地、力量之地，是无尽的关爱与信心的乐土，是完全活在当下的地方；没有时间，没有空间，一切都在"此时此地"。没有过往的束缚，没有未来的担忧。如果过往经历的画面显现，将之视作内在的感受，意识依然完全处在当下；如果未来的蓝图呈现，将会视作从当下汲取内在力量的创造性投射。在本性中，你深知每一件事情都有其意义，所有的答案都在"内在"，当意识和行动与内在的存在一起时，每件事情都有其可能性。

当我们与本性相连时，我们可能有感受和情绪，但是我们要在更广阔的本性中体验它们，这意味着完全接纳。扎根于本性，我们知道我们自身远远多于我们的感受。我们可以敞开地面对感受，犹如慈爱的父母接纳哭泣的孩童，只是呼吸并进入这些感受，允许它们在那里，使之流动。借此，任何不舒服的感受都可以带回到内心，进行转化，使其能量得到释放，内心重新得以通畅。用不了几分钟，不舒服的感受就会消失。

本性是我们在感受任何敏感脆弱、担心焦虑等负面情绪时，尤其是身体生病时，最需要回到的状态。这些感受是我们把自己过多禁锢于有限"人格"的信号，或者是对自身或我们的恐惧模式起反应的信号……不论何时，我们都可以选择回到那个充满信任、喜悦、力量的内在空间，那个我们知道并可以感受到"一切都很美好"的地方。在那里，我们可以找到采取最适当的行动的资源和指引，我们可以感觉到安全。在此之外，我们感觉自己如同找不到父母的孩童。任何时候，我们都可以选择成为父母，这仅仅需要回归有意识的呼吸，片刻的宁静，与我们自身同在……直到我们感觉喜悦与力量在体内再次勃发。

本性还与超越认知的智能关联。我们的思想，我们的很多认知模式常常与这一"更高"的智能相对抗，使其难以企及。在睡眠中，这种阻抗有所降低。我们的睡梦包含了很多智慧的元素，这与我们意识层面的思维能力完全不同。梦表达了我们对过往的明晓、对当前生活潜在的可能性以及对未来愿景的理解，梦为我们的生活如何行进提供了重要的线索。梦是完全可以信赖的引路人。认知可以敞开面对更宏大的本性的智慧，在其平和安详、善于接纳的方式中，我们的思维将会得到激发，我们的语言将会被赋予力量。这需要一个联合，要在"当下"，要抛弃恐惧，对当下予以完全的信任。

一个闪亮的灯泡

我想打一个非常简单的比方，这可以用在任何一个人身上：我们都像是一个个散发着光亮的灯泡，被许多个人化的灯罩所包围。结果我们辐射到周围的光可能或明或暗，或温和或刺眼。当然，如果与自己家里用的灯相比，我们自身这盏灯有两大技术升级：一为我们是无线能源供给（这在当前社会易于接受，因为我们已经使用越来越多的无线技术产品）；二为我们的灯罩是用生物活性材料和高度精密的物质制造的，这使得它们具备根据我们的心境、想法和情绪而时刻变化的奇妙功能。这些使得我们之中的很多人，只关注与外在世界的互动，而可能忘记或忽略了去映射内在的光亮。

现在，显而易见的问题是我们到底是谁？是闪着光亮的灯泡，是光亮本身，还是基本能量的一个外显的表达？是每一刻都在变化的环绕着的"人格"？我们要选择认同什么？每个选择又意味着怎样的结果？

二、寻找本性：我是谁？

"超个人"观点认为，在每日的现实生活中，我们认为的我们并非就是我们。大多数人（在某种程度上是我们所有人）经历着不同的状态，如不同的心境、感受、想法、身体状态，有时我们完全放任自己，任由自己沉溺其中。我们也许感觉良好或有信心，也许感觉疲惫或压抑，感觉到爱或正在拼命地寻求爱……不论我们正在经历什么，不论我们喜欢还是痛恨，这些都只是经历，是我们在生命特定时段的体验。即使我们好像觉察出自己有什么反复上演的模式，这些也并非就是我们的所在。我们不是我们的感受，不是我们的想法，不是我们的身体，更不是我们的姓名、我们的过去、我们的历史、我们的各种角色、我们拥有或欠缺的技能……

很多人，当然包括我们的来访者，常在他们的"次人格"中犯错误，错误地将他们自己认同为他们的心境、想法或者行为模式。很多人犹如梦游者，似在催眠状态下漫步徘徊，意识低迷，与给养他们持续光亮的内在存在失去联结。他们处在某种"恍惚"的状态中。作为咨询师，我们的任务就是要唤醒他们。我们需要帮助他们"解除催眠状态"，需要帮他们重新回到与他们本性的广阔意识联结的地方。我们称这为"访问本性"，就是要发展出强大而不费力的内在通达路径。

访问本性这一体验，在周围环境美丽宜人的情况下，很多人都会自动地经历。面对日落时分的美丽夕阳或景色，远离平日生活的尘嚣，我们可以体验到片刻的宁静美好，心胸开阔，呼吸沉静。当生活中有好事落到我们头上，当我们感觉得意顺利时，我们会本能地进入喜悦自信的内心空间。但是当我们面对挑战的时候，要想回到同样的空间（或者想稳固地扎入其中），就不那么容易了。这需要清楚的意向，你必须做出有意识的选择，保持联结或者回到那个空间。让我们练习一下：

闭上你的眼睛，确认你的整个身心存在并感觉到平和安宁……只是呼吸……让你的呼吸加深……平和……想象一个光圈环绕在你的周围……敞开自己去感觉这些光亮……吸入这些光……欢迎它们进入你的整个身心……让它们清理你的内在，使你的内在也变得光亮……敞开自己去感觉平和……喜悦……信心……关爱……

本性就是如此，简单如此。你或者培养发展出与内在空间强大的联结，或者忽略它，这取决于你。但可以肯定的是，这是你真正力量之所在。如果你立足于这个内在空间来过你的生活，你将会看到和谐与成功、惊讶与奇迹。

这意味着你要否认你经验中的其他方面吗？并非如此，对此我们将会继续深入探讨。你不仅可以强有力地扎根于本性，也可以敞开地面对感受。事实上，你强有力地扎根于本性，正是为了能够真正地、毫无畏惧地去面对你不同的内在空间。

要想"扎根本性"，我们必须有规律地练习如何敞开自己去面对本性。每天早晨用几分钟来做这个练习，对于帮助我们与自身深层的本性、存在的联结有极大裨益：深深地呼吸，感觉自己与大地、与整个生命的联结，对每一刻的美好予以感激，向我们周围的世界传递出祝福……

经过练习，我们能够对我们"真的"是谁发展出清晰的认识：一种体验生命的自由的精神体，积极的、令人激动的机会的创造者，爱与光的通道，一个不断变化与发展的环境中平和安宁的使者……我们可以放开所有局限的身份，我们知道自己不是我们的过去，不是我们的成就，不是我们有局限的认知模式，不是我们的感受，不是我们的身体……任何我们可以失去的都非我们真正之所在。

那我是谁？答案在对当下存在的探索中。"我是"存在，是安排经历体验生活的意识，而非经历体验本身。我们表现出来的这种意识并非只是某种观点或见解，它与光和力量相关联，与我们可以敞开接触的所有特质相关联。科学不得不对意识觉悟究竟是什么开始妥协让步，一切都表明意识不是脑的产物，意识超越于脑及身体而存在。脑只是意识与身体间的界面。这不是宗教，不是哲学，也不是另一个信仰体系，这是科学，是可以观察与探索的现实：物质之上只有光，有组织的、活的、有智能的光。事实上，当你在探索无限小之后，就会发现物质只是一种错觉，并不真实存在。

＊ ＊ ＊

"我是"当下这一刻的存在，

是安排体验生活的意识，

非体验本身。

＊　＊　＊

作为咨询师，我们最重要的任务是帮助来访者找到他们的本性。有些人会这样表述：帮助我们的来访者扎根在他们的"资源空间"。这是同样一件事情。不论用什么词语表述，结果是清晰一致的，即让当事人回到有力量、有信心的内在空间。只有在富有资源的内在空间，疗愈和成长才会涌现。

咨询师甚至没有必要与来访者谈论"本性"，当然更应当避免强加任何概念或信仰给来访者，但是，就他们到底是谁这个问题，可以给来访者提供一些启发，这是至关重要的。我们可以给来访者提供许多接触到他们内在力量的体验，我们还必须让他们看到他们不是什么，让他们敞开地面对事实：那些只是他们部分经历体验的内在空间，而非本性。为了去发现探寻自己究竟是谁，必须先看清自己不是谁，观察考虑，与之分离。与我们的想法、观念、感受、情绪甚至身体"去除认同"（disidentifying）的整个过程，就是我们寻找本性的过程。

我经常用的一个练习是"树的引导练习"（见第十一章的"联结内在父母，会见内在小孩"）。我首先引导来访者认同自己为一棵树，呼吸，进入树根，感觉与大地深深相连，敞开地面对当下这一刻平和安宁的存在，完全认同，进入其中。然后，我会请来访者在他的面前观想他曾经有的孩童模样，即承载着过去所有痛苦恐惧的那一部分。我邀请来访者敞开地面对这个小孩，把小孩拥入自己的怀抱，和他说话，给他所有的关爱，对他的需要予以无微不至的关注……这个练习通常具有深入的、变革性的转化力量。它使来访者做好准备，将自己从内在受伤害的空间中分离出来，并使来访者发现和体验到其内在父母的资源。来访者可以将其内在小孩视作他内在一直背负着的过往，也是他可以给予关爱、使之转化并最终可以放手的部分。我们会在第五章和第六章回到这一主题进行具体探讨。

有很多工具可以供咨询师选择，引导来访者进入他们内在与本性的联结。让我在此简要介绍其中一些工具，我们将会在后面的章节中继续深入探讨。

* * *

你"认为"自己是谁

没有任何意义。

你越少与你"认为"的一致，

你的感觉将会越好，

你越是在"生活"，

成为"当下存在"。

* * *

三、联结本性的工具

1. 呼吸

只是简单地回到呼吸，有意识地呼吸，更深地呼吸，观想能量随着呼吸进入，观想光随着每一次吸气进入我们的身心存在……这是帮助回到本性的首要工具，开始于要慢下来的"意向"及"回到家中"。几个深呼吸，有意识地放慢、加深，立刻就会显现出不同的内在状态。我经常让自己呼气时本能地发出"Mmmmhhh——"或"Aaahhhh——"的声音。这帮助我释放任何不必要的内在，恢复我本性的存在。

学习如何有意识地呼吸，听起来简单得可笑，但现实是很多人就是没有这样做。做到这一点有以下基本要点：

开始之初，更深入地呼吸时，将你的注意力集中在你的呼气上，而非吸气上。腾空你的肺部，然后让它慢慢充满，节奏尽可能慢些，慢到只要你能够保持舒适地呼吸即可，注意不要强力呼吸。

呼吸时，观想能量进入你的整个身心存在，这也许是最重要的方面。当呼吸成为能量循环的一种行动，而非只是吸入氧气，它的性质自然发生了改变，你就步入了掌控自己能量的力量当中（见第十一章的"有意识的呼吸"）。

2. 观想光圈

另一个敞开面对我们本性存在的简单直接而有力的方式，就是观想环绕在我们周围的光圈。你可以这样引导你的来访者：

"闭上你的眼睛，想象在你的周围环绕着一个光圈……敞开自己去感觉这个光圈……呼吸进入这个光圈……欢迎这个光圈进入你的整个身心……"

我们可以运用这个简单的指导语进行很多工作。即使在来访者处于痛苦的感受中时，引导他敞开面对光的存在也是可能的。这可以创造你与感受的分离，这正是我们想要达到的。如果来访者能够做到这一点（许多来访者可以，但也有一些来访者比较困难），这便是一条带领他们进入"内在父母"的路径。我们将会在相关章节详述这个主题。

3. 练习处在当下

回到"此时此地"的现实总是给予人力量。本性只可能在当下被找到。完全处于当下，敞开自己，面对"当下"的感受，最基本的就是要停下思考，开始感受，敞开自己去觉察任何可能的感受。只是觉察，只是看，远离思考。此刻我究竟在做什么？此刻我究竟有怎样的感受？我究竟在想什么？

不论怎样引领你的来访者回到"此时此地"，这都是引领他们更进一步扎根资源状态的关键环节（见第二章）。

4. 认同、想象、角色扮演完美的充满爱的父母

我一般会向我的来访者说明每个人都有不同的"内在空间"，我们可以称之为"次人格"。为使之简单明白，我常用"内在父母"和"内在小孩"来说明。内在父母是指可以提供无条件关爱的内在空间，这是我们寻求并期望从我们父母那里得到的。任何未能拥有的关注和疼爱，我们都可以在自身的内在寻求，内在无限富有。我们只是需要敞开地面对关爱我们的内在父母……另外，我们还有"内在小孩"空间，经历痛苦、感觉不舒服、在受害模式中挣扎。内在小孩是容纳了我们受过的所有伤害的空间，这个空间最主要的需要是接受来自内在父母的无微不至的关注、接纳和爱护（我们将在第五章具体论述这两个概念）。

请来访者想象并表达"内在父母"会怎么说、怎么做，这总是很有帮助的。然后，我们可以帮助来访者进一步深入这个角色，邀请来访者进行角色扮演并体验感受……常见的咨询场景是：咨询师处在"父母"的角色，或是安慰，或是提供积极的言语，而来访者却顽固执着于他受伤害的角色中，重复消极的言语模式、痛苦和无可奈何，而这些当然都不起作用。来访者必须找到他自己的内在父母，这可以通过许多方法来完成。我们将在第五章等相关章节进一步探讨这个主题。

5. 锚定资源

资源无处不在。咨询师的技能就是要识别资源，把资源带到来访者的意识中，增强并扩大资源，帮助他们将资源转化成更强大的资产。

资源可以是一个物件、一段记忆或者任何能够引领来访者体验到内在积极空间，可以使之重新与力量联结的事物。锚定资源的目的在于让来访者清楚地识别出新的内在空间，认识体验到痛苦只是触及的内在空间之一，他总是有可

能接近其他内在空间。如何引领来访者获得这个启示，使来访者认识到他可以这样做；如何教会他随心所欲地做到这一点，这是我们寻求的技能。

一旦你的来访者识别出一个资源要素，请你引领他清楚地识别出与这个资源要素关联的"感受"，引领他呼吸，慢慢寻找这种感受，敞开体会这种幸福安宁的感受，留意身体的变化……然后，你可以请来访者试着用词语表达出这种感受，说出这种积极的体验。确定让来访者识别、整合、深入体验到这种经验，从而他可以在任何时候都能够回到这种经验中。这些内容我们都将在第五章中进一步探讨。

6. 放松（观想）练习

寻找本性当然更多的是一种体验，而非一种思考或讨论。所以，及时带领来访者做一个放松练习，这可能是最适当的。之后，你可以分享来访者的体会，给来访者提供得当的见解和启发。

参见第十一章的"创造性的观想工具"中的放松引导练习："我是谁——与本性的联结""联结内在父母，会见内在小孩"。

7. 关于本性的探询

在适当时候问来访者一些问题，帮助他们与其本性联结。最重要的问题是：

·你可以想象自己完全从这件事情中解脱出来吗？那会是怎样的"感觉"？

·如果把这个问题放在一边，"你"还留下什么？你会有怎样的感受？

·在这个问题发生之前，"你"是怎样的？你当时是怎样的感受？你可以回到当时的感觉中去吗？

这些简单的问题可能会对来访者产生深刻的影响，帮助来访者打开一扇门，与无法触摸的内在空间再次建立起联结，帮助来访者识别出资源，探索如何走出看起来似乎无望的想法。

8. 练习本性的确认

有意识地运用积极的暗示性的言辞可以使我们与我们的整个身心存在发生强有力的共鸣。如果能够敞开地面对词句指向的现实，我们就可以轻松地进入相应的内在空间。这种自我确认是关键的切入点，是打开心门的钥匙。在冥想中，此法被广泛运用。

自我确认远不只是自我暗示，还是运用意向进入内在状态的过程。那些认为这仅仅是自我暗示（或幻想）的人应多花一些时间进行练习和体会，他们将会发现这些词语可以真正唤起力量，可以极大地帮助我们去达到理想的内在状态。

本性确认示例：

"我是……"

"一切都很美好。"

"我是平和。"

"我是爱。"

"我是光。"

"我是喜乐。"

9. 倾听梦的讯息

梦可能为我们提供了进入本性的入口。梦里经常有代表资源的要素，这个要素可以被认为是梦者内在力量与信心空间的表现，或本性的呈现。咨询师可以让来访者进行角色扮演，引领来访者与其梦中的要素联结："你可以把自己看作你梦里的那个要素，从那个视角重新体验一下你的梦吗？"

梦是本性或"更高的自我"，是给我们提供指引的最好方式之一，并能反映出我们所在何处，显现出我们的资源所在。关注我们的梦，学习如何从中察觉正确的信息，可以为我们的个人成长助力。梦也是心理治疗中的一个重要的工具（见第九章）。

10. 冥想

冥想是我们敞开地面对本性、超越有限人格、进入内在空间的有意识的行为。它开始于安静的身心，集中注意于呼吸，敞开自我，在更高的意识水平上觉知当下。冥想超越于活跃的思维，它要求思维的静止，要求有意识地进入我们内在存在的更高维度。冥想是自我探索的一种方式，是寻求更高资源的通道。

冥想与存在有关，而非思考，而存在可以通过感受来探索体验。这是关键所在：在冥想时，我们探索与本性关联的内在空间的感受，感受平和、喜悦、关爱、光亮，感受"当下存在"……进入这种感受胜于思考这些，如果你的思维可以静止，你将可以更好地感受这些。本书提供了几个指导语，供你初步探索和体验冥想（见第十一章）。

个人可以选择是否将冥想作为一项常规练习，但是这最终将成为与呼吸一样生死攸关的事情。日常生活中片刻的宁静，有意识的呼吸，进入内在平和安宁的空间，敞开地面对我们本性的存在，吸纳光，向我们周围的世界发出光，感到联结……所有这些都让一个人深深地感觉到踏实和充满力量。这种日常练习对我们的身体、情绪、思维也都有深刻的影响，它提供营养，帮助平衡，促进转化，产生疗效，滋养整个身心存在。

在结束本章之前，我想强调，咨询师要从本性上切入，而不是在认知观念或任何一种"学习的理论"上切入。我们已经学到的很多东西也许是进行工作的很好的工具，但是我们习得的"技巧"、我们掌握的工具和概念，都只是本性这个友善的大海上的救生艇。如果咨询师自己不能在其平和自信的内在空间里舒适地休息，不能在其内心的力量中安歇，那么，恐怕他很难让来访者看到他们自己的本性，很难有效地引领来访者回到本性，并真正进入深入持续的转化中。因而，咨询的训练扎根于本性这个中心，是任何一个治疗师都需要做的最有价值的工作。

* * *

咨询治疗实际上是

咨询师的本性与来访者的本性

之间的一种关系，

是学习如何在

本性与本性之间交流的过程。

* * *

四、讨论

问：你说"我们不等于我们的身体"，但是，在我看来我们的身体在很大程度上影响我们是怎样一个人。当一个小孩出生，这个孩子是男是女、是美是丑、是健康还是不健康……这都将影响其一生。

答：是的，我们的躯体这个"工具"让我们有着特别而具体的经验，它在一定程度上决定或局限我们的经验。如果你拥有的是一辆生锈的旧车，很不舒服，很慢，还时常出毛病，这当然和你拥有一辆崭新的豪华车的感觉很不一样。你的身体会对你的生活经验有影响，但这并不意味着你就是你的身体。你使用你的身体，就像你使用你的车一样。你照顾它，爱它，但无须认同自己就是它。你可以在这样做的时候，觉察并感受这如何赋予你力量。

问：本性这个概念是我们可以用于生活的一个哲学概念。但是人们是在不同层次上驾驭自身的。我们是自己所认为的样子。

答：是的，我们的确可以选择在对自身理解非常狭隘的状态中生活。让我们澄清一点：我不是在谈论哲学。我对哲学不感兴趣，对宗教一样没有兴趣，我对"经历体验"感兴趣。我们在我们的生命经验中拥有哪些选择？在我们的咨询工作中，这是至关重要的问题。我们如何去往内在空间，用我们丰富的内在资源去体验生活？内在空间在什么地方？如何通达？我想要与你一起做的就是带领你清楚地识别出这种"经验"。这也正是你必须要带领你的来访者做的事情。

问：对那些并不熟悉这种思维方式的来访者，解释本性这个概念可能会很困难。

答：让我们把这一点说清楚。我在此把这些解释给你听，但是你不一定必须把这些解释给你的来访者。最重要的是你视你的来访者为一个拥有无尽力量的存在，是他选择了自己的经验，以达到与自身重新建立联结这个特定目标。他们有着无尽的资源，你的工作不是去谈论它，而是唤醒他们，让他们体验到资源。你提供经验，而非概念。

问：如果我处在混乱、糟糕、痛苦的状态，就很难去与本性做一个联结。

答：的确，当我们生活顺遂、处在感觉良好的状态时，很容易甚至是自然地就能与本性联结。但是我们需要的技能就是即使在事情看起来并不顺利，甚至是在非常痛苦的状态下，仍然能够回到内在力量空间，因为这是我们最需要与内在本性联结的时候。这时，我们需要隔开一段距离，去看我们是如何经历了这些事情，从这些经验中分离出来。我曾为一个十多岁的女孩提供过咨询，她摔断了颈椎，瘫痪在床。她设法找到了这个内在空间，于是她可以比以往更为充分肯定地表达自己内在的关爱和喜悦，她甚至可以看到这个经历是带给她的巨大的礼物……当我们在恶劣的条件下，哪些工具可能帮我们通往本性呢？这是咨询师需要明晓的，也是需要去认清的。

问：在你引导我们的时候，当我开始觉察我的身体、我的感受的时候，我好像还是在脑海中的各种想法和念头里，我似乎无法从我的思维中跳出来。我感觉好像如果我不思考，我就会睡着。

答：这个练习（"我是谁"引导练习）的目的是让你觉察并探索意识与思维的区别。如果你睡着了，你就被带入了另一个空间，你就不在当下了。当你保持觉察，你就可以探索"只是处在当下"的意义。你可以在思维的间隙里探索这个空间，探索这种静止和你当下的感受。你不可能关闭你的思维，但是你可以使之静止。你可以用一些非常简单的方法，如自我确认平和、光亮、喜悦在你的存在中，在你的身体中，甚至超越这些……你可以通过呼吸将想法指向此时此地。这可以帮助你很好地控制思维。你运用思维，你掌控思维，但你不是你的思维。你是做决定的存在、引导的存在、觉察的存在……去探索、觉察这种区别，探索、觉察并认同这种存在是如何深入地给予人力量。不要只是"思考"，思考无法让你领会一项对你来说应去感受的经验。你只能探索和体验，进入这种感受，与感受而非思想关联。将你的思维带入宁静，注意觉察我们的思维是怎样不让我们通往本性，但是我们的身体却可以，通过呼吸、感受……

问：为什么我们的头脑不允许我们通往本性？

答：你的哪一部分在问"为什么"？你的头脑！你在你的头脑中，而非在你此时此地的体验中。我们的头脑每时每刻都在做这个事情，它让我们从完全的当下状态中脱离，而那本应是我们通往本性之所在。只有在我们有意识地选择将我们的头脑带回当下，觉察感受与想法，关注创造性的积极确认，与本性和谐统一，我们才可能感受到内在充沛的力量。我们的头脑是必须要掌控的，我们的感受是必须被接纳的。你知道在你停下思维时会发生什么吗？你开始感受！开始感受，你也就开始真正地敞开自己去面对你的内在现实。你将注意到你的头脑为此而需要停止思考，而这是比较容易的。不妨去尝试体验和探索……停止思考并不意味着你必须要停下觉察。实际上，头脑还在当下，但它是平静的，只是"处在"此时此刻这个宁静的点上……在这一时刻，你的意识觉察水平可以比平常高很多，你的整个"人格"会回到与你更深的存在相一致的状态。

问：为什么本性只是存在于当下？为什么本性不是超越时间、超越过去和未来？

答：本性是超越时间和空间的！但是要想用我们人类思维经验到的时间和空间的线性思维模式真正去领会这一点，我们必须想象（或尝试）在某一意识水平上会是这样的——"现在"和"所有的时间"是同一的，"这里"和"每一个地方"是同一的。更进一步地，当你达到这个意识水平后，你将发现，"这里"和"现在"实际上是一回事……尽管这个经验很难用我们理性思维中的言辞加以描述，而事实上这是我们任何一个人都可以达到的。你认为在什么地方你可以走进这个体验？不是在过去，不是在未来，体验就在当下。

五、本章概要

（1）我们有——

·一个姓名

·一个身体（男性、女性、高的、矮的、年老的、年轻的……）

·过去（回忆、成就……）

·角色（丈夫、妻子、教师、学生……）

· 感受和需要

· 强项和弱点

· 信念模式

· 习得的态度、技能……

· 喜好和厌恶……

· 希望、梦想和渴望……

（2）我们是——

当下在体验和经历生活的、纯粹的、意识的存在。这一存在拥有我们正在寻求的所有的特质与力量。它的资源是无限的，我们生命的终极目标就是要完全与这一存在——我们的本性同在。我们是有限的人格中无尽的光的存在。

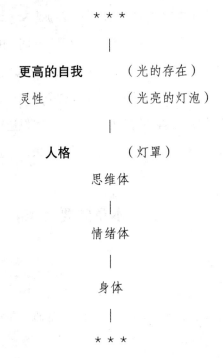

＊ ＊ ＊

|

更高的自我　　（光的存在）

灵性　　　　　（光亮的灯泡）

|

人格　　（灯罩）

思维体

|

情绪体

|

身体

|

＊ ＊ ＊

（3）寻找本性是——

· 简单而自然的

· 进入内在的空间

· 与感受联结，包括

      内在的平和

      爱（敞开心扉）

      喜悦

      信心

      轻盈

      内在的光

· 更多经历、体验而非谈论

（4）安于本性的工具——

· 呼吸

· 思维放松

· 观想围绕在我们周围的光圈

· 回到"此时此地"

· 处于内心

· 赋力（回到自我的力量与信心）

· 回忆、想象、观想一个对自己来说是资源的人或场景

· 角色扮演一个资源要素

· 本性问题的探询

· 本性的确认

· 梦

· 冥想

六、个人实操

探索和体验你可以如何让自己即刻回到当下，回到自己身体的感受，停止思维，只是关注呼吸，完全地觉察，感觉自己的呼吸与大地相连，感觉平和、喜悦、信心……确认你整个身心中存在的平和安宁，并将之扩展延伸到你周围的世界……

第二章
安于当下

大多数人趋向于活在自己的头脑里，思考生活；而非存在于当下，觉察事物的本来面目。他们用他们的认知观念来评判和考量生活，他们比较、抱怨已经过去的昨天，寄希望于更好的明天。因而他们的生活不受自身力量掌控，因为过去的已经过去，而未来的还没有到来。现在，大部分人的时间被工作填充，或者忙于奔向下一个地方，或者只是逃向简单的满足：电视、游戏、报纸、购物、谈论、聊天、吃……

人们思考自己的感受，相信自己的想法。当问他们："你感觉到什么？"他们会回答："我觉得我不被尊重，我觉得这是不能接受的，我觉得我绝对不会原谅他……"所有这些都与想法有关。对这些人而言，下一步他们会将自己认同为这些感受："我是伤心的，我是生气的，我是个嫉妒的人，我是愧疚的……已经这样了，而且会一直这样下去，因为我就是这样！"很少有人会这样说："现在，我感到我的胃有点紧""现在，我感到我的嗓子像打了结，我的胸感觉闷得很……"

思考、解释、概括、观念……这些都是阻碍我们真正在此时此地体验生活的绊脚石，事情从简单完好变得混杂而有缺陷。处在当下就是处在"此时此地"，尽可能完全充分地体验当下，这意味着敞开自己去看、去听、去觉知、去感受……对我们身体的内在以及外在均是如此。观察而非思考，只是去看，敞开感受而不要思考它们意义何在、它们来自哪里，觉察思维想法而不去认同它们，不被它们带到千里之外……

这要求对从思考到觉察这一清楚的意识转变持接纳的态度："哈哈，多有意思，这是我此刻经验的……嗯，让我敞开地感受……"

回到此时此地的结果是惊人的。它让我们回到接纳的状态，找回内在自由，对生活持开放的态度，感觉能够胜任，富有创造性，并相信"事情如其本来面目，没有任何顾虑和担忧的必要"。这意味着敞开地面对我们内在的力量，与我们更深的自我、我们灵感的源泉同在，这同样是我们个人成长中资源增进之所在。个人成长的核心要义之一就是要更为接近这个内在空间，在此，我们与自身的深刻本性相连，借由单纯的爱与明确的意向，我们可以进行自然的内在转化。

* * *

思考、解释、概括、观念……

这些都是

真正在此时此地体验生活

道路上的绊脚石。

* * *

不论过马路还是做爱，如果你还在考虑昨天的事情或者明天的会议，你就不会顺利。你就是生活在一个分裂的现实中，你只是投入部分的自己，甚至一点都没有体验到处在当下，你回避完全进入当下发生的事情。

当你听一个人说话时，如若你在不停地思考，准备即刻回应对方，做出言语上的反应，那你就不是真正在"当下"体验有关那个人的全部现实。你的倾听受到你的思维解读的限制，因而也难以奏效。如果换成以完全开放的眼睛、心灵和耳朵来"倾听"，你将会听到非言语的信息。邀请对方多说一些，像镜子一样映射，在保有内心自由的同时，敞开地面对更全面的图景，你也将会感觉更自在有力。

在你试图与内心世界联结时，往往也是这样。你在"思考"你的现实生活吗？你在抵触外在环境、指责旁人吗？你在敞开地面对"感受"、面对身体的感觉吗？注意觉察停止"思考"感受时，你如何真正开始"和自己"在一起，只是敞开地面对你身体的所有感觉，让这些感觉存在，并识别其为能量。与我们自身同在，是我们可以达到的最为本质的转化提升的步骤。这使得我们可以识别自身的感受、需要和认知模式，这使得我们回到内心的力量中，启用内在资源，表达并满足自己的需要，做出选择，放下局限的认知观念。这最终使得我们可以在正确的地方、正确的时间更和谐地生活，这是让生活达到我们所期待的成功的先决条件。

"回到此时此地"是咨询中的一个主要工具，对来访者和咨询师皆是如此。

一、咨询师存在于当下的特质

作为咨询师，要做到让自己尽可能进入当下，就必须让任何可能牵绊打扰我们的事情走开，而这主要来源于头脑中的思维。如何停止思考？如何引领头脑安静下来，腾空，处在完全开放而可用的状态？从实践层面来说，第一步是最重要的：觉察到我们需要停止思考，觉察到我们能够放下自己的想法。我们可以练习有意识地呼吸，只呼吸，只觉察感受，我们可以关注当下的现实而不用"思考"它。说出我们所看、所观察到的事物也是个有用的练习，全神贯注于正在我们面前的人或事，自由地表达出当下的存在。我在培训中会做这样一个练习：让我们的身心存在发送出"我在这里""我和你完全在一起"这样的讯息。我可以通过言语表示，但更为重要的是用非言语表达：看着这些人，真正地注视，真正地看，让我们整个身心展示出我们完全在这里。我们是一个与心联结而非与头脑联结的存在。完全开放，没有任何评判，与我们面前的人完全同在。在咨询关系中，同样要求我们自身的情绪处于平和的状态。在理想情况下，咨询过程并不是我们自身情绪反应的时间。我们同样需要与我们自身同在，然而，咨询意味着我们应将注意力首先聚焦在他人身上。如果我们的内在需要我们自身的注意，或者可能还需要他人的关注，那我们也许要暂时离开这个咨询关系。有时咨询师把感受表达出来也是适当的，如同一面镜子反射的过程，但主要的焦点依然是在来访者身上，咨询师的目标是完全处在情绪自由的状态。不论来访者表达什么，都是属于他且只属于他一人。你只是在完全的自由里倾听他、认可他。

安于当下是本性的另一个方面，意味着你存在于这个内在力量空间的"中心"。当我们单纯地呼吸和感受，抛开所有思虑，敞开地面对现在，而不需要"思考"时，就回到了这个沉静的原点。比如现在，在你读这些时，你是在思考还是在感受？你能够分辨其中的区别吗？你要么是理解这些字句的含义，要么是敞开去面对它们想要传达的实在……处于当下是一种存在，存在超越语词。

处在当下同样是免于过去的束缚，免于认知评判的局限，没有任何期望，没有任何恐惧，只是存在于实在本有之中。这容许灵感与创造性的行动登场，它们更多与宁静祥和的内心相关，而非与内在的混乱或者胡思乱想相关。当我们思维静止，我们可以对更深层的自我敞开，接受它的指引。我们可以有顿悟、常识、智慧，我们可以理解、接纳、交往，我们可以有正确的认识、灵感、直觉。我们可以表现出共情和幽默，成为一面清晰的镜子，赋予力量，给予欣赏，用正确的语言，做正确的事情。

＊＊＊

你的存在特质，

你看待来访者的方式，

若持一颗完全开放的心，

将会深深影响并打动他，

这甚至可能是你工作中

最重要的部分，

而它将触发改变……

＊＊＊

二、引领来访者回到"此时此地"

观察一下那些挣扎在痛苦情绪中的人们，他们倾向于活在他们的头脑里，谴责他们周围的世界，远离自己的内心，把他们的身体关在心门之外。他们沉浸在各种想法和负面的认知模式中，而这些正好强化了他们的痛苦情绪……他们极少以一种真正的"当下"品质关注他们的内在世界。如果他们能够做到回到当下时，他们便可以开始改变他们的内在，离开他们的过去，抚慰他们的恐惧，启用他们内在的资源……咨询师的主要目标是帮助来访者"面对"他们自己，认识而非逃离他们的内心世界，带着治疗的目的，敞开他们的感受。

我们做到这一点的方法很简单。我们只需要邀请他们暂停谈论，暂停思考，把注意力立刻集中在他们的身体上——"现在，你的身体都有些什么感觉？"这会带来深刻的影响，带来理解上的巨变。突然之间，这个人开始和他自己在一起，与自己的感受和身体的感觉接触。

我们可以邀请他们没有任何畏惧地去面对他们的内在世界：不是去与之对

抗，而是拥抱它，关爱它，让呼吸进入它，明白这一切都是能量……

不论我们的来访者有怎样具体的外在要求，他们其实都在寻求同样的东西，就是"回家"的感觉：与他们真正的自我联结，回到自我的力量中，与他们自己在一起。在那里，他们可以真正开始以他们的生命经验做事情。

* * *

咨询师的主要目标是

帮助来访者

与他们自己"会面"和"同在"。

* * *

注意你的来访者把以往经验带入每个情境时倾向于使用的方式，将之映射回去，让他们看到以往的经验和认知模式会控制他们对眼前事情的看法，让他们看到他们倾向从"当下"逃开的方式……这些会让他们在生活中感到无力与无奈。

如果你想要给他们帮助，你应确保把这些映射给他们。引领他们回到此地此时，回到他们的身体，这是他们可以敞开面向自己内心力量的地方。引领他们感觉而非谈论他们的感受，引领他们觉察他们的想法，而非任由想法把他们带走。然后，他们可以开始做出适当的选择，感受他们想要感受的，思考他们想要思考的。

三、实操工具

1. 引导练习

现在，你在经历和体验着一些事情，花一些时间来识别它们。你的周围有一个外在的世界，有声音、颜色、物体、存在，可能还有运动变化，你可以延伸出多远？你能觉察到很远的地方的存在和运动吗？你在感受还是思考？确定你与自己的感受待在一起，觉察独自感受是如何让你处在当下的……

还有你的内在世界，你的感受，你的躯体感觉，你的想法，让自己敞开地面对它们而非思考它们。探索你如何把你的注意力集中在你的呼吸上，只是敞开地面对此时此地，放开所有的思绪，选择完完全全处在当下，不论是对你的内在还是外在的世界，让任何不是处在此时此地的事物走开……

你可以识别出你的身体里有怎样的能量？它是放松的，还是紧张的？它是温暖的，还是冰冷的？你可以感觉到能量的流动吗？

不论何时，觉察你是如何思考或者如何描述你的经验的，你就已经在这个经验之外了。此时此刻是不在思考之中的，它在经验本身里，在倾听中，在觉察中，在开放中……

尝试探索你如何进入有意识的呼吸，敞开地面对任何存在。觉察，但不陷入任何思考。

尝试探索你如何敞开地觉察你周围的人，把他们融入你的存在，即使只是些模糊的感觉。只是感受，没有思考……

现在，敞开自己安静地觉察意识，面对超越这个房间的生命，感觉这整个建筑里的能量和存在……

敞开地面对更广阔的空间里的生命，这个城市的、这个国家的……

继续保持对呼吸的关注，敞开地面对整个星球的生命……

只是观察你如何扩展你的存在和你的意识，包括当下的整个生命，在你的呼吸中，在此时此地……没有思考，只是存在……呼吸……

当你感觉做完了，准备结束练习，分享你的领悟……

2. "我在这里！"

"我在这里"：探索的是你如何通过言语和非言语的行为对你周围的人表达你的存在。你的身体是怎样表达存在的？你的态度、声音、眼睛、整个节奏都是如何表达你的存在的？

"我完全与我现在所做的事情同在"：探索你如何在每一个行动中提高觉察的质量。你注意到每个细节了吗？你完成了你已经开了头的事情吗？你清楚地感觉到每件事情都做得很漂亮、圆满吗？

不论是清洗厨房、写电子邮件或文章，还是准备晚饭、筹划工作会议，抑或觉察、投入、对细节的意识都是你存在特质的一部分。把你自己放在最高的标准上，不论你做什么，全神贯注，做到最好，这使得你可以与你内在的力量、喜悦和创造力联结。不要让自己受到现代社会设计发明的骚扰和诱惑，诸如电视、手机、随身听、收音机……所有这些都促使人们成为心不在焉的梦游者，一半存在，一半游离。

3. 观察游戏

你是真的在看、在观察吗？不少活动都可以让你去探索如何用更高质量的觉察从不同的感官视角关注你的所在。有些活动可能要求闭上眼睛，关注你的触觉、听觉或其他感官，而非视觉。关于观察游戏的具体介绍，推荐你去看我的另一本书《情商魔法训练营》。

＊ ＊ ＊

处在当下

要求思维的静止。

＊ ＊ ＊

四、讨论

问：我们的来访者一般是带着那些过去的尚未解决的问题而来，我们想让他们探索过去，可为什么我们还需要带领他们回到现在与当下呢？

答：因为我们的工作与依然在当下的过去有关。只有在此时此地，你可以真正与写在你细胞与记忆中的过去接触，与你还未放手释怀的那一部分接触。当你进入你的"内在父母"空间，敞开去面对所有感受、认知模式、记忆、意象，你就可以视这些过去如其所是——这些只是你体内的能量。你"看"它们，你知道你在"此时此地"。然后，你可以与之分离。

问：你的意思是你想告诉来访者他不是他的过去？

答：正是如此。如果你只是谈论，你就在你的头脑里。人们本能地倾向于完全认同任何已经发生的事，而我们想要的是保持一段距离，以便让我们现在可以注意觉察到过去的影响在我们的身体里。当谈论一件事情时，我们应完全觉察我们身体的感受："噢，我的头有些沉，我的胃有点紧，我的腿在抖……多有意思，都在这里……"在这一时刻，你把过去带到现在，你发现自己可以对此做些什么，这使你感觉到力量……这看起来很简单，事实上也的确简单，但是可以转换内在深层的某些东西。如果你可以带领来访者经历这样的体验，这将会改变他们对自我的体验和对已发生事实的经验，这会改变他们的看法和观点，赋予他们力量。突然之间，曾让他们感觉无助的某个"问题"，缩减为身体的某个感受，一种可以识别的能量，并可以对此做些工作。基本的指导语是"在谈论这个问题时，你的身体现在有着怎样的感觉"。如何从思维转换到身体，如何扎根于"内在父母"，我们将在后面的章节中做更多阐述。你当下的品质在这个工作中同样重要。

五、本章概要

完全处在"当下"：

· 此时此刻，我在看什么、听什么、做什么、有怎样的感受。

· 完全地倾听、觉察、开放。

· 毫无评判、标签、解释。

· 只是看原本。

· 只是存在。

· 镜射。

· 在内心而非在头脑。

· 在信心中，在本性中。

· 看到他人的本性。

六、个人实操

安静，呼吸，回到自己的身体。检查你的感受：此时你有什么感受？只是觉察、呼吸，无须思考，只是接纳和拥抱你的感觉、你的感受……在你这么做的同时，对周围的声音和现实保持开放的态度，只是接纳，无须思考。完全开放地存在，接纳所有，祝福所有，对所有传递出关爱……

第三章
与来访者面对面：匹配、倾听、镜射、赋力

　　来访者可能有成千上万的理由走进你的咨询室。显然，你需要做的第一件事情是倾听。这看起来可能是件简单的任务，但我仍要略述关于倾听的一些主要的原则。你倾听的品质与你存在的品质密切关联，这是对咨询关系及可能的咨询结果最为重要的一件事。

　　有些咨询方法倡导对来访者的言谈干预应尽量少，从而尽可能给来访者开放的空间，自由地分享他们的所思所感；有些咨询方法倾向于把咨询导向咨询师熟悉的程序和技巧，即刻进行，毫不延迟；还有一些方法倾向于把咨询转变成一个非常开放的互动谈话。

　　显而易见，这需要一个平衡。咨询师应百分之百以来访者为中心，不应提供建议意见，不应过多说话（避免陷入任何讨论的倾向），不应介入个人的意见观点，不应填充咨询的沉默时空，不应想他必须"做"某事……他真正"看"的是更开阔的图景。很多来访者可能只是需要倾听，在一定程度上，这是允许的，因为你的整个身心在所有层次上都在接受着不同方面的多样信息：这个人究竟在告诉我什么？他在向我展示什么？他所经历的这些更深层的含义是什么？

　　一个最主要的原则是必须关注来访者过去经历的"过程"而非"内容"，即你真正要看的不是那些经历本身，而是那些经历带来的影响，这也是需要邀

请你的来访者去看的。不是去分析事实，而是去认清感受、思维模式、应对策略、态度与沟通技能。

在倾听过程中，你所要关心的主要是敞开心胸，通过匹配和镜射去面对来访者的信息，使用正确的语词、开放式的提问、赋予力量的语言，这些都是积极倾听态度的组成部分，这些当然都包括言语和非言语的信息。

一、匹配

"匹配"意指你的整个态度（包括言语和非言语行为）调整到接收来访者内心和外在的表达上。你的整个身心完全与来访者接触，传递出接纳与理解的信号。这给予来访者安全感以及使双方更好的交流。

你的身体应对来访者表达欢迎与开放，这包括你在房间里的位置、你坐的位置、你的姿势等。作为一个原则，咨询师应注意不要交叉双臂和双腿，而要放松地坐好，面带平和的表情，保持目光的接触。你的声调同样很重要。你可以与来访者适度共情，不过，你不需要对他表达怜悯。如果你关心的是赋予你的来访者力量，那么，你应这样认为：他是一个完全可以为其自身负责的人，他拥有所有应对和解决挑战的必要资源。

在我的理解中，匹配远远不只是外在身体语言的表达，它还包括对来访者的内在体验。你可以通过查看你自己身体的内在感受来感觉他的感受，这可能只是个模糊的暗示，但是我经常注意到我的身体给了我一些信号。譬如，我可以感觉到胸部、喉咙或者心窝有股张力，我的身体同样会告诉我这股张力在什么时候已经离开。所以，我可以从自身的内在体验对来访者的状态进行检查核对。这并非什么超常非凡的事情，一切自然而然地发生。我们自动地与我们周围的人"调谐"。我们根据自身的接收能力，以不同的强度，每时每刻捕捉并感觉他们能量的振动。重要的是我们可以识别出来，我们只是"感受"，没有任何吸收。如果我们不恐惧这种能量，它就无论如何也不会伤害我们。这就是"调谐"。

你可以很容易地发展你的觉察意识，你身体自发趋于"匹配"那个你给予关注的人。当这一切发生时，重要的是保持对这一事实的觉察，这只是对来访者感受的镜射。这不是"你的"感受，这仅是对能量的一种觉知。积累一定经验后，你将获得更大的信心，这会成为一个有用的工具。这种内在的匹配，还会使你与来访者一起转换能量变得更简单。你指导来访者进入内在工作，在你指导他做时你也跟着做。你也闭上眼睛（但会不时察看来访者），一起呼吸，一起观想并指引能量。

有人问我是如何培养发展感觉来访者感受这一能力的，这完全在于你安于当下的存在品质，不论是对你自己，还是对来访者。当你在"看"、在"感受"，只在"当下"，而非卷入思考分析时，你就可以觉察到那些细微的调谐信号，虽然你可能把它们与你自身的感受混淆，但它们并不像你自身的真实感受。它们当然要求你处在平和中，完全不被来访者所发生的事情局限和束缚。然后你开始认识到你所感觉到的世界与他的感受有关。你可以开始练习：你的身体里有什么信号？有什么地方感觉到紧张吗？你可以把它与你周围的这个地方、这个团队的能量联系起来吗？……尝试在各种场合情境中不断探索。

＊　＊　＊

匹配概要：

采取与你的来访者相似的姿势（没有讽刺或模仿）。

确保你的身体表达开放（不要交叉双臂，坐好，放松）。

参与到来访者的体验中——

"我可以在我的身体里感觉你的感受……"

"我与你一起呼吸。"

感受能量。

把能量调谐到同样的波长。

＊ ＊ ＊

二、倾听

我假定你已经充分掌握了倾听技能，所以不会详尽地阐述。让我们重点强调一下倾听对咨询有多么重要。真正地倾听，积极地倾听，是与他人高质量同在的一种表达，这可以使他人褪去伪装，表达出任何内心的包袱。让我们简要表示如下：

倾听=接收信息	不倾听=不接收信息
开放	封闭
接受	排斥
完全在场	非真正在场
是	否
在内心	在头脑
看着对方	注意力分散
确认接收	没有确认
说是	言语应答
没有打断	回嘴反问
提问	给出建议和解决方案
与你在一起	回到我自己

没有解释　　　　　　　　解释臆断

没有评判　　　　　　　　评判指责

1. 我们在听什么？

当咨询师倾听时，需要特别关注来访者的内在状态。来访者可能在以一种基于事实的非常客观的方式讲述他们的故事，描述情境。但是对于咨询师来说，这些经历带给来访者的冲击和影响才是最根本的：来访者是怎样感受的、怎么想的，是如何应对这些经历的？

2. 提问

在积极的倾听中，提问的目的主要在于引领来访者回到他自身，朝向更高的意识觉察水平，对自身经验、感受或想法做更细致入微的观察。我们提问的首要目标不在于获得信息，当然若想获得一个具体信息也是可以的，但这不属于倾听的态度，反之，通过以下这些问题我们要把来访者带到他自己面前：

- 到底发生了些什么？
- 你做了些什么？
- 你还可以做些什么？
- 你现在有着怎样的感受？
- 在这个感受背后有着怎样更深的需要？
- 你可以识别出与这个感受关联的认知模式吗？

……

注意你表述问题的方式，问题应当趋向于"开放"，即邀请对方可以说得更多，探索得更深，而非提供可能的答案。"封闭式"问题在寻求"是"或"否"的答案，提供可选择的答案，或者假定一些预设好的答案。例如，"你的父亲生病了？"是封闭式的，"你的父亲身体如何？"就是开放式的。"你感冒了？"是封闭式的，"你现在有什么需要？"就是开放式的。

我们的问题倾向于"打开一个空间"，探索更深层的问题，但绝不应是侵入性的。我们的问题不是审问式的，而是邀请式的，不论来访者是否准备好袒露心声，我们都予以完全尊重。我们在这样做时，避免把来访者置于失败的境地。无论如何，对他的行为不会施加任何压力，没有任何评判，没有任何臆断。我们的问题——

· 是开放式的问题，邀请他多说。

· 不暗示任何答案。

· 如剥洋葱一般，层层剥开，直至中心。

· 以来访者为中心（"你怎么样？"）。

· 邀请觉察表象背后的深层意义（认知模式背后是感受，感受背后是需要）。

· 以感受为中心（此时此地，在身体里）。

· 非侵入性（不是"我必须了解你的一切"，而是"欢迎任何你想告知我的"）。

· 避免分析及以思维为中心（不是"为什么"，而是"什么""如何""什么时候"）。

· 避免臆断、心理评估、贴问题标签（"我看你有强迫性思维，妄想行为，好像是精神分裂症、神经症……"）。

注意"什么"和"如何"的问题要比"为什么"的问题有效得多。"为什么"的问题倾向于把头脑带入更多的思考与分析中，甚至更糟糕的是"论证"，这就完全脱离了"此时此地"，离开了感受，最终将会陷入无力。

3.正确使用词语

我们使用的词语具备实实在在的力量，它们能诱导出实在的效果。我们应当在头脑中铭记，我们传递出的信息不仅会对来访者的意识发挥作用，对他们的无意识思维也会产生影响。实际上，未受他们意识思维过滤而达到他们无意识层面的信息，将会产生更为深远的影响。

神经语言程序学（Neuro-Linguistic Programming，NLP）及催眠治疗研究探讨如何传递适当的治疗信息已经数十年了。催眠治疗是在治疗工作中适当地运用暗示。请注意不要与积极思维相混淆，催眠疗法要深入得多。催眠会诱导意识状态的改变，在意识状态中重塑观点就可以看到症状改变，但是这些都要经过来访者的认可和同意。催眠是为了传递意识还未注意到的信息，因此可能令人惊讶或制造出混乱。催眠可能通过隐喻进行工作，在适当的故事中暗藏所需要的积极改变的暗示。催眠也可能通过荒谬的要求来进行工作。例如你（以适当方式，很严肃地，没有任何过多解释地）给你的来访者呈现具体的任务以再现症状，让他经历更多想要摆脱的经验，这反而创造了让他停止的条件……因为放大症状常常有利于释放症状，这胜于与之对抗。这也正是我们所做的，我们呼吸、感受并使之放大，这使得感受得以释放（见第六章）。

有丰富多样的语言工具可以被应用于咨询，我们不再深入探讨这个问题，不过本书一些章节有许多实例展示了如何得当地运用词语。这里，我们只是推荐NLP和催眠，特别是Milton Erickson和Ernest Rossi的著作，以及基于他们方法获得的最新进展。运用催眠需要一个深入而彻底的培训，这超出了本书的目标。

三、镜射

咨询师的角色不是向来访者解释他有一个怎样的"问题"，也不是解释他

"为什么"有这个问题，或分析他的行为或做心理评估，这些对来访者都没有任何帮助。心理咨询师不是给问题贴"标签"或诊断问题的教授，心理咨询师应着眼于解决办法，而非问题，甚至传统的精神病学的标签（如抑郁症、偏执狂、精神分裂症……）都不可取。人类的苦难根源于痛苦，这是我们都需要知道的。如何识别？如何转化？意愿和目标是什么？

咨询师的角色不是"告诉"来访者解决方案是什么或者在哪里，也不是给予建议，告诉他做什么或不做什么。咨询师的角色应是帮助来访者去看清自己：

（1）认清他身体的感受，他需要什么，想什么，相信什么；

（2）认清他看待事物、理解事物的方式（什么是真实的，什么是投射、解释、评判、恐惧……）；

（3）认清他想要的（要做哪些选择，如何看、如何想、如何感受、如何行动……）；

（4）认清他可以如何在生活中实践（内在变化、外在措施）。

当然，咨询师也许准确地知道问题是什么，可以怎么做。但是来访者并非在寻求咨询师的答案，他是在寻找自己的答案和洞见。每个人都必须依据自己的节奏寻找和发现自己的步调与方法。咨询师是个教育者，他通过镜射与赋力引领来访者获得洞见和顿悟。他通过镜射提问，但避免任何心理评估。

镜射始于真正的倾听，以完全接纳的态度面对任何表达："一切都很美好。"镜射关注作为整体的人和"现在你正在经历什么"这个过程，避免所有直接"回答"的言语。聚焦于反射个体的自我现实与反射所表达信息的方式。目的在于尽可能地引领个体对自我进行觉察，对所表达的词语背后的真正信息进行觉察，最终对感受进行觉察，对深层的需要进行觉察，对未说出的要求进行觉察。表达出的认知信念是怎样的？做出的选择是怎样的？……

＊　＊　＊

认清你是如何看待事物的，

认清你是如何看待自己的，

认清你是如何思考的，

认清你是如何感受的，

认清你是如何说话的，

认清你是如何行动的，

认清你是如何选择的，

认清你需要什么，

认清你想要什么，

认清你是谁，

认清你的内在之美……

＊　＊　＊

一般而言，人们谈论他们的外部境况，那些对他们来说是问题的事情或人……无论是怎样的烦恼或痛苦，那里一定存在受害者意识。人们绞尽脑汁于自己的想法中，这就造成了问题，他们大部分时间都在寻找导致问题的外在原因。咨询师如同镜子一般看到来访者谈论他自己，会予以反射："你究竟是怎么说自己的？看看你自己……"

咨询师这面镜子可以看到来访者未看到的，并反射给来访者，让来访者知道。这可能是言语信息，也可能是非言语信息。来访者的态度在表达些什么？他的身体言语在表达些什么？他的生活境况在表达些什么？事实上，我们的外在生活总是反射出我们的内心。如果事情一团乱麻，这反映出我们自身的混乱不堪。如果我们的周围在攻击、挑衅我们，这反映出我们内在未解决的暴力和愤怒。

咨询师这面镜子看到这一切，并邀请对方一起看。一起事故、一场疾病、一个冲突……任何一个事件都可以被看作一个信息。一些事情未如期待的那样发生：什么内在问题在阻碍着？一些事情碰壁了：什么内在问题成了障碍？……如果人们有某个故事模式反复上演，这些信息就更加可靠了。

镜射：咨询对话一

来访者（28岁的年轻男人）：最近我的小腿已经被撞了三次，每次膝盖以下都被撞得很厉害，我简直不能再走路了。

咨询师：所以，你已经被迫停下来了，这有着怎样的意义？

来访者：这可能是说这时我该休息一段时间了吗？我需要重新考虑生活中的一些事情吗？

咨询师：这对目前生活中的你而言，有道理吗？

来访者：肯定有！

咨询师：膝盖代表"关系"，连接着你的大腿和小腿，膝盖以下代表着你走出去朝向他人的那部分关系。在你当前的关系中，有什么阻碍吗？

来访者：有的，我无法将自己完全投入到我目前的恋情中。我让关系保密，所以我可以很容易走出去，这样其他女人还是会以为我单身。我感觉到我在隐瞒、犹豫，尽管这个关系充满爱，也很和谐。

咨询师：你在犹豫不前？

来访者：我认为这个关系不会长久。

咨询师：你现在可以感觉一下"犹豫不前"在你身体里的感觉吗？看看有没有担心害怕？

来访者：嗯，我可以感觉到我的胸好像被压着，感觉很难受……

咨询师：进入这种感受，在这种被压着的感受、难受里有些什么？只是呼吸，感觉……

　　来访者：似乎有什么在告诉我，我不能……我不是自由的……是我妈妈……

　　咨询师：你妈妈在对你说什么？

　　来访者：我感觉她需要我……

　　咨询师：她需要你？

　　来访者：我总是有这种感觉，如果我不和她在一起，她就一个人，很无助。

　　咨询师：觉察这个认知模式，这个压迫难受的感觉，觉察你内在的妈妈的存在，觉察这是如何阻碍你走向他人的，这正是你的腿在试图告诉你的。你打算如何面对这一切？

　　来访者：我应当放下这个包袱，我应当更自由……

　　咨询师：太好了！我们将一起来看看如何做！

镜射的态度

　　镜射是一种态度，一种开放、接纳、无评判的态度，完全以我们面前的这个人为中心，对一切都说"是"，在适当的时机像镜子一般反射回去。

　　（1）镜子绝对在"当下"工作：此时此地。

　　·我完全与你在一起。

　　（2）镜子邀请对方去看：

　　·"现在，你感觉到什么？"

　　·"现在，你在想什么？"

　　·"现在，你在做什么？"

　　·"你可以识别出……觉察……看着你……这表达了什么？……在告诉你什么？"

（3）镜子"认可"：

· "嗯，我听到了，我理解。"

· "我明白你有这样或那样的感受……这都可以。"

· "这里有情绪，没有问题，让这个情绪出来……"

· "嗯，这很困难。你在痛苦中，在混乱中……"

认可就是确认你所看到和听到的，确认你面前这个人正在经历的，不论他觉察与否。把那些一直未能用言语表达的说出来，容许一切存在。认可就是表达完全接纳，而非提供解释，只是对发生的一切表示"认可"。你需要认可挑战，认可感受，认可认知模式，认可需要。你同样需要认可积极的事情，认可应对的技能和资源。当来访者关注负面的事情时，你可以看到"例外"，看到已经做的、发挥作用的，来避免事情变得更糟。

注意不要混淆"看""理解"与"分析"。镜子不会思考或解释任何事情，它只是看。认可超越任何评判，超越任何"你是对的"或"你是错的"，不需要"同意"或"不同意"，无须论证，亦无须低估。咨询师这面镜子完全地表达接纳认可：不论你现在经历和体验着什么，都是可以的，这意味着无须我们思考或评判什么。没有对或错，一切就是如此。我看到，我认可，我无须做任何思考。

咨询师的认可会帮助来访者认可他自己，这是真正的目的。其中蕴含的信息：你也可以看到这一切，你可以敞开面对你的内心世界，不论它是怎样的，无须对此有任何思考。

简洁明确地表达："不论你感觉到怎样的感受，都是没有问题的。""你现在处在这样的状态，是可以的。""你这样是可以的。"……这对于来访者敞开去面对他们的内在真实至关重要。适当的提问将帮助这个人更好地看以及更进一步地面对内在真实。

（4）镜子看到每个个体内在之美：更深的资源以及各项经验的价值。

· "我看到你可以……"

· "你选择这样，你可以从中学到东西……"

· "生活就像是一所大学，我们选择容易的课程或者艰难的课程……"

· "挑战越大，学习和收益越多……"

· "这很棒，很好，你真的做了一件很好的事情……"

（5）镜子完全"自由"：

不论来访者说什么或感觉到什么，镜子自身不会从中担负什么，不会卷入自身情绪，不会"思考"任何事情，这意味着毫无评判，没有任何反应性行为。如果咨询师有什么个人的感受，也没有问题，但要注意觉察。在那样的时刻，你这面镜子会有一些小小的污点，如果你感觉到伤心、受挫、生气、混乱、压力……那么回到你自身，认可你自己的感受，回到你的内在父母，回到你的内心并敞开，然后重新关注你的来访者。在咨询之后，你可能想要花些时间反思你自己，你可能想把这些带到督导中，这都是非常自然的。一个咨询师不可能一直都是一面完美的镜子。如果你可以察觉到你自己的感受，察觉到这个事实的确影响着你的存在与镜射的质量，这就很有帮助了。

镜射：咨询对话二

来访者：我和我男朋友在一起好几年了，但我在想分手是否会更好些。要么我们决定在一起然后结婚，要么我们分手。我不知道我是否真的爱他，我不知道该做什么选择。我想我需要你的建议……

咨询师：你爱他吗？（提问）

来访者：我想是的，如果我们分手的话，我会为他感到伤心难过，因为他似乎很想和我一直走下去……

咨询师：你会为他伤心难过？（反射）

来访者：嗯，他对我很好，可我好像动力不足。我不确定……

咨询师：当你想象离开他时，你的身体会有怎样的感觉？

来访者：我感到解脱……

咨询师：你感觉到轻松些，呼吸轻快些？（观察来访者的面部表情，非言语信息）

来访者：嗯。

咨询师：当你想象和他在一起，以有意义的方式经营滋养你们的关系，你的身体是怎样的感觉？

来访者：我不确定是否能够这样做……

咨询师：身体是怎样的感觉？（回到身体感受）

来访者：好像觉得胸口有点沉、有点紧……

咨询师：最近，你们的关系怎样呢？（更多了解）

来访者：我们不常在一起。我的工作需要经常外出，当我们在一起时需要一些时间重新适应彼此，但是我已经不想再推动他了，我累了，我发现他很被动，缺乏热情和能量。

咨询师：你的需要是什么？（回到"你"，识别感受）

来访者：我想要真正的生活，有作为，感到自己富有创造性，向前走……

咨询师：什么在阻碍着你这样做？

来访者：他太沉重了。我感觉像是我不得不拖着他……我在丢失我的能量，和他在一起时我觉得虚弱……

咨询师：如果你在帮他应对挑战时，解决了与他的关系问题，找到内在的自由，你将会有怎样的感受？

来访者：我不确定我想要这样做，因为我将不得不再一次重头来过，承担一切……

　　咨询师：那么你的选择在哪里？你的整个身心在寻求什么？（识别选择）

　　来访者：分手。

　　咨询师：你想象一下怎样去做？（识别行动，具体步骤）

四、赋力

　　赋力是对个体基本的应对能力及解决问题的能力给予完全的信任和信心。不论是言语还是非言语信息，传递出来的主要是"你自身的内在有一个地方拥有绝对的力量，那里拥有平和、喜悦和开心。当你做出这个选择……你将会找到这个地方"。

　　赋力始于"认可"："不论你感受到什么都是可以的，不论你想到什么都是可以的，不论你是怎样的都是可以的，不论你经历些什么都是可以的……没有评判，只有经历，只有学习的过程。"

　　当然，你的来访者可能并不完全信服。你不可能仅仅通过告诉一个人他很棒、很有力量，就使他拥有力量。你可以请你的来访者做以下事情："把你的故事对我再说一遍，说的时候只说你自己，对你自己的感受、想法、经历负全责，明白这些都是你自己的创造。"

　　赋力把个体全部的力量还给本人："你是你个人现实的百分之百的创造者。总有一个选择，你的选择。"我们是无力的受害者，还是有意识的创造者，明晓我们自己在掌管着我们的现实。选择并非在外界，更为重要的是我们内在的态度。你对你内在的现实有着完全的力量，也只有通过适当的内在态度，你才可以影响外在环境。创造你想要的生活，开始于内在。赋力认可选择，不论怎样的选择都是可以的。这将带来不同的经历和体验，不论是痛苦的还是开心的，这是你的权利——去经历、体验其中的任何一个。你有完全的自由去经历任何你想要的，这都取决于你。没有失败，只有经验，只是注意觉察是你在把握这一切。你当下的经验是一个选择，也有其他选择，都由你抉择。

当来访者已经内化这些，当他认可并进入一个选择，他将会与他内在的力量感联结。在此，你可以问："你感觉到有什么不同？"

离开思维，回到身体感觉，回到"此时此地"本身已经是一个赋力行为：突然之间，我们从问题取向（大多和我们感觉无力的外在现实有关）转向觉察内在现实，我们发现我们可以在此做一些工作。我们从无力状态转向有力。

懂得赋予力量的咨询师都是牢固地扎根于积极的内在空间，任何事情都可以从"富有创造性和新的可能性"的角度来看，面带信任的微笑。认可进步，认可积极的步骤，认可做出的努力，哪怕是很小的努力，也给予经久不衰的支持、欣赏、祝贺……

* * *

赋力是

对个体基本的应对能力

及解决问题的能力

给予完全的信任和信心。

* * *

赋力是把个体从他的行为、态度、思想或感受中分离出来，是看到来访者的本性和更深层的自我。通过看到本性，帮助个体去觉察，并回到本性。赋力是尊重每个个体，视他们为神圣生命的表达。

赋力是咨询的一个基础。大多数来访者来咨询，是因为他们感到无力无助。不论我们观察他们的感受还是认知观念系统，不论我们涉及他们的内在现实还是外在态度，这些都与一个基本问题有关：我如何回到自己内在的力量，在哪里我可以找到我需要的解决办法？

　　第四章将进一步扩展讲述咨询的这个基础，这与"做出选择"相近——需要担起生活的责任感。

赋力句式：

· 你是可以的。

· 回到此时此地。

· 你是怎样的？你的感受，你的需要，你的意愿……

· 不论你感觉到什么都是可以的。

· 你不是你的态度，不是你的想法，不是你的感受，你是你自己。

· 你在这里的选择是什么？

· 你想要什么？

· 解决办法在哪里？

· 不论你做什么都是你选择去做的。

· 不论你看到什么都是你选择看到的。

· 不论你想到什么或感受到什么，都是你选择想的或选择感受的。

· 你没有受害于任何人。

· 你是你现实的百分之百的创造者。

· 你的感受表达你的需要。

· 你可以，如果你想要。

· 你可以学会这个新技能，如果你选择学的话。

· 没有失败，只有经验，只有学习。

· 你可以相信你自己，相信你的身体，相信你身体的感受……

· 觉察你的想法、你的认识，让你的思维安静下来。

·找到你的内在父母，那是你的真正所在。

赋力：咨询对话

来访者：我不知道为什么要来见你，其实，我不相信你可以帮助我。我是一个完完全全的失败者，我的生活是一个错误。没有人喜欢我，这一点都不奇怪，因为我一无是处……我痛恨我自己，我不认为你可以治好我……

咨询师：嗯，我听到了……我想问你个问题，这是现实还是你选择这样去看去想？

（认可——识别认知模式）

来访者：这是该死的事实，我可以向你保证！我像这样已经四十多年了！我的生活就是一连串的失败与痛苦。

咨询师："你不相信我可以帮助你"，这是一个认识，如同你提到的你自己。"你的生活是一个错误"是另一个认识，生活就是生活，不可能犯错误，只是你无法理解和接受你这样的生活，这可不是同一件事。

来访者：也许是这样，但是我痛恨自己，人们也讨厌我，这千真万确！

咨询师：你可以感觉到对现实的这些看法，在你身体的哪些部位？都有些什么感受？

（从想法转换到感受）

来访者：我不知道感受是什么意思，没有人对我表示过关爱。

咨询师：嗯，我可以想象没有得到他人关爱的生活一定是艰难的，特别是父母的关爱……

来访者：噢，不要在我面前提他们！他们是对我最漠不关心的人……他们生了我实在是大错特错！

咨询师：好。所有这些想法和认识，你可以写下来，看看它们。你知道它们，因为这些是你很长一段时间以来都很清楚的模式，只是认知模式。把它们放下一会儿，关注你的呼吸……回到你的身体、你的内在，此时此刻，你的身体有着怎样的感觉？你可以识别出哪些身体感觉？

（引领来访者回到身体——从想法转换到感受）

来访者：我的胸口闷得很，我的胃感觉很紧……骨头疼……

咨询师：非常好！和这种感受待在一起，敞开自己去感觉你身体的这些感受，呼吸，进入这些感受，让这些感受变得更清楚……

来访者：我呼吸不好……

咨询师：没关系，注意观察你是怎样呼吸的，很浅，所以无法感受……放松，把注意力继续集中在你的呼吸和你的感受上，你在联结你内在那个感觉痛苦受伤的地方，认可那个地方，它并不是你，只是你内在受伤的空间……在此，你倾向于把它认同为你自己，但它并不是真的你……只是和它在一起……

（去认同——寻找内在父母）

来访者：我痛恨这个空间。其他我什么都不知道。这是我唯一了解的与自己有关的现实……我想逃离……

咨询师：注意觉察，觉察你是怎样把自己认同为那个受伤的空间的，认同为你受伤的内在小孩的。这个小孩感到绝望，感到被抛弃，感到孤单……

（邀请来访者敞开地面对受伤的内在空间）

来访者：嗯，什么人都没有，没有人爱我……

咨询师：那是你受伤的内在小孩感觉到的。你可以在这个感受面前，与你哭泣的内在小孩一起感受。敞开地面对这一切……只是感受，不用思考……和它一起呼吸，进入这种感受……不论是怎样的感受都没有问题……

（锚定资源空间）

来访者：（呼吸）我的胸口感觉暖和些了。

咨询师：非常好！这个温暖才是你的所在，真正的你。这部分的你可以认可你胸口的痛，你受伤的内在小孩的痛……只要敞开你的心，与它在一起……

来访者：我可以看到那个受伤的内在小孩，但是我恨它，我真的不想和它在一起……

咨询师：不需要着急，甚至不需要有这些想法，只是关注呼吸和感受……

　　　　　　　　　　　　　　　　　　　　（识别想法，回到感受）

来访者：（呼吸）……

咨询师：很好，现在你可以看到这些感受，它们都是滞留在你身体里的能量。

　　　　　　　　　　　　　　　　　　　　　　　　　（分离感受）

来访者：很重很紧……变得稍微温暖点了……

咨询师：是，注意观察。你可以回到你的身体，对这些能量做些工作……这些都被紧锁着……

　　　　　　　　　　　　　　　　　　　　　（确认新的可能性）

来访者：这会有帮助吗？

咨询师：当然有，这取决于你自己。身体的紧张可能有很多原因，你也许有一个痛苦的过去，它冻结了你的心灵。你现在可以选择解冻。要关注感受，而非思考分析……

来访者：我会试一试，但是我需要你的帮助。

咨询师：太棒了！这是一个清楚、积极的决定！是你向转变现实迈出的一大步……

　　　　　　　　　　　　　　　　　　　　　　　（认可——庆祝）

五、讨论

问：来访者经常想知道咨询是否可以帮助他们。在咨询工作开始前，他们想知道这个工作可以带给他们什么。如何处理这样的事情？

答：表达充分的信心。你可以让他们看到所有的问题只是症状或者挑战，所有的症状都有更深刻的原因，所有的问题都可以找到解决办法，所有的挑战都可以被创造性地面对。你可以表明这个问题背后存在的焦虑，这是很自然的。你可以带领他们从强迫性地关注问题，转向开始看到更广阔的图景——他们的成长经历，他们的童年。你可以向他们介绍"内在小孩"和"内在父母"这两个概念。你可以通过镜射让他们看到，他们之所以把问题放大，是因为他们只关注这个。你可以邀请他们领悟，他们有很多内在资源可以帮助他们面对问题，一起成长。这些主题都将在后面章节中被逐一深入探讨。而你要真正面对的一个问题是你如何处在内在的信心当中，并把这种真正的信心传递给来访者。关注这个呼吸、放松。这一切比你认为的要简单得多。这里不需要应用什么复杂的技术，只是存在，驻扎在内心、当下，开放，信任，看，说……这是你最棒的学校！

问：对那些有自杀意念的来访者该怎么办？我们需要首先在他们周围建立起支持系统，联系他们的朋友和家人吗？

答：你可以在来访者完全同意与合作的情况下做这些工作。不要忘记，你首先关心的是赋予来访者以力量。不要使来访者成为一个无力的受害者，成为一个需要细心照料或被防止做错事情的人。此外，在了解检查来访者的支持系统时，不要忘记你真正的工作是寻找深层的问题，帮助来访者迅速重建他对生活及对自己的认识。他的感受只是感受而已，感受和认知模式根源于一些创伤性的记忆。他"背负"的什么样的重担阻碍他快乐、成功？这是你需要与他一起探索的。对我而言，我并不真正关心自杀的行动，这听起来可能有些奇怪。我的主要目标不是阻止一个人自杀，而是将一个人所做、所思、所感反射回到这个人。他有什么深层的需求和愿望？有什么其他选择可以带来更有趣、更激发人的结果？……自杀意念是痛苦和无力的一种表达。不要对来访者可能有的自杀行为感到恐惧，而要关注他的痛苦，和痛苦在一起，知道这只是来访者自己制造的严重的狭隘认知，然后寻求重塑这些认知观点的方式方法。

六、本章概要

1. 镜射

（1）镜子邀请来访者处在当下：此时此地。

· "现在，你感觉到什么？"

· "现在，你在想什么？"

· "现在，你在做什么？"

（2）镜子邀请来访者去看、去创设顿悟。

· "看看你的感受，看看你的想法……看看'你'自己。"

· "你到底在说你自己的什么？"

· "你刚才做的动作，究竟在表达什么？"

（3）镜子看、觉察并"认可"来访者的感受及认知模式。

命名：对观察到的事物。

接纳：对来访者表达的感受，情绪的现实。

表达：接纳（产生真诚接纳的感受）。

· "我看到你可以……"

· "嗯，我听到了，我理解。"

- "有情绪是可以的，让情绪出来……"

- "是的，这有些困难，你在痛苦中，你感觉到混乱……"

（4）镜子是完全"自由"的。

不论你说了什么或感觉到了什么，都是可以的。镜子不会对此有所"思考"，不会有任何评判、任何反应，镜子不会卷入个人的情绪。

2. 赋力

（1）每个人都有资源。

（2）处在危机中的人也许脱离了他们的资源，但是他们仍然拥有所有必要的资源。

·相信他们可以。

·耐心地指导他们体验到有资源的状态。

·耐心地指导他们认识和理解到他们能否达到有资源的状态是由他们自己的选择决定的。

（3）赋力——

·对来访者的应对能力和问题解决能力给予完全的信任与信心。

·认可：毫无评判地看待事情。

　"你有任何感觉都是可以的。"

　认可个体的选择："你是你自己的现实的创造者。"

·把个体与其行为、态度、想法和感受区分开。

·看到每个个体自身的最好之处。

·回到本性，回到内在父母。

·提供支持、欣赏，认可已经做出的努力。

第四章
做出选择：从受害意识到肩负责任

责任是一个人完全处在其内在力量空间的一种态度，这伴随着完全的接纳：

不论我身上发生了什么，我总能够应对。一切都取决于我。我知道只有我的选择影响着我的现实，我掌管着我自己、我的生活、我的内在及外在现实……除了我自己，没有人能够真的对我怎样。不论我处在怎样的情境，都是由我来选择做反应或不做反应。当我有感受的时候，我可以向内看，识别到底是什么让我有这样的感受，我可以面对并疗愈我的内在现实、我的深层需要、我的内在小孩。

让我们一起探索这些洞见的含义，以及如何做到这些。

让我们尽快澄清一点，请不要将这个"责任"与我们可能对他人要担负的责任混为一谈，这个责任是对个人自身的责任。这个责任与一个人是否可靠、诚实、有责任感或其他人对我们的期望等都没有关系，这些特点虽然也是有趣并值得考虑的，但它们不是我们在此要探讨的。

当一个来访者带着问题来咨询时，他很可能处在痛苦怀疑中，消极无助。咨询师的主要任务就是帮助这个人从无力的状态进入有力的状态，让每件事都变成有可能的。咨询师并不提供准备好的方案，而是要帮助来访者识别他自己的解决方案，并做出适当的选择。提供建议对个人变化的影响微乎其微。反之，我们可以做的是运用一系列技术和方法，帮助来访者从受害意识转换到完全负责任的意识，成为一个会肯定自己和认可自己的人："我掌管着我自己，我的现实是由我自己的选择造就的，我可以改变我做出的选择，我可以改变我的生活。"

对咨询师而言，首先自身要充分理解并内化受害意识与责任的真正含义，然后要考虑可以给来访者带来责任顿悟的方式，并且把这些顿悟应用于他们的生活。

一、理解责任

最基本的一个洞见即我们总是有一个选择。不论我们做什么，不论什么事情发生在我们头上，总是我们的选择决定着我们去做所做的事情，去看我们所看的事情，去想我们所想的事情，或者去感受我们所感受的事情。多数人会对此提出反对意见：我并没有选择在这里，我并没有要求出生，我不能选择我的父母，我并没有选择面对这个挑战，我没有选择这么胖、这么丑、这么孤单……责任意味着不论是怎样的情况，甚至当我们并不能完全理解生活中某些事情是怎样发生时，我们依然敞开地面对所有的现实，这的确是我们做出的选择（至少在某种水平上，是我们的存在做出的选择）。更为重要的是，我们经历和体验环境的方式取决于我们自己，而非他人。我们在考虑什么？我们是如何选择思考事情的？我们是如何选择感受事情的？我们是如何选择做出行动的？……

你可能会说："我之所以如此感觉，是因为我所在的环境。我怎么可能选择不同的感觉？"好，现在让我们看看这一点。探索体验下面两句话的区别，假定你可以花足够的时间真正进入那种感受：

·当你似乎故意忽视昨天我们达成的一致时，我感到气愤。

·当你似乎故意忽视昨天我们达成的一致时，我选择感到气愤。

其中有差别吗？是的！当你知道是你在做选择，你就会感觉到力量。你知道你能够对此做一些事情，你当然可以，你能够选择一个不同的情绪反应。你可以选择呼吸并放松，你也可以选择自省：是我内在的什么让我感觉如此？在第一句话中，你是他人的受害者；在第二句话中，你认识到你自身做出了创造性的选择。哪一个更有趣？你将选择第一句还是第二句？是受害者还是负责任的创造者？这是个值得思考的问题。

也许你在这个简短的练习中，已经觉察到你可以在任何时间选择进入某种感受。感受是容易扮演与体验的，进入愤怒，进入悲伤，进入快乐的大笑……不论是什么，你只需要想到它，这也表明我们的思维在创造我们现实的过程中是何等重要。

否定我们的选择就是抛弃自身的力量，回到对选择的理解认识，就是回到我们内在的力量。实际上，没有任何人曾对我们如何，除非我们想要如此，除非我们让他人来做，除非我们给他们力量。也许他人的行为会这样或那样，也许他人会攻击我们甚至把拳头打在我们脸上，但是我们拥有是否回击的选择权，拥有是否感到伤害的选择权，拥有是否谴责的选择权，拥有是对抗还是平和地镜射的选择权……责任就是完全地进入我们自身的力量，向内看而非与外界抗争。无能为力是把自身的力量放置在一边，这本身就是一个选择。

范例

——想几件生活中你不得不做但并不想做的事情。你没有选择的事情……肯定有一些这样的事情，给我一个例子。

——我不得不洗我的衣服，我讨厌洗衣服。

——很好。感觉一下，你不喜欢但是你不得不去做。想象你又面对着这件事情，有一堆脏衣服，你不得不洗。这是怎样的感受？

——唉！还没开始干我就已经累了……这是个苦差事。

——正是。没有能量，没有力量……现在，你可以把刚才那句话中的"我不得不"改成"我选择"再说一遍吗？"我选择洗我的衣服"，请说出来。

——我选择洗我的衣服。

——真正进入这个选择。真正选择去做……你感觉到区别了吗？

——我很难真正选择如此，我不能真的感觉到我选择洗我的衣服。

——让我们假设你选择不去洗你的衣服，会发生什么？

——我将没有干净的衣服穿，我将不得不穿脏衣服。

——那会怎样？你为什么不穿脏衣服？

——我同样也不喜欢这样。

——那你还可能做些别的什么让你避免洗衣服？

——我可以把衣服送到洗衣店，但是我不想付钱。

——你不想付钱，所以，你选择怎么做？

——我自己洗。

——你选择洗自己的衣服，是这样吗？

——是的，我明白了。

——你可以说"我选择洗我的衣服"吗？

——我选择洗我的衣服。

——感觉有什么不同吗？

——是的，感觉像是……真的是取决于我……我懂了。这让我少些无力感。

——真正进入这种选择，这会给予你力量，给予你行动的能量！

——谢谢你。

这个简单的事例可以应用于任何一种情境。我们寻求的底线在哪里？它让我们停止冒险，反对某事，因为这代价太高。我们可以通过这个问题来找到底线："所以怎样？如果你不做那件烦人的事情，决定辞职，会怎样……"这样总会变得很明显，确实存在一个选择。

不论我们是面对一个可怕的挑战，还是面对困难的工作条件、受挫的关系，我们都可以选择说"是"或"不"，选择反抗或放松、逃跑或接受。但是我们往往并不想冒险，所以我们只是恭敬顺从，或者谴责狂怒。

这是我们所作所为的真实写照，也是我们所觉所感的真实写照。诸如"你伤害了我""你不尊重我""我怎么可能忍受你的挑衅、你的自私"这样的陈述可以重述为"当你那样做时，我选择感到受伤害""我选择感到受伤、生气、受挫、恼怒……"。识别出你的选择，进入你的选择，感觉其中的差别：这让你从受害者转变成负责任的创造者。突然之间，你发现你可以对自己做些事情。这是你的感受，你创造了它，你可以做出另一个选择。你可以有不同的感觉，你可以用另一种眼光看待，可以有不同的想法，选择不去回击，保持在平和中……

你对此并不确信？在这点上，我常常遇到一些异议："假如我感到伤心郁闷或者恐惧担心……我怎么可能选择不去体验？这难道不是否认我的感受吗？"

尽一切办法，向你的感受敞开，与你的感受在一起。不要否认它们，而是承认你拥有它们。知道它们是你的，是你自己的创造，你可以对它们做些什么。事实上，当你可以说"我所感受的是我选择感受的"，这会赋予你力量。然后，你可以开始查看你的内在，查看让你做出这个选择的空间。你可以识别出你深层的需要，敞开地面对你受伤的内在小孩，你可以认可它，决定治疗它……

我们的思维模式当然也遵循同样的法则。我们的所思（"我能够"或"我不能够"）、所看（问题或解决方案，错误或成绩）都是我们自己的选择。

＊　＊　＊

但凡我所为都是我选择为之。

但凡我所思都是我选择思之。

但凡我所感都是我选择感之。

我是自身现实的百分之百的创造者。

＊　＊　＊

如果你不回到自身，如果你认识不到你的选择，不聚焦在你自身的转化过程中，你将会在一场无力的抗争中丧失你的能量。不论你身处怎样的关系中，不论你把自己的力量给了谁，你拥有的选择要么是与你自己在一起，要么是反击外在的某个人。在你的内心世界里，你有着十足的力量，但是面对外人，你变得无力。你只能够表达开放的、可协商的要求。任何压力或者对抗都将导致冲突与痛苦。看看你常常是怎样想要改变他人的，这样有用吗？你可以替其他人做选择吗？不，这没有用。你可以为他们提供选择，你可以邀请他们做出选择，你可以请求，但是你不可以替他们做选择或者强迫他们做选择。如果你那么做，你就剥夺了他们的力量，他们也将会因此憎恨你。

"我们总有一个选择"一旦在咨询师的头脑中变得足够清楚，他便可以帮助来访者识别出其做出的选择。咨询师可以帮助来访者识别出他的受害模式，邀请他选择回到他自身的内在力量："你真正想要的是什么？有什么其他选择比你现在的这个更好吗？"

让我们温习一下我们寻找到的洞见

· 选择是赋力。

·不论你经历了什么，是你的选择在让经验发生。没有人能对你做出什么！选择绝不做一个受害者！拥有你自己的感受，拥有你自己的选择。

·停止抗争。你在导演你自己的游戏。你可以做出的最好的选择是与你自己在一起，而非与任何外在进行抗争。肩负责任就是向内看，而非往外看，知道"我掌管着我的任何感受和需要"。

·当我们站在负责任的立场而非在受害者的立场上进行沟通时，交流变得简单许多。表达感受、需要、开放的要求，没有任何评判和责备，这都使对方更容易听到。反之，受害者模式会直接导致冲突。

·对和你有关系的任何人，若要赋予他们力量，就要认可他们的选择，让他们识别出他们所做的选择，识别出其他可能的选择，识别出对他们而言最好的选择，让他们感觉到是他们掌管着自己的生活。

·当你不认可他人的选择，当你施加压力（"你必须……"）时，你就在剥夺别人的力量、动力和能量，你就不可能获得创造性的结果。你将只会在无力的挣扎中耗尽自己的能量，因为你不可能真的为另一个人做选择。结果只会使双方都无力，两败俱伤。

负责任的	受害的
审视内心	归咎于外界
与自我在一起	与他人对抗
"我感到""我需要"	"你是""事情是"
"我感到受伤害"	"你伤害了我"
有选择	没有选择
有力量	无力
与内在父母联结	与内在小孩联结

* * *

负责任的策略

——不论我看到什么都是我选择看的。

——不论我想到什么都是我选择想的。

——不论我感受到什么都是我选择感受的。

——我总有一个选择。

——在我感觉糟糕时，我知道我可以对此做些什么。

——当我完全拥有我的感受时，我感觉有力量。

——责备或批评会使我丢弃我的力量。

——没有对与错，只有经历和体验。

——没有失败，只有学习的过程。

——挑战是成长的机会。

——我在这点上可以学到什么。

——我是自身现实的百分之百的创造者。

★ ★ ★

受害者模式

——你怎么可以如此对我！

——你需要改变！

——这是不可接受的！

——我痛恨这个！

——我没有做错任何事。

——我没有选择这个。

——我没有选择。

——我被困在这里了。

——我得不到我想要的。

——我只能祈祷事情可以改变。

＊ ＊ ＊

二、教授责任

只要来访者指责外在环境给他制造了问题和麻烦，他就一定会遭遇挫折和痛苦。"我妻子歇斯底里""我上司根本不听我说话""我父母不断给我施加压力"，不论是怎样的情况，咨询师可以承认来访者痛苦的所在，但是需要避免强化来访者的受害者模式。内在父母在哪里？内在的力量空间在哪里？

为了帮助来访者识别他的受害者模式，并将之转化为负责任的立场，你必须引领他认识到不论他做什么或看到什么，不论他怎么想或怎么感觉，这些都是他自己选择的。你必须以一种非常有力而一致的方式反射给他，他自己是唯一可以改变他现实经验的人，他可以立刻开始行动。以下练习或许对你有所帮助。

1. 使用"我"陈述

针对那些使用受害语言的来访者的第一个工具是邀请他们谈论自己，运用"我"来陈述。

· 在这个事情上，可以请你只是谈论你自己吗？

· 你可以只用"我"来陈述这个故事吗？

甚至在面对明显的外在挑战时，邀请来访者只谈论他们自己，回到自己的经验体会，也是很有帮助的。例如，在妇女受虐或受强暴时，她们可能会有很强烈的成为"受害者"的理由。在这样的情况下，应邀请她们不提及作恶者的行径，而只是谈论她们自身，她们自己的感受和态度、需要和选择……

064

2. "我不得不……我选择……" 练习

如我们在简短"范例"中看到的，你可以问：

· 想一件你并不喜欢但不得不去做的事情……感觉这种无力。

· 现在再说一遍，用"我选择"来代替"我不得不"，感觉这种差别。

把他们带到底线：

· 如果你不做（你"不得不"做的）这件事，会发生什么呢？

· 你想要如此吗？

· 所以，你在做什么？……你选择这样！你总是在选择。不论你做什么，都是你选择在做的！你可以进入那个选择，感觉到这种差别吗？……

带领来访者顿悟"我们总是有一个选择的"，即使我们并非常常能够认识到这一点（我们把自己放在受害者的位置上），认识到选择可以赋予我们力量。这一策略对感受同样奏效。"当你……我感到……"可以转变为"当你……我选择感到……"

· 想一件某人让你感到生气的事情。

· 以"当你……我感到生气……"句式把这件事情说出来。

· 把这句话再用"当你……我选择感到生气……"句式说出来，感觉其中的差别。

· 这对于你的任何感受都适用：愤怒、伤心、挫败、痛苦……不论怎样的感受，都是你自己的创造，你自己的选择。你还有个选择，选择去探索是你内在的什么东西使这一感受得以出现。当你这样做的时候，这会真正改变你的经验，赋予你力量。

当你的来访者说"我不能……"时，你可以问他："你不能，还是你不愿意，你选择不？"

· "你不能"是事实，还是"你不愿意"是事实？

·这是一个绝对的事实还是一个有局限的认知模式？

·你可以把它改成"我选择不……"说出来吗？有什么不同？

·如果你说"我不愿意"，你认识到你有选择，你选择不去做。这一认识赋予你力量。而确认"我不能"是在强化无力感。

3. 谁让你做某事？

通常，我们做某事只是因为有人告诉我们要做。服从在很多情况下是游戏的一部分，这也是自发而简单的一种选择。这还可能是舒适的选择，因为可以逃避所有的责任："不是我，是我的上司。我对此不负责任，他说我必须要……"让我们来看看"是谁让你做某事"？请把你觉得并非你负责却是你做的事情列出来。"因为我被告诉要这样做……""因为我不得不……"这是一系列你把自身力量抛掷一边而把责任推到别人身上的说法。

从三个不同的方面来回答这个问题：个体（我的父母、我的医生、我的上司、我的朋友、我最坏的对手……），集体（我所属的文化、我的家庭、我的国家……），制度（我的公司、军队、政府……）。

冒个险，到底线一探究竟。看看你从这个练习中能获得怎样的顿悟。再看看负责任的态度，你现在能够担负起完全的"我选择……"的责任了吗？你会做出一些新的选择吗？

4. 选择你的感受，选择你的内在空间

这个练习是引导你的来访者做一个简短的放松，邀请他把注意力集中在他的内在感受上。这会使他在很短的时间里体验不同的状态，体验每种状态的时间不超过30秒钟，但足够他真正体会到其中的感受。如有必要，可以运用呼吸使感受放大（"呼吸，感受，探索你可以怎样通过呼吸进入其中，让感受

放大"）：

——体验悲伤；

——体验快乐；

——体验挫折；

——体验信任；

——体验疲劳；

——体验活力。

在引导来访者回到意识状态后，询问他们从这一练习中获得了怎样的启示。

· 从一种感受转换到另一种感受是否有困难？

· 需要花多长时间？

· 谁在掌管着这一切？

显而易见的洞见便是"你可以选择你想要的体验"，即使有时候我们的感受好像势不可当。事实是"我们总是有一个选择的"，但是它只从那个我们感觉到力量的内在空间、与我们内在父母联结的空间、与我们本性相连的地方而来。从一种感受转换到另一种感受对内在父母而言是容易的，对内在小孩来说则是困难的。不过从内在小孩状态转换为内在父母状态是一种选择、一种技能，这一练习我们将在后面的章节中进一步探讨。

5. 把你的受害者故事转换成一个完全负责任的故事

大多来访者在谈论他们的"问题"时没有为此承担责任，他们谴责环境或者他人。当他们站在受害者的立场分享他们的故事时，就会感觉糟糕无力。在介绍选择及责任这一洞见后，当你的来访者准备好识别他的受害者模式时，你可以请他重述或重写他的故事，百分之百地负责任，承认他的选择，只是谈论他自己，识别他自己的感受，认识到他的学习过程。你可以如此引导：

- 我看到你可以……

- 请你把整个故事再对我说一遍，以百分之百负责任的立场。

- 完全负责任意味着你选择去看，你选择去想，你选择去感受。

- 在任何可能的地方，请使用"我选择……"。

- 谈论你自己，在任何可能的时候使用"我"进行陈述。

- 认识到你是从这个体验当中学习和收获的。

当做完这些后，你可以探索如下问题：

- 感觉有什么不同？

- 在受害者故事中，是什么造成了沉重感？

- 你需要做些什么来改变态度？

- 从消极心态转变到积极心态需要花多长时间？

- 谁控制你的感受？谁拥有完全的力量？

这个练习同样可以用写作的形式完成，你可以在两次咨询中间以家庭作业的形式布置给来访者。总之，这个练习对于任何一个在问题中挣扎的人而言是必要的。你应尽可能对此进行实操。

范例

受害者的故事：我女朋友是一个十分不成熟的人，给我施加了难以忍受的压力。她完全依赖我，极度没有安全感，极为情绪化，不论什么时候，只要有什么事情让她受挫，她就气愤。她嫉妒心极强，以至于她只要没有和我在一起、不能控制我时，就不让我去看望我的父母和姐妹。我们的关系几乎没有哪个星期不紧张、不出现危机。她冲我叫嚷，批评我做的每件事情。我爱她，但是我不知道可以做些什么。我的生活真是令人难以忍受了。有时候，我不能自控地对她喊叫，因为她实在是已经触到了我的极限。我想和她分开，但任何时候，只要我试图谈论此事，她就反应很强烈。不知为什么，我就是做不了决定。我感觉我的生活完全陷入了困境，我变得越来越抑郁了。

负责任的故事：我处在一个富有挑战的关系中。我所爱的女孩是一面呈现我自身情绪不平衡的完美的镜子。由于她，我发现了我内在深层的感受，这是我以前从来没有体验过的。是我选择与她在一起的，因为我感到我可以从这个关系中学到很多东西，还因为如果现在分手，付出的代价太高了。虽然有时候极为不舒服，但是我在学习如何培养耐心、稳定情绪以及无条件地关爱……祝福她，我祝愿我们都可以成长，治疗好我们内在受伤的小孩。我的生活肯定会朝着积累新的、富有创造性的经验前进，我可以变得平和快乐。

三、吸引法则

有一个与选择及责任这个主题有关的非常有趣的概念值得探讨，它引发了一个重大的启示，那就是宇宙的基本规律之一——吸引律，即相似的事物之间相互吸引。我们知道这个规律，却倾向于忘记吸引原本的样子。我们的内在现实一直都在传递信息，而在外在世界，外在的生命力就像一个智能系统，在回应着这些信息。生活为我们带来我们希求的。不过，我们不是通过愿望，而是通过塑造现实的能量达成这些希求。我们周围的世界就如同一面镜子，它是反映而非剥夺我们创造力的管理者，它是外在世界，而非我们模糊的愿景，它带领我们到达我们内心本来的样子。如果我在工作时不高兴，感觉受阻，并感觉所做的不是我喜欢的事情，那我传递出的就是不高兴、不成功，面对着一个进退两难的困境，我得到的也就是不高兴、不成功及受困的境地。此时，外在世界的能量系统不会解读我的感受，不会给我带来一个好工作。它只会将此反射给我，我们吸引我们所传递出去的。反之，如果我聚焦在问题解决上，或者对适合的工作拥有十足的信心，相信好机会将会来临，那么我传递出的适当能量也将会吸引到相应的结果。

如果你想富有，而你又认为自己是个穷人，那么这种极致的挣扎真是一种折磨。如果你的内心世界真正感到你是富有的，那么全世界的财富都在等你。感觉富有，你将会吸引财富；感觉贫穷，你将会吸引贫乏。如果你想遇见一个理想的爱人，请确保你自己充满着爱，散发着爱与信心。如果你心存关爱，你将从周围所有的生命体那里吸引到关爱；如果你心存恐惧，你将吸引恐惧。

我们的世界所发生的一切都直接与我们的思维方式、感受方式、行为方式相关联。我们总是得到我们所希求的。思考这一点，观察它，检验它，你会看到这是如何起作用的。你将会很容易观察到人们是怎样背负失败、放弃、缺乏关爱的，你会看到他们身陷其中。这些戏码一再上演。看看你的外在现实，然后再看看你内在的什么创造了外在现实。吸引律没有例外。

* * *

是我们的内在现实

创造了我们的外在现实，

而非相反。

* * *

我们的宇宙是一个巨大、微妙而深奥的"系统"，有时一些事情的发生似乎是极其偶然或意外的，其实不然。这些事件同样是系统的一部分，同样遵循着清楚的平衡与责任的能量定律，遵循着自我创造与反射的过程。留心看看同步发生的事情，它们是能量有目的的表达。

对吸引律的理解给我们带来一个重要启示，这使我们充满力量。它把我们置于百分之百地负责创造自己现实的立场。没有不好的命运，没有不可能，每个人都有能力创造一个全新的现实。我们只是需要非常清楚我们究竟想要什么，如何去寻找，如何将我们想要的内化进整个身心。

是我们的内在现实创造了我们的外在现实，而非相反。大多数人在等待着外在条件改变给他们带来快乐和幸福。如果我们首先把自己置于正确的内在条件下，开心快乐，充满信任与信心，事情将会毫无阻碍地朝着我们理想的方向迈进。每个个体的生活，包括我们集体的生活，都是这个复杂机制下自我创造的现实。

你不是必须与来访者讨论"吸引律"这个议题，但是你对此有所了解是有好处的。作为咨询师，你总是通过镜射让来访者知道他不是个受害者，当事情在他的内在被理顺时，外在环境也将随之改变。真正的解决方案首先在于内在清楚，在此之后，更好的生活环境就会出现。

四、咨询对话：责任

来访者：我妻子突然之间离开了我，甚至连一个说话的机会都没有给我。这对我打击很大。她有一份很好的工作，而我还在学习。为了经营我们之间的关系，我放弃了很多事情，我爱她。当我想和她联系时，她竟然拒绝沟通。我不理解，我感到非常气愤。我试图报复，我联系她的同事，我要求补偿，因为我自己项目的跟进需要钱，但是她一概拒绝，我们彻底陷入一场冲突……

咨询师：现在你有怎样的感觉？

来访者：我感觉很糟糕、很郁闷，仍然很生气。这已经持续两年了。我们找不到任何解决办法，因为她依然拒绝回到我身边，也不愿意赔偿我的损失，我不得不忍受她不负责任的态度……

咨询师：那么，你能够对此做些什么呢？

来访者：你说的"我能够对此做些什么"是什么意思？她才是那个应该解决这些问题的人！她应该对制造出的这些混乱负责。

咨询师：嗯，我听出了你的愤怒，你的绝望。她是那个可以解决问题的人，对吗？

来访者：我想是这样……

咨询师：你对此不能做任何事，你感到无能为力，是吗？

来访者：除了不停地给她施加压力，我看不出有什么其他选择。从她一声不响地离开我那天起，我的生活就变得很惨。我无法找到工作，做什么事情都难以坚持，我甚至不得不靠吃药来维持健康……

咨询师：嗯，我想对你坦诚地说，你所讲的是一个很典型的受害者的故事。你给了那个女人权力，让她把你的生活变得这样惨。你拼命地想从她那里得到点什么，但是你知道没有用。你越试图要，她逃得越远。你选择了把自己的力量丢到一边，你选择了感觉到完全的无能为力，并对此生气。现在，我想问你，你真正想要的是什么？

来访者：我想报复。我想让她为我曾经忍受的一切付出代价。

咨询师：你还是认为她是那个可以解决问题的人。你在等待她采取行动。好，想象你得到了补偿，她给了你想要的钱，你会感觉如何？

来访者：我会感觉如释重负，我内心多少会回到过去的平静中。

咨询师：很好，这像是一个很好的目标——回到内心的平和。现在，谁有这个能力让你回到你内心的平和？

来访者：当然是我自己。但是，我做不到，除非事情有所不同。

咨询师：你做不到还是你选择不去做？

来访者：我做不到……

咨询师：让我们澄清一点——你总是有选择的，不论你想到什么都是你选择想的，不论你的感受如何都是你选择感受的，不论你做什么都是你选择做的。当你承认了选择，你就回到你自身的力量中，只要你还没有认识到这是你的选择，你就还是一个无力的受害者。你在此要做怎样的选择？

来访者：我没有完全明白你说的，这不是我的选择，这是她的选择……

咨询师：现在，你的感受是怎样的？

来访者：愤怒、伤心。

咨询师：你可以这样说吗——"现在我选择感到愤怒、伤心"？

来访者：不，我不能。

咨询师：请尝试一下。

来访者：我选择感到愤怒、伤心……

咨询师：感受如何？

来访者：我并没有真的感觉到那是我的选择，这不是我可以控制的事情。

咨询师：你可以说"我选择认为我控制不了这件事"吗？

来访者：我选择认为我控制不了这件事。

咨询师：进入这个选择的感受里，你确实做了这个选择。

来访者：嗯，我明白了。我可以接受是我选择这么想的，但是我的感受还是那样，她应对这个状况负责。

咨询师：除了处在痛苦、愤怒中，你还有什么其他选择？

来访者：我可以自杀，或者杀了她……

咨询师：这真的可以解决问题吗？我的意思是你就会因此而开心满意吗？

来访者：我不会。

咨询师：那么，你在寻求的到底是什么？

来访者：……

咨询师：回到你自己如何？对你自己的感受做些什么，怎么样？去体验感受，转化你感受事情的方式，也许这是你看待自己深层问题的一个机会，也许是你和你妈妈的关系……你可以真正做一些内在的改变……

来访者：是的，我想这正是我到这里来的原因。

咨询师：很好。看，是你选择改变你的视角，你来照顾你自己。非常棒，你已经迈出了一大步。我建议你从现在开始，只是谈论你自己，你自己的体验、你的感受、你的想法……这些是我们要来一起看、一起工作的。你同意吗？

来访者：好，如果我不得不这样的话。

咨询师：你不用"不得不"，你同样可以选择离开，继续心怀憎恨，毁掉你的生活。如果你这样做，那么是你选择了这样做。让我们对此保持清晰的认识。总是你在选择，你是那个掌管你生活的人。同意吗？

来访者：好的，我懂了。

咨询师：那么，现在我请你把发生在你身上的故事重讲一遍，不过是从完全负责任的立场来说。你已经对我说了受害者的故事，现在，我想听到负责任的故事。只用"我"来表述，只谈论你自己，你的感受、你的选择、你从中的学习和收获。你可以做到吗？

来访者：让我试试。

咨询师：我会帮助你，你可以准备一下，把它写下来。

来访者：好。

五、讨论

问：在我看来，有一些事情我们是没有什么选择的。比如，我感觉我必须尊重、孝顺我的父母，关心照顾他们，为他们工作，和他们一起住。如果我不这样做，他们会不开心。但是当我这样做的时候，我自己并不真的觉得开心，因为这不是我的选择……

答：为什么你不离开他们住的地方，开始过你自己的生活？

问：因为照顾他们是我的义务和责任。

答：是你选择这么认为的。我选择了相信我的父母可以照顾好他们自己，所以我离开。他们离我很远，所以，他们不会来打扰我。

问：我做不到这样。

答：你做不到还是你不愿意、你选择不这样做？

问：噢，我明白了，我选择不这样做。谢谢你。

问：不是我选择来这所大学学习的，我们的教育体制并没有给我们做我们想做的事情的自由。所以，我对我所学的专业、这所大学都不满意，我不开心。

答：不论你生活在怎样的体制下，你都依然拥有完全的选择权。你可以离开这个体制，只是可能要为此付出一些高的代价。所以你选择遵从，这也许是明智的。你还需要选择如何看待此事，如何认为、如何感受此事。你是在抵抗，还是决定充分利用好到手的机会？这是你的选择。

问：如果我饿了，我没有选择，我必须吃。

答：对于你的生理需要，你的选择范围可能的确要小些，但是你仍然有吃还是不吃、什么时候吃、吃什么的选择……

问：那关于死亡呢？我们没有选择，所有人有朝一日都得死去……

答：你的选择是担心还是顺其自然，要死还是要生。

问：有一些人死去，即使他们并不想死。

答：我的看法是，没有人死去，除非他以某种方式选择如此，但是关键点在于，认识到你的选择，并感觉其中的差别，这会赋予你力量。你选择充满力量还是成为一个无力的受害者，这是你的选择！发生在你身上的事情，你可能会认为你并没有做此选择。然而，在更开阔的视野里看待你是谁，生活如何反映着你的内心世界，将会让你领悟到没有什么事情是偶然发生的。不断探索你可以如何将自己置于内在的力量当中，你不是生活的牺牲品，你可以创造你想要的生活。如果你不这么做，你就是一直在"等待"事情变好，"期望"一个更好的未来，找不去完成自己期望的借口。

问：我是一名教师，我的工作就是要保证我的学生学习进步、去做他们要做的事情。我有个学生一点动力都没有，整天就躺在床上睡觉，不去上课。我不可能让他选择睡觉，一是因为这样我会失去工作，二是他这样整天躺在床上会失去所有成功的机会。

答：作为一名教师，你选择遵循一系列协议来工作和生活，这是你接受工作所需要的承诺。你可以在任何时候辞职（可能需要赔偿违约金），你的学生也是如此——他接受一系列规章制度，如果他不遵从，就会有惩罚和制裁，因为惩罚和制裁是规章制度的一部分。教师也许必须警告学生，他已经使自己要接受处罚了，但不论怎样，这都是他的选择。你不可能强迫任何一个人去做任何事，而不使他屈服于无力感或者莫名受害，即使你手握一把枪也不行。你可能会达成目的，但是你只是得到那些选择屈服而想活命的人，你不会得到一个自由的、充满动力与能量的、富有创造性的人。这些都只能通过一个人自主地选择来显现，而非你的选择。如果你有孩子，你需要确保你教育他们学会做自己的选择。让他们去经历自己的生活，让他们去探索自己的力量，哪怕有时他们必须面对挑战乃至失败。赋力于他人是真正帮助他人的唯一方式，这也是你避免试图改变他人或代他人做选择而筋疲力尽的唯一办法。

问：那么如何解释因意外（如疾病），父母失去他们年幼的孩子呢？你怎么可以对一个面对如此打击的人说这是他自己的选择？如何帮助他避免感觉自己是事件的牺牲品？

答：来访者的痛苦总是值得你同情和关爱的，你总是可以表达共情和理解的。但是，你也可以以最妥当的方式镜射：一是他们拥有通过他们的经验管理他们自身的选择；二是不论发生什么，都是我们可以从中学习的一次经历。什么是学习的过程？这次经历给我们带来哪些潜在的成长？你不用现在就问那个正处在创伤性事件中的人，在晚些时候，当现实开始被接受的时候，再问这个问题。另外，有些人可能会探讨我们的现实是超越物质的。作为一个咨询师，犹如生活的导师，对我们生存的现实属性，你做到尽可能地开放是比较妥当的。我们从哪里来？我们到哪里去？我们是谁？这一切的意义是什么？……这些问题是每一个人可以自由探讨并去寻找自己的答案的。你只需要知道，这些问题的答案比你意识到的要多得多。钻研科学，探究宗教传统，研读文学作品，观察众多已经公开分享的经验……这些画面渐渐整合在一起，说明本性很可能超越身体、超越人格，甚至超越我们常态的时空知觉。也就是说，它在俯瞰我们的全部人生经历。在我的理解中，没有任何发生在我们身上的事情未经我们在更高水平上的存在的同意。这一理解让人震撼，所以，它比坚信局限的认知模式有更高的价值。内在父母的立场是个人现实的百分之百的创造者，这一点没有例外。甚至糟糕的事件也是与你在某一水平上的存在约定好的，事情会以你所筹划的方式来找你。明白这一点，有助于你找到内在的平和与接纳，而这正是你需要学习和成长的地方。你的理解将超越我们二元时空的限制。时间和空间只是我们在某个特定水平上看到的现实，它们并不是绝对的，它们可以是假象。物质也是如此，物质并不存在，只有能量。我们知道能量从不消失，只会改变……但你不必试图让你的来访者信服，我们的目的只是让你打开并加深对这一事实的理解——在所有水平上，我们是自身现实的百分之百的创造者。事情并非随意发生的，它邀请你进入一个学习过程，教授你更多，而这是非常鼓舞人心的。

六、本章概要

（1）使用"我"进行陈述。

——在这个问题上，你能够只谈你自己吗？

——你可以只用"我"来陈述这个故事吗？

（2）"我不得不……我选择……"练习。

——想一件你不得不做的事情（并不喜欢做），去感觉那种无力。

——用"我选择"替代"我不得不"，再说一遍，感觉其中的差异。

——想一件某人做的激惹你的事情。

——说一句简单的话，如"当你……时，我感到生气"。

——用"我选择"重新表述这句话，"当你……时，我选择感到生气"，感觉这其中的差别。

——"你不能"是事实，还是"你不愿意"是事实？

——这是一个绝对的事实，还是一个有局限的认知观念？

——你可以重新把这句话表述为"我选择不……"吗？这样做有差别吗？

（3）谁让你那样做？

列出你感觉并非由你负责任的事情，但它是你做的，"因为别人告诉我要这样做……""因为我必须……"。

（4）选择你的感受，选择你的内在空间。

——体验悲伤……体验开心……体验挫折……体验信任……体验疲劳……体验能量……

——从一种感受转换到另一种感受，困难吗？

——要用多少时间？

（5）把你的受害者故事转换成一个完全负责任的故事。

第五章
锚定资源：联结内在父母

一、父母与孩童

我们的内在父母是一个内在空间，在这里，我们与内在的关爱、智慧等资源联结，我们意识存在的这一部分是我们的本性和更高自我的表达，它位于我们心灵的中心。处于内在父母中时，我们感觉安全有力、富有信心，那是一种"家"的感觉。因为它是本性的表达，所以，也只有在当下才可以找到它。进入我们的内在父母，就是"回到我们内在力量空间"的另一种表达。"内在父母"这个词包含了充满关爱地接纳我们自身的意义。我们在寻找这样的内在空间——能够看一切如其所是，能够无条件接纳当下的现实。

当你看某人的时候，你会情不自禁地说"好可爱""好美丽"，这就是在表达心灵的感受。这是你内在的父母，这一部分的你可以表达真诚的关爱，无条件的接纳，没有任何评判，因为一切完全在你内心，这是疗愈我们的伤痛、满足我们深层需要的最基本的资源。每个人都拥有这种资源。

* * *

"内在父母"是我们

可以真诚地表达关爱、

无条件接纳的那一部分。

* * *

而我们的内在小孩则是需要我们的本性给予关爱注意的那一部分。总体而言，它代表了我们整个"人格"、我们躯体存在的这一维度、局限于时间和空间的这一部分存在。它包含了所有将要发展变化的方面，为了在更高维度或真实自我上更好地整合，我们"拥有"这一部分却不能完全认同它，因为这并非真正的我们。简而言之，它是我们身体、情绪、智能的不同维度。在咨询工作中，我们大多时间会将概念简化，只是谈论"内在小孩"或"受伤的内在空间"，这是任何人都很容易明白的。我们将避免任何复杂深奥的解释，我们的人格的确包括许多次人格，在必要时，我们会识别它们（如被内化的父母模型，注意不要与内在父母的概念相混淆）并有针对性地开展具体工作。不过，多数时间我们只是用非常简单的概念，即刻就可让人明白。所以，我们的"内在小孩"是我们每个人背负的与过往关联的记忆与痛苦，是倾向于对当下情境做出敏感反应的那一部分，我们会因为没有满足它的需要而变得情绪化或者谴责他人，并且拼命寻求关爱和认可。

内在小孩产生的所有的感受和想法都可以被定性为"不舒服"或"不愉快"，它是我们活在担心恐惧里的那一部分：恐惧丧失，恐惧不被爱，恐惧得不到我们所需要的。不论什么时候，只要我们体验到挫败、痛苦、伤心、愤怒，或者任何真正负面的感受和想法，那就是我们的内在小孩在表达。

有些人仅仅知道内在小孩而不知其他。他们感觉到无力，成为生活的牺牲品，却不知道可以怎样做。内在小孩是以头脑为中心，尽管被困在感受里却回避感受、回避责任，用评判、分析、强迫性的思考来逃避……内在小孩纠缠于过去，却把恐惧投向未来，不能从内在自由、有信心的空间里去面对当下的现实。

内在父母则与此相反，它是以心灵为中心的爱与信心的内在空间，我们都可在此感受到"力量"。它一直都在，却并不总是容易进入，特别是当我们面对挫败困苦时。它保持着与我们内在资源的联结，平和而快乐，热情而有信心。有些人甚至不知道他们拥有这样一个内在空间，或者不知道如何进入其中，更不知道如何去回应他们自身对爱与关注的需求。所以，我们需要让更多的人发现这个空间，我们必须要让他们选择开放地面对这个空间，认同这个空间。

内在小孩	内在父母
受害者	创造者
无力	有力
恐惧	没有恐惧
怀疑	信任
混乱	智慧
局限的认知模式	正面的肯定
"我不能"	"我能够"
痛苦	快乐幸福
黑暗沉重	明亮轻快
不满意、不高兴	满意、高兴
有需要	无需要
在过去或未来中	在当下
评判、比较	无条件，一切都美好
以头脑为中心	以心灵为中心
否定	接纳认可

内在小孩和内在父母的概念都很容易理解，在工作中也非常管用。几乎每个人都能够不费力地识别出他们内在的不同空间，并使用它们来调和内在，这

一切是改变与治疗的基础。

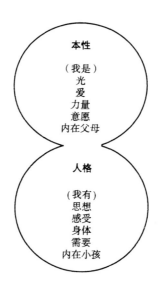

本性

（我是）
光
爱
力量
意愿
内在父母

人格

（我有）
思想
感受
身体
需要
内在小孩

内在小孩的孤独

识别内在小孩非常容易，我们的内在都携带着一个受伤的小孩。有些人的小孩只是占用了很小的空间，而有些人的小孩则占用了很大空间，却常常没有被觉察。在我们感觉有情绪的时候，在评判出场、不快到来的时候，那就是我们的内在小孩被唤醒并寻求关注的时候。如果我们因为感觉糟糕而责备他人，如果我们陷入消极思维或任何无爱心的行动，那就意味着我们让那个空间占了上风，接管了我们的生活，我们就会把自己认同为那个内在空间，就会失去与我们内在力量空间的联结，就会失去内在自由，陷入困境，与他人和环境对抗。

我们受伤的内在小孩如同婴儿啼哭一样在寻求关注，它在寻求人们的关爱，在缺乏爱、缺乏认可的时候，它会感到痛苦。我们的内在小孩有依赖性，会苛求，而且沉溺于有局限的认知模式。它坚持消极思维，怀疑、恐惧、批评……它可能像个小暴君一样行事，未得到它需要的，它就会谴责、评判他人，给人施加压力，却从来不会真的满意，因为它总是怀疑，所以它仍会感觉受伤害。

我们都多少经历过挫败，感受过伤害。当我给我的爱人发出一个手机短信，满心期待一个及时的回复，半个小时后依然没有任何回应时，我的心跳速度加快，我的大脑也开始胡思乱想："发生什么了？她为什么没有回复？她怎么可以这样对我？……"看，内在小孩在哪里？就在这里！内在父母在哪里呢？对很多人而言，在那一时刻，内在父母是缺席的。思维和感受接管一切，内在小孩在掌控着。

我们的任务是理解只有我们自己能够回应我们内在小孩的需求。它所需要的关心爱护正是我们自身的关心爱护，也就是我们的"内在父母"。当我们把自己认同为内在小孩时，我们只会感觉到孤单、被抛弃。我们也许会因此谴责他人或者生活，但是唯一的解决办法在我们的内心——我们可以回到"我们究竟是谁"，并且与那个内在空间"同在"吗？

只要我们从外在寻求满足，希望逃离让我们受苦的环境和人，认为只有改变外在才能带来我们需要的，我们就肯定会遭遇挫败痛苦的结局。我们外在的现实早晚会向我们映射清楚，我们与自身的内在资源脱离了联结，受害模式发挥不了建设性的作用。任何未与我们内在联结的事物，都不能在外在被找到。外在现实总是映射回内在的现实。找到内在联结是我们唯一的希望。我们需要对"我们究竟是谁"做一个清楚的选择：认同内在小孩或者完全与内在父母同在。

二、治愈内在小孩

内在小孩的治愈蕴含在对内在父母的找寻中，它需要的是关注和富有滋养性的关爱，而非"我这么想就是对的""我确实有十足的理由如此痛苦"之类的一味溺爱。内在小孩需要的疼爱是去除认同，应对它说："我与你在一起，我知道你的感受，你很痛苦，这是可以的，不过这只是一种感受，只是一种能量。我们可以让它释放。让我们一起呼吸，这样我们可以通过它一起成长……"

内在小孩也许想要如此争辩："可是这个（或那个）怎么办呢？……我是不对的？"内在父母可以把内在小孩带回身体："在这里，此时此刻，我们的感觉是怎样的？只是感觉，不需要任何的思考和想法，只是和我在一起，知道一切都很好……"

内在小孩需要的既不是被怂恿去激化冲突与痛苦，也不是被拒绝、评判或者指责。在此没有对或错，需要的就是陪同与认可。为了做到这一点，我们需要进入内心的能量、深入我们的感受。我们需要的只是从一个空间转换到另一个空间，从那个认为"我是痛苦的"内在空间转换到另一个空间，它会说："我感到痛苦，但我不是那个痛苦……我可以感受它，我能够转化它……"

对你的内在小孩说话，去除你对感受的认同，但你仍需要面对你的感受。康复与转化蕴藏在可以如此对话的能力中："我感受到你的感受，我与你在一起……让我们一起呼吸进入那个感受，让我们把感受放大一些……没有恐惧，只是呼吸……这只是一种感受，只是能量……让我们把这个能量转移到我们的内心……"

不论何时，只要你认识到你内在的恐惧，就应敞开面对这种感受，就应和它一起放松，对它打开你的心扉。通过这种方式，你就能把能量引领到另一个水平上。你把恐惧转化为关爱，实质上就是把能量提升到不同的振动频率上。我们将在第六章更深入地探讨这个过程。

内在小孩与内在父母之间相互调和的过程，就是"低自我"与"高自我"之间的调和过程。可以说，这是本性的复原与成长。这会带来我们寻求的内在和谐，与本性的一致，这将会引领我们走向成熟、内心的平衡与平和，并且使我们富有力量。当内在小孩被带到安全与平和之中，它就能感觉到与我们本性的联结，与我们自身富有爱心的内在父母的联结，我们就可以放下任何外在的困难和挑战，找到内在的平和与信心，我们就可以再次敞开面对"一切都很美好"的状态。我们可以看，可以感受，还可以接纳。我们可以保有自由，真正的自由，感觉到联结、开心、拥有力量。

＊＊＊

内在小孩与内在父母

之间的调和是

本性的复原。

＊＊＊

所以，我们所需要的技能和来访者所需要的技能，都是如何从一个空间转换到另一个空间，如何从内在小孩的空间转换到内在父母的空间。那么，如何与我们超越痛苦经验的那一部分重新进行联结呢？在实践层面，这意味着我们必须带领来访者——

从过去（或未来）取向转换到此时此地。

从头脑转换到身体。

从紧绷的状态转换到放松的呼吸。

从否认、抵抗转换到接纳，只是感受。

从比较、评判、抗争转换到观察、放手，看事情如其所是。

从受害者转换到负责任的创造者。

从无力转换到富有力量。

从以头脑为中心转换到以心灵为中心。

这是我们下面要探讨的：如何帮助来访者与资源建立联结？如何转换不同

的空间？如何重塑感受及认知模式？

三、联结内在父母

在我们把全部的注意力投向受伤的内在小孩前，我们需要保证来访者已经和其内在父母建立了联结。否则，工作可能无法开展。因为来访者可能并没有准备好去关爱正在痛苦中煎熬的那一部分自己，并没有准备好敞开面对并拥抱和接纳那些感受。

咨询师需要寻找内在资源，帮助来访者转换到感觉不同的内在空间。我们必须离开内在小孩的世界，转向内在父母的特质与感受。我们如何做到这一点？我们如何帮助来访者建立与其他"内在空间"的联结？我们如何帮助一个人从一个内在空间"转换"到另一个内在空间？让我们再一次看看内在父母的特点及品质，以便让我们清楚地识别出我们所要寻找的：

——在当下。

——以开放、接纳的态度去感受。

——看事情如其所是。

——在身体而非在头脑。

——轻松，开心，微笑。

——明亮而不阴暗。

——关爱。

——满意。

——信任的，有信心的。

——认识到有选择。

——目标明确。

——表达正面的肯定。

不论做什么，只要能让来访者意识到他确实能够与这些品质建立联结，感受到其中的感受，对他进入自己的内在力量空间就会有所帮助。我们寻找"无能为力"的例外情况，即任何可以让一个人回到有力量的信心之中的方法。

＊　＊　＊

哪里有资源？

哪些是无能为力的例外？

角色扮演它、认同它、感受它。

＊　＊　＊

下面是帮助联结内在资源的一些实用的方法，这些方法大多相互补充，一起发挥作用，但是你可以根据来访者的情况，重点使用其中的某个方法，这些方法都与"寻找内在父母"有关。

1. 寻找无能为力的例外情况

（1）提供顿悟启示、理解和体验。尽管我们主要关注创设体验，但讨论认知概念也是我们的工具之一，在任何适当的时候，我们都可以使用它。你也许想花一些时间向来访者说明我们有不同的"内在空间"，痛苦的感受如同我们的"内在小孩"，我们同样还有其他内在空间，在那里，我们感觉有信心和力量。不过，一般在一次体验之后再进行这样的谈话会更好。大树的放松练习（见第十一章）对澄清这些概念有帮助，人们在其中可以观想内在小孩，并去除认同。

（2）有意识地呼吸：把注意力集中在呼吸上有助于我们离开思维。这个方法让我们回到我们的身体，回到此时此地。呼吸……呼吸并进入大地，感觉与大地的联结，感觉地球的存在，这对强化我们的联结有益。当我们呼气时，观想能量深深地进入大地；当我们吸气时，能量进入我们的身体，感觉与那个平和安宁的生命的联结，这超越我们那微不足道的利害……这是一个基本却有效的、让我们把自己重设在自身内在力量空间的方法。请你勤加操练，确保你可以熟练地引导来访者进入一个简单的呼吸练习（见第十一章的"有意识的呼吸"）。

（3）回到此时此地，回到感受，敞开地面对"当下"的感受，远离想法和念头。此时此地才是我们唯一经历体验、感受力量的地方。这要求我们离开头脑，走出内在小孩的状态，进入更富有资源的内心状态。我们所看到的问题，并非在"此时此地"，而存在于我们由过去某个经验引发的想法里。在此时此地，只可能观察到感受和想法。如果你在"此时此地"，你不会去想，你只是看，只是觉察。我们将会经常使用这个邀请：只是觉察。在任何你被邀请去思考的时候，你实际上很可能会被你的内在小孩利用，去为其辩护。

（4）敞开地面对感受，去除对感受的认同。面对我们的感受，是我们与感受隔开一段距离的第一步。处在痛苦中的人常认为他们的感受比他们感觉到的感受还要多得多。即使他们在谈论感受也并非他们在真正地感觉感受。一个有效的"窍门"是开始去觉察躯体的感受，呼吸进入这些感受，接纳这些感受，并使其放大，将这些感受视为能量……这个敞开地面对躯体感受的过程，使得我们稍微隔开一段距离从感受的方面来觉察。这种后移会自发地让我们与内在父母靠近，这时我们可以敞开地面对我们内在现实的空间，我们将开始接纳。这个过程的下一步就是开始对感受说话，就好像我们对内在小孩说话一样："没有问题，我和你在一起，我感觉到你的感受，我与你一起呼吸……让我们敞开，一起来感受……"我们将会用一整章来阐述如何对感受进行工作。

（5）去除对问题的认同。隔开一段距离，外化问题。注意人们是如何在局限的模式和问题中强化自己的：我就是这样，这就是我，我无法……反之，将问题视作感受和认知模式总会有所帮助，这使得我们可以完全承认自己的问题。通过以下方式，我们可以将这些问题一一呈现在自己面前：说清楚（作为一种内在经验），审视，接受，关爱，识别背后的需要，满足其中的需要……我们同样可以给问题"命名"（不像我们可以看到的外在现实，而像可以觉察到的内在现实），如同命名一个具体实在的次人格。例如，一个具有"强迫性行为"的人可以给他的这种行为取个"安全管理员"的外号。通过这种方式，来访者可以开始与他这个特定的次人格建立关系并对话，甚至探索他这一部分的需要，探索如何从其他人格特点那里获得援助，让自己感觉更安全。

（6）发展接纳的能力。这包括面对感受，进入我们可以感受的内在空间："我可以感觉我所感受的。"接纳是停止斗争、停止抵抗、停止脱离自身。反之，我们选择在我们所在之处，是我们所是，与我们的内在现实在一起……接纳感受意味着放下我们对感受的恐惧。内在小孩会逃跑，内在父母则会留下来，在当下，陪同我们欢迎、拥抱、接纳感受。

（7）想象（或记忆、观想）有资源的人或要素。当来访者强烈认同其受伤的内在小孩时，你可以让他想象一个理想的、有爱心的父母。我的第一个问题直截了当，在很多个案中，这个问题足以带领来访者进入他的内在父母空间：

——请你想象一对理想的父母，在这样的情境下（或在这样的情绪感受中），一对完美的父母会怎么说或者怎么做？

甚至孩子都可以做到这一点，我们的内在都知晓真正的爱是怎样的。不过，如果来访者对这个问题感到困难，你可以寻找其他可以替代的想象情境：

——想象一个完美的老师，或者一个有爱心的动物……

如果想象不奏效，可以在记忆中寻找。你可以问：

——过去谁最爱你？你和谁在一起感觉安全？

——回想一个爱你的人……

——回想一个快乐的时刻、一个美丽的地方、一次成功的经历……回到那次经历的感受中。

（8）角色扮演①资源要素。一旦来访者已经想象或者回想到某个资源要素，为了使他尽可能深入地内化整合资源要素的特质，我们就可以请他进行角色扮演。想象和记忆不会变成真正的资源，除非我们认同并进入与之关联的感受。你可以问：

——若你是那个人，会怎样做？会怎样说？会有怎样的感觉？

——想象你是个完美的父亲或母亲，你会说些什么？你会做些什么？你的感觉会怎么样？

——当你是那个人的时候，你看到什么？看着你面前的那个小孩，把他抱在你的怀里……

（9）认同新的感受。不论资源要素为何，都只是进入内在父母空间的一种方式。当来访者确定了新的感受时，他就会认可他所体验的是一种真实的存在。突然之间，这不再是一场游戏，不只是一种想象，而是真实的体验！如果他能进入内在空间一次，他就肯定可以再次进入，甚至可能在任何有需要或选择进入的时候进入。这是我们想要带给来访者的启示。我们需要尽可能引领来

---

① 在个体咨询中，角色扮演是请来访者把自己想象成某人，进入一个不同的角色，尽其可能探索和体验这一不同角色的感受，整合内化新资源的经验和体会。角色扮演就是进入另一个内在空间、另一个次人格。这是极有力量的工具，我们应尽可能广泛地运用它。从角色扮演理想的父母，到角色扮演睡梦中的一个资源要素（一个人或者其他事物），人们有很多可以角色扮演的机会。在适当时候，来访者同样可以扮演负面要素、没有爱心的父母、与来访者有冲突的某人、一个怪物、任何有威胁性的事情，甚至是"内在小孩"。如果这些是次人格，那么它们触及的状态同样需要处理。咨询师可以与某个特定的要素沟通，询问它的需要、它的认知模式、它的意愿……这些资源要素都是值得关爱、注意与改变的，我们可以将之整合为一体。

访者深刻地进入资源空间的感受之中：

——用一些时间，充分地确认这些感受，敞开地面对这些感受，呼吸进入其中，将这些感受放大……

在与资源要素的联结之上，是我们寻求的与内在父母的联结。确保来访者敞开自己去感觉这些感受，开心、平和、温暖、慈爱、美好、明亮。

——你可以感觉到这种轻松和开心的感受在不断升起和膨胀吗？

——现在，你的身体感觉到了什么？

（10）观想光。让我们把身体的周围视作光体，这在前面已经被提及。我们可以对光敞开，甚至"感觉"它的存在。这个光是我们存在的延伸，与我们深层的自我——本性联结，我们可以从中汲取能量。但不论我们是否观想光，我们的目标都会将光带入行动。

——闭上你的眼睛，想象有一道光笼罩着你。敞开自己去感觉这个光，吸入这个光，欢迎它进入你的身心……

如果你觉得可以适当给些解释，可以添加：

——这个光一直都在那里，就像你的延伸，就像你的一部分，你可以从中找到力量，向它寻求保护，只要你向它敞开，感觉它，吸入它……让它清理你的内在，照亮你的内在……

（11）指导性观想。观想是一种内在过程，我们给予思维一定的指引，然后进入自我创设的现实。它远远不只是把一幅画面带到我们的脑海，它具有创造性的力量，可以依据能量放入某些意象。力量并非来自意象，而是来自意愿与感受，当我们聚焦于意象所创设的现实时，这一切就产生了。我们有数不清的观想指导练习，在锚定资源方面，我们主要运用以下两个。

——大树放松（见第十一章）：把自己认同为一棵树，树根深深扎入大地，与大地联结……吸入能量，与太阳联结……在这无尽的关爱中，一个强有力的存在支持着你……

——保护膜：想象有一层保护膜覆盖你的全身，从头到脚，包括你的手，你完完全全被保护起来，没有任何东西可以伤害你。这是怎样的感受？

（12）探讨"例外"。问题不会"时时刻刻"都存在，发现例外情况为寻找解决办法提供了钥匙（见第七章）。

——什么时候有所不同？什么时候这不是一个问题，或者问题不那么严重？

——那个时候会有何不同？你会有怎样的不同？你的做法会有何不同？

——你现在可以进入那个空间吗？有困难吗？你要做些什么才可以进入其中？在你决定进入那个空间时，你怎么做才可以让自己进入其中？

（13）探询"奇迹问题"。这个问题使得来访者跳出"问题"，在他可以想象的理想情况中探讨"解决办法"：假设突然之间，发生了一个奇迹，所有的问题都消失了，那会有怎样的改变？在此，我们需要注意，大多数来访者倾向于想象更好的"外在环境"、外在的变化或者其他人的改变，这自然发挥不了作用。其他人的变化不是来访者能力所及的，我们必须把焦点保持在"个人自身"的改变上，这是他们唯一有力量改变的地方。可以这样询问：

——请你想象这次咨询产生了神奇的效果，也就是你渴望的奇迹。你回到家，今天晚上睡了个好觉，明天早上起床感觉有所不同。突然之间，你的问题都不见了，你感觉自己就像是另一个人……现在，告诉我，你会注意到有什么变化？你将会觉察到自己有什么改变？其他人会观察到你有什么变化？他们会如何注意到已经消失了的问题？

如果这个方法有效（通常有作用），就确保来访者可以进入此内在空间，真实地感觉并确认这个资源状态。你可以祝贺他并强调他在这次体验中的觉察：

——你看，你已经有了这种体验，它就在那里，你可以进入那个使你感觉不同的内在空间。转眼之间，这个变化已经是一个事实。如果你现在可以做到，你在任何时候也都可以做到。这难道不是你在寻求的目标吗？你想要选择从现在开始在你内心注入新的现实吗？……

（14）探询"本性问题"。在适当的时候，可以询问来访者一些特定的问题，帮助他们与其本性联结。重要的问题：

——你能够想象你完全从这个问题中解脱出来吗？那会是怎样的"感受"？

——当这个问题完全不存在了，或者你把它放在一边，或者它被解决了，"你"会剩下什么？想象你放下所有这些情绪感受，所有这些想法，你还剩下什么？你在哪里？有怎样的感受？

（15）回到问题发生之前。康复常常是一个时间逆转的过程，它把我们带回到疾病发生之前的地方。我们的身心可以经过转换，回到它所知道的在痛苦经验发生之前的健康良好的状态。治疗康复的过程也就成为重写我们个人历史的过程。为了达到这一目标，咨询师需要指导来访者，将其稳定在早前，使得过去来到当下，来访者可以清晰而坚定地表达他对整个身心存在的意愿和目标。

——在这个问题发生之前，"你"是怎样的一个人？你可以回到那个时候吗？那是怎样的感觉？

——进入那种状态和感受，把它深深地保持、稳定在你的身心之中。从现在起，选择在这样的状态中生活……

这些简单的问题可能会产生深刻的影响，它们可能会打开一扇门，使来访者与已经变得难以接近的内在空间重新建立联结。与这些问题类似，以下提示可以帮助来访者进一步澄清：

——你想到哪里去？你的目标是什么？

——你有到达那里的资源，因为资源已经在你的内在空间里了……

（16）澄清意愿和目标。

——你真正想要的是什么？

——你有多想要？

——你现在准备好做出个人选择了吗？

设定目标，认清解决办法，澄清选择，澄清目标，表达坚定的确认和肯定，这些都是固定内在空间资源的方法，也是咨询工作的重要方面，我们将在第七章进一步探讨。

（17）探索你的梦。梦常常指示着我们的资源所在之处。人们可以在识别确认梦中的资源要素之后对其进行角色扮演。我们将会在如何对梦进行工作的章节具体阐述，梦中所有的元素（当然包括梦中出现的人物）都可以被看作我们次人格的表达。我们常倾向于认为梦中的观点和看法是外在的，而实际上那都是我们自身的一部分。这也再次表明，我们的内在有着无尽的资源，有待探索。

我们也将进一步探索个体的梦，其中清晰地显示出内在小孩和内在父母的主题是我们每个人象征语言中举足轻重的一部分。

（18）寻找内在微笑。即使我们身陷怀疑、痛苦与绝望，也总有那么个地方，容许我们隔开一小段距离审视自己，笑对我们自身的"游戏"。认识到这是我们和自己玩的"游戏"，这已经是向内在父母迈了一大步。回到幽默所在之处，回到内在微笑所在之处："看看我自己，我又掉进了同样的陷阱！多可爱啊！……"

（19）使用外在激励手段。诸如音乐、烛光、熏香等。到美丽的地方，欣赏自然风景，阅读，运动，逛街……任何能够帮助你联结平和、自信、开心的感受的方法均可。

欢迎任何可能有帮助的方法，记住这些方法本身不是目的，目的是确认喜悦安宁、有坚定信心的内在空间，并加以练习。

——过去有什么让你开心的事情？在什么样的外在环境下你会感觉很好？

现在就进入那个空间体会一下……那是怎样的感受？

　　——觉察那个你可以在任何你需要的时候进入的内在空间……那是你的一部分……

　　——在那个内在空间，你会怎么看待事物？你的感受有何不同？

2. 一个有益的练习

　　直接的体验要比知性的谈话有效得多，我们可以广泛使用被称为"联结内在父母，会见内在小孩"的引导练习，你可以在第十一章中找到它。这个练习需要一点介绍，邀请你的来访者舒适地坐好，准备好进行一项简单的放松与观想练习。很少有来访者拒绝做这样的练习，当然如果来访者没有准备好或感觉不舒服，也无须坚持。

　　在这个练习中，来访者常常会获得深刻的启示，开始敞开他们的心灵。在你的引导练习中，请注意确保与来访者的联系，检查他们是否可以跟进，是否可以看到那棵树，是否感觉安全，是否可以通过呼吸扎根于大地……允许他们有足够的时间去体验你引导的练习。不要让他们说太多，而是要让他们稳定在体验中。你需要问的只是回答是"是"或"否"的封闭式问题：你可以看到吗？你感觉安全吗？……可以参见第十一章，获得更多指导此类练习的经验。

3. 邀请来访者进行更多操练，并给他们布置任务

　　从受伤的内在小孩空间转换到有资源的内在父母空间，让这两个空间与彼此会面，这并非来访者在一两次咨询中就可以完全掌握的。进入内在父母的通道需要个体通过有意识、有目的的练习来打开。这是一个由狭窄小径到宽阔大路的成长过程。在一次成功的练习之后，在你确定来访者已经清楚明白地进入内在父母空间之后，你可以提出这样的邀请：

我想请你继续探索和练习从内在小孩到内在父母的转换。请你保证在下次会谈前，至少在一到两次你感觉到情绪危机的时刻，练习转换，进入你可以感觉到有力量和美好的内在空间……

注意：当你请求来访者注意一个危机的时候，就等于"开出"了一个症状。"开出症状"是一个强大的催眠工具①。当来访者被要求有意识地去实现某个症状的时候，疗效就发生了，这成为治疗的一部分，来访者会发现症状不再来了……当然，如果他们回来说："这个方法没有用，自上次咨询以来，我没有再遇到情绪危机了，我好像好了很多……"你要对他们已有的变化表示祝贺，同时提醒他们注意，这个作业练习依然有效，因为他们可能会遇到事情再次变糟的时候（继续开出这个症状）。（见第六章。）

4. 小孩与父母在梦中的象征意义

我们的梦积极地参与到我们的内在小孩与内在父母互相调和的过程中。在我们的梦中，常常出现婴儿、孩童和父母，这些场面通常不是毫无意义的。你可以很方便地通过你自身来加以检验：把你梦中出现的任何一个小孩看作你内在小孩的表达，把你梦中出现的任何表达关爱、智慧的父母，看作你自身的内在父母。在这里我们需要注意区分两个不同的"父母"：理想的内在父母的代

---

① 开出一个症状类似于"再努力那样做"。这是某种催眠的暗示。你们不需要对此进行讨论，这不是对意识思维提出的。这是个体潜意识地对所寻求的某个有威胁性的症状的重构。这在潜意识层面表明，有某种症状的主体不是他的症状，他可以不带症状地生活；此外，这还表明他可能无法再那样做（"努力！"）。开出症状引起来访者内在的某种（催眠性的）混乱，这也是效果的一部分。这肯定不应予以讨论或澄清。开出症状不应与某种类型的负面信息、对来访者的应对、解决问题和表达怀疑等相混淆。这是一个具体的任务，不是一个评判。绝不能说："你会一直有这个问题！"这会表示"我不相信你可以解决这个问题"。

表（你内心资源的表达）和可能的"内化的父母模型"的代表（这个可能一点都不完美）。在这样的理解下，你可以核查自己的梦的信息。当然，你认同的那个视角可能是有爱心的父母在关心照顾着孩子；也有可能你是那个孩子，受到一对有爱心的父母的关照……让我们看看下面这个例子，这是一个二十岁出头的女孩的梦：

我在回家的路上看到一个小女孩，她大概有四岁的样子，在一个倒塌的楼房前。她看着我，所以，我走向她。她告诉我她走丢了，不知道如何回家。她请求我带她回家。

她看起来非常可爱，很乖。我立刻就爱上了她，我决定帮助她。我先把她带到了我自己的住处，帮她洗了个澡，穿上干净的衣服。然后我给她糖果，她看起来非常开心。

我们一起朝她家走去，到达之后，我发现房子里挤满了人，有大人也有孩子。他们看起来都很忙，我想引起他们的注意，但是我就是说不出话来。我只能默默地看着他们。有人看了我和小女孩一眼，但很快又回到他们的工作中。

就在那个时候，我意识到小女孩是被她的家里人遗弃的。我可以看出来他们试图丢弃这个小女孩很多次了，而这个女孩很多次试图再回到这个家里。小女孩看起来好像并不知道这一切，她依然天真地笑着。

我于是做出了决定：如果这个家庭不接受她，我可以领养她，把我所有的爱都给她。

在通览这个梦的所有元素之后，我们是如此认识这个梦中的信息的：

我在"回家"路上，在与深层的自我联结的路上，在整合我内在的不同方面，在走向安宁和谐。我看到一个"小女孩"，我自己的内在小孩，这是与我的过去相连的那部分，表达着柔弱、受伤害，需要关心呵护。我看到她在一个"倒塌的楼房"前，这是深层的改变的过程，是过去有局限的认知模式的变革，是以往坍塌的废墟。"我走向那个女孩"是指我看到我的内在小孩，我承认那一部分的自我，我想要照顾她。她"想要回家"，她需要被整合进我整个的人格。"我爱上了她"是指我认识到我内在小孩的美。我照顾她，给她衣物、营养、关注。我带她"回家"，这个"家"当然表明我自身的内在环境、我所有的人格特点、我的义务、我在压力与不同利益下的生活。"我想要引起他们的注意，但是我就是说不出话来"表明我虽然认同自己为内在父母，但是我看到这一部分的自己还不足以强大到把声音投向我人格的不同方面。我的人格被太多事务干扰，并不注意我深层的需要。我现在可以看清楚了，我看到我的深层需要总是被放在一边，让位于我不同的责任、义务、工作等。我现在可以看清楚我是怎样不关心我的深层需求的。现在，我决定敞开我的内心，面对我内心脆弱、敏感、情绪化的那一部分，那是需要关爱的一部分。

在释梦过程中，我强调她在梦中的视角是内在父母视角。她认同那一部分的自己，富有爱心、智慧，善于观看、觉察，敢做新的决定。这都显示出极好的内在成长性，使得有爱心的妈妈得以进入并赋予她力量。我引导她再次进入梦境进行角色扮演，回到那个小女孩的家中，想象她对那些忙碌的人说话，不过这次使用的是充满力量的清晰的语言。这次梦工作坊的活动在对她内在转化成长的庆祝中结束，她承认这一切与她目前的生活极为契合，这对她来说是一个全新而愉悦的开始。

四、咨询对话：联结内在父母

对话一

来访者（一位三十一岁的年轻女士，已经咨询相当长一段时间，并熟悉内在小孩的概念）：我在这段恋情中已经挣扎很多年了，始终很艰难。最近，我发现我男朋友脚踏两只船，我终于决定放弃。可我感到痛苦，我不停地想他和另一个女人在一起的场面，我感到他背叛了我。

咨询师：进入那种感受，那种感受具体在身体的什么部位？（等待回答）很好，进入其中……呼吸进入其中，进入感觉到情绪能量的地方……你可以这样做吗？

来访者：嗯，我可以感觉到愤怒，同时我仍然想要我的男朋友回到我身边安慰我，我想让他抱着我……

咨询师：没有问题，那是内在小孩的需要。想象这个小孩就在你面前，你曾经是那个小女孩……她并不是真的你，她是你过去的经验造就的，你在内心背负着她，可你并不是她。即使你可以感觉到她的感受，你还是可以把她放在你的面前，对她说话……来尝试一下你可以怎样做。

来访者：（泪水涌出）……

咨询师：很好，告诉她你在那里，你可以和她一起感觉她的感受……把她抱在你的怀里，给她她想要的关爱……

来访者：（过了一会儿）这会有帮助吗？这会改变我感受情绪的方式吗？

咨询师：这是内在小孩的怀疑，她在问她的妈妈，妈妈会怎么回答呢？

来访者：我不知道……

咨询师：你内在小孩的感受和模式将会像阳光下的冰雪一样逐渐融化，这是基本的治疗康复过程。你拥有阳光吗？而情绪能量就像冰冻的水，这种冻结的能量郁结在你的身体里。你认为谁有能力使它变暖，让它蒸发，使得能量可以重新流动呢？

来访者：我猜，是我自己。

咨询师：你猜的是对的。没有任何一个人可以为你做这件事情，没有人可以在这点上深入而持久地帮到你。

来访者：那需要多长时间呢？

咨询师：在你做过几次之后，你开始真正进入超越于内在受伤小孩的那一部分自我。你开始认同你的内在父母，内在的信任空间，在那里，你可以敞开任何感受，而不需要为此担忧，甚至不需要有任何顾虑……你将很快感觉到自己就像拿到了一把正确的钥匙……你将开始以不同的眼光看待事物。忽然之间，你的男朋友对你而言不再真的是一个问题，他在那里只是为了帮你看清楚你的深层需要、你真实的自我……

来访者：可我最近有过自杀的念头。我对生活不再真的在意了……

咨询师：谁有自杀的念头？

来访者：嗯……内在的小孩……

咨询师：对，是内在小孩。在她有自杀念头的时候，你对她说了什么？

来访者：什么都没说……

咨询师：在你回到"一切都很美好"的那个内在自信的空间时，感觉保护着你的内在光亮笼罩着你，传递什么样的信息给在你面前的那个受伤的小孩是适当的？

来访者：我不知道……

咨询师：好，那让我们来探索体验一下。进入那个空间，选择成为内在父母……想象完美的父母、理想的有爱心的父母……你可以想象自己成为有爱心的父母吗？

来访者：可以。

咨询师：进入那种感受，那是怎样的感受？

来访者：温暖，平静……

咨询师：很好，继续感觉这些感受。这是真正的你。呼吸进入其中，让它成为你……

100

来访者：嗯，我可以感觉到……这就像我在工作中的感觉。（她是一位小学教师。）

咨询师：非常棒！现在，那个在痛苦中的小女孩在你面前，她有自杀的念头……你会怎么做？

来访者：我把她拉到我的怀里……我可以抱着她……

咨询师：对！这就是你需要做的，爱她，与她在一起，告诉她你能够感觉她的感受，与她同呼吸，释放她的情绪能量……"一切都很美好""我在这里""我们在一起""我爱你""我们被光环绕""现在就可以康复"……

对话二

来访者（一位四十岁左右的女士）：我总是很笨，感觉到无能为力，山穷水尽，无计可施。我父母过去总是说我一无是处……我现在都还能看到自己在那个教室里，站在黑板前，老师反复说我将来绝对不可能有任何成就。我感觉很羞耻，都麻木了……

咨询师：那个时候你多大？

来访者：大概八岁。

咨询师：回到那个时刻，在你的身体里感觉它。你是那个在教室里的小女孩，老师在训斥你……你可以确定羞耻的感觉在你身体的哪个部位吗？

来访者：是的，在我的胃里，在我的喉咙处……

咨询师：很好，保持这种感觉。呼吸进入这种感觉，把这些感觉放大……

来访者：……

咨询师：现在，我想请你想象一个完美的老师在你的面前，她对你有着无尽的爱与同情。她会怎么样看着那个小女孩？她会怎么做？

来访者：她会用手拉着我，温柔地对我说话，问我发生了什么，告诉我一切都没有问题，告诉我不用担心……

咨询师：非常好。用一些时间看着那个老师——一个真正有爱心、理解人、支持人的老师。现在，想象你就是那个老师，你看着那个小女孩……用些时间探索和体验这种感受……那个小女孩在困难中，你可以爱她……你的心灵是完完全全开放的……你会怎么做？

来访者：（片刻的宁静之后，她的面部变得柔和、放松，露出了微笑）……

咨询师：太好了！关心并照顾她，你可以和她一起感觉她的感受……她在你的身体里，你感觉到她的焦虑……呼吸进入……吸入你的内心……

来访者：嗯，我可以做到……感觉好多了……我现在感觉很不一样了……

对话三

来访者（一位已经咨询过很多次的抑郁的女士）：我痛恨那个小女孩，我不相信会有改变。我一钱不值。我绝对做不到。我已经五十岁了，又这么丑，我儿子恨我，没有人想要我，我还不如死了……如果我有足够的勇气，我就会立刻了结一切……

咨询师：好，我听到了。我知道这对你来说有多难。你正在面对一个实实在在的挑战。现在，我想请你做件事情，让我们换个角色——我来重复你刚才的话，你扮演一个完美的母亲……

来访者：我做不到。

咨询师：谁是最爱你的人？

来访者：我的奶奶，我想她爱我，但是她在我六岁的时候就去世了。

咨询师：你可以想象她，在你的脑海中看到她……

来访者：是的，她坐在那里，背对着我。

咨询师：好。她没在看着你……但是，她爱你，不是吗？

来访者：我想是的。

咨询师：你可以把自己想象成她吗？你就是她……你在看着什么？

来访者：在壁炉旁，盯着火……

咨询师：好，那是你正在做的事情，就是盯着火，感觉很好……呼吸进入火的温暖……没有任何其他杂念，只是呼吸……

来访者：我感觉胸口有点憋……

咨询师：好，没有问题，让那个感觉在那里，和火在一起……呼吸，温暖的、安宁的，没有任何担忧，只是单纯的开心的存在……你可以感觉到吗？

来访者：我认为她也有一些担忧……

咨询师：好，让那个想法走开，那只是一个想法……看看那个房间，你奶奶的家……还有什么会让你感觉好些？

来访者：有一只狗，我喜欢狗。至少它们总是那么真实，那么关心人……

咨询师：是这样，狗躺在那里，完完全全和你在一起，看着你，你也看着狗的眼睛，那是怎样的？

来访者：眼光很温柔，充满理解和关爱……

咨询师：看着这双眼睛，敞开面对这份爱……呼吸进入……现在，你可以想象自己就是那只狗吗？

来访者：可以。

咨询师：用一些时间感觉成为那只狗的感受……不用思考，不用担心，只是爱的存在……

来访者：是。

咨询师：呼吸进入其中……

来访者：嗯，我可以感觉到……

咨询师：很好！试着让这个感觉放大一些，完全敞开面对这个开心快乐的存在，让光亮和关爱在你的身心辐射开来……那就是你现在真正的所在……

来访者：是的，我现在可以感觉到……

咨询师：好，现在看一下你面前的那个小女孩，把她带入那个爱的存在。不用去想，只是对她敞开，让她走近……你爱她，她爱你，她需要你……你只是需要完全的一致与和谐……告诉她你在那里，告诉她你爱她……

来访者：（深深地呼吸）……

五、评论

有些人坚持把自己认同为他们受伤的内在小孩，当然，他们痛恨那一部分自己，这让他们感觉无力和痛苦。受伤的内在小孩不会喜欢自己，当请他们去与他们的内在小孩会面时，过度认同的人可能不会真正地去爱那个内在小孩，他们更可能逃避内在小孩，他们无法面对，只有毁了自己。要想真正做到面对内在小孩，除了找到让他们再次进入内在父母资源的途径，别无他法。只有这样，内在小孩与内在父母的和解才可能发生。

有时候，我们不得不四处搜寻资源。资源角色可能并非父母，也不是祖父母，而可能是任何人或任何事物，如一位老师、另一个小孩、一个动物或者其他。咨询师必须做到开放、富有创造性，准备好随机应变和更深地探索……

进入内在父母的过程可能无法在一次咨询中被充分内化，在很多个案中，来访者都做不到一次完成。这是一个渐进的学习过程，一开始建立起一个资源小径，慢慢将其转化为开阔便捷的高速公路。持续发展从一个内在空间转换到另一个内在空间的能力，每次从紧张转换为放松，从沉重转换为轻快，从哭泣转换为微笑……坚持去做。隔开一段距离，换个视角，就会变得容易许多。坚持把感受视为能量，回到当下，有意识地呼吸……

会见内在小孩并转化未解决的情绪能量只是转换过程中的一步。应保证你的来访者理解并认识到他需要对自己负责，他决定自己要去哪里，他在做选择，他创造自己所在的现实。这一切必须伴随行动和朝向生活的新的步伐、新的态度。在内在父母力量的推动和支持下，新的态度将会更容易形成。但只要是内在小孩控制着我们的生活，我们就一定会陷入问题之中。我们一旦决定回到我们的本性，让内在父母指引我们的生活，真正的变革转化就会到来。

六、讨论

问：在引导来访者做大树的那个观想练习（进入内在父母）时，她感觉难以认同那棵树，她与那棵树保持一段距离，好像很难敞开地面对内在父母。她是她祖父母带大的，她可以感觉到祖母的温暖，而非自己母亲的……

答：在你引导来访者做这个练习的时候，要记住不论来访者的体验是怎样的，都是好的，都是没有问题的。不论出现什么情况，我们都可以进行工作。那棵树并非有什么重要作用，重要的是来访者任何可能的感受都将赋予其力量，她的感受与力量感、安全感相连。如果来访者与树有一段距离，但是依然能感觉到其中的力量，那非常好！如果那棵树并不比一根木棍大，但是充满生机活力，那也很棒！如果你不得不从一棵树转换到奶奶，从奶奶转换到小狗，也没有问题。你应保证不把你的来访者置于失败的境地，这取决于你的创造性。你应不断地寻找"无能为力"的例外情况，总有引发不同感觉的一个资源可以使内在小孩转换成内在父母。

问：我难以去除对我的内在小孩的认同，我认为这个内在小孩也是"我"，我不想拒绝它……

答：在你向它敞开并拥抱它的时候，你并不是在拒绝它。反之，如果你认为那个内在空间是"你"，如果你思考你的感受，固着在你的认知模式上，那么生活对你来说可能会更困难。它确实是你生活经验的一部分，但它并非深层存在的真正的你。首先理解你是谁，然后你可以分辨出你不是什么。当你在体验局限的认知模式（我矮，我胖，我丑，我不值得人爱，没有人真的关心我，在这个喧嚣的世界中我是孤独的……）时，你可能会感觉这些都是真实的。你可能会感到是"你"在思考这些想法，"你"在感受这些想法，所以这是真正的你……然而，如果片刻后某人拥抱了你，你感觉生活真的是太好了，你可能会认识到那些想法只是"想法"。正是如此，这些想法来来去去，你的感受也是这样。你不是你的感受，你不是你的想法。你认识到它们是你所经历体验的，认识到它们原本的样子，认识到它们是我们谈论的。你可以拥有它们，它们是你的，而非旁人的。你可以隔开一点距离，使得自己可以审视它们，对它们做点什么。这就是我所指的"出现在你自己面前"。"谁"是当下？真实的你，内在父母。

问：当我感觉到身体的痛苦时，也可能是身体出了问题，生病了。内在父母的关照同样能对躯体问题起作用吗？

答：很棒的问题。你是怎么看的？我们的身体只是一个机器，当有事情发生时，我们只能表示无能为力吗？不，我们的"生理机能"极为精细微妙地与我们的感受和想法呼应。我们的不平衡通过身体得以反映，我们的任务就是要使它出现在自己面前，出现在我们的生理机能这一维度面前。这实际上是一回事。我们的身体在表达不平衡和痛苦时，实际上是在表达我们是"受伤的内在小孩"，所以我们可以倾听它，让我们的呼吸进入痛苦，把痛苦转移到内心……痛苦也是能量，如同其他感受或者想法……我们可以用同样的关爱来管理我们的生理机能，这带来的效果将会比任何医疗效果深入得多。我们倾向于丢弃自己的力量，陷入无力之中，但我们的身体像是一艘轮船，它需要船长强有力的指挥去驶向平衡与和谐。我们的器官和细胞与独立生命体一样，也需要引领。我们想要什么？我们要到哪里去？……面对你的身体，告诉你的身体，打消它的疑虑，让想象在你的身体里注入你想要的现实——完美的平衡和健康。让它知道"一切都很美好"，没有什么可害怕的，因为你在那里……如果你可以做到，你将会感觉到活力与健康。如果你做不到，你将持续感觉到对疾病及衰老的无能为力。这远比你目前有限的所知更科学。我们的意愿影响我们的想法，我们的想法影响我们的头脑，我们的头脑影响我们的生理机能。我们的想法和头脑可以让能量指向它需要的地方，我们具备给我们的身体发出指令的权力。如果是我们的内在小孩在控制"游戏"，如果是我们局限的认知模式、我们的担心恐惧在塑造我们的内在现实，我们就会痛苦和不平衡。如果是我们的内在父母接管一切，我们就会毫无恐惧之感，每一时刻只有爱与十足的信心，我们肯定会拥有一个健康的、富有活力的身体。此外，它不仅影响我们的身体，还将影响我们整个的生活、我们的关系、我们生活的环境及所有的一切。

问：我们的内在小孩总是与负面感受相关联吗？它总是处在痛苦中，总感到受伤害吗？我好像还有一个开心的内在小孩。我们如何区别这两个不同的空间呢？

答：这实际上关系到词语的选择。我们有时会感觉到一个自由自在的开心的小孩，在当下极其单纯，没有任何思考，没有任何担心。我将这个内在空间理解为与本性紧密联结之处，我们不要将它与在此谈论的内在小孩混淆。我们在此所谓的"内在小孩"，在广义上，可以理解为任何的非内在父母，任何使我们脱离我们的"中心"即本性或内心力量的感受；在更严格的意义上，我们的内在小孩是我们"受伤的内在空间"。所以，如你所说，我们在此使用的术语是与"负面"感受和认知相关的。这是我们需要特别区分的地方，继而去除对内在小孩的认同。这关系到词语的选择，为了避免混淆，我们可以称那个空间为我们自由纯真的空间。

问：对儿童工作会怎么样？他们也有内在父母吗？他们可以进入自身的那个部分吗？

答：是的，儿童当然也有，他们是完整的存在。他们虽然是孩童，但他们和成人一样，有全部的资源，可以进入深层的自我。作为咨询师，你可以信任他们，你可以运用略有差别的咨询方法。你不需要对他们说什么"内在父母"，但是你可以很容易地让他们进入他们拥有的智慧的内在空间，让他们进行角色扮演，让他们转换角色。"如果我有这样或那样的问题，而你是我的父母，很好的、有爱心的父母，你会怎么做？"你常常会惊讶地看到我们都拥有如此多的内在资源，甚至孩子也是如此。所有的答案都位于内在，我们都"知道"，我们都在内在拥有，我们所需要的唯一的学习就是再次与其联结。

问：你的方法是否意味着我们不必关注来访者与其现实生活有关的问题，只需要关注内在的过程？

答：是，也不是，要看具体情况。在有些个案中，你可以在引导你的来访者做内在的工作之前，处理一些外在环境的问题。一般来访者都是带着与他们外在环境有关的问题来的。可能是他们在设立清晰的目标时需要指导，在具体实际的层面需要可行的策略。那么我们可以采用"焦点问题解决法"，这将在第七章被介绍，可能我们需要教授来访者沟通技能，也可能我们只需要倾听。但是在很多个案中，来访者的困难都是与行为模式或情绪反应关联的，这是受伤的内在小孩的表现。在这样一些案例中，只要有可能，我们的职责就是要找到让他们在"内在疗愈过程"中进步的方法。在一次咨询中，你可能花几分钟时间处理来访者的外在工作，然后就进入内在，你也可能将大部分时间用在外在工作上。这取决于来访者对内在工作的开放程度。无论如何，你会发现，当开始内在工作时，外在的问题不是变得不那么重要了就是突然之间变得容易处理了。内在工作总是比外在工作更为重要，因为，请记住，是我们创造了自己的现实，我们吸引了自己的现实，现实是对我们是谁、我们所发出的信息的回应。

问：当来访者情绪强烈时，我们怎样帮助他们联结其内在父母？

答：当我们面对强烈的情绪时，最重要的事情就是承认情绪的存在，并向它们敞开，面对它们。你引导来访者体验情绪就已经是在帮助他联结内在父母空间了。让来访者认识到他自己的感受，认识他身体里积存的感受，让他呼吸，进入其中。这个过程本身就是在请他往后退一小步，确保来访者不会回避他的感受或想要抑制他的泪水，停止感受或痛恨自己如此情绪化，而是帮助来访者敞开面对他的经验，这会带领他进入内在父母，开始认识内在小孩，开始去除对内在小孩的认同，这就踏上了正确的成长之路。下一步就是进一步巩固强化，但是不要过快推进。在适当的时候，将这一切带入治疗康复的空间，我们将在第六章具体介绍应该如何做。

问：我理解咨询的目标是使那个内在小孩更为强大，但是我怀疑这些技术是否足够有效，可以达到这个目标。我感觉呼吸和观想好像不足以带来如此深刻的转化。

答：第一，让我们弄清楚一点，我们的目的不是让我们的内在小孩变得强大有力，内在小孩的力量是基于恐惧与担心的，它具有操控性和自私性。我们的目的是知道我们是谁，进入真正的自我。这不是内在小孩的力量，而是另一种力量，将产生深入持久的变化。我们称之为"内在小孩"的那一部分是容纳我们的局限、情绪反应、恐惧担心的部分，它源于我们的过去，但并非我们真实深层的自我。我们的目的是去除自己对那一部分的认同，彻底挣脱阻碍、牵绊我们与过去相连的束缚，从而认同我们称之为内在父母的那一部分。这点清楚吗？第二，让我们来看看你的怀疑。呼吸与观想只是帮助我们发展与内在父母强大联结的内在工作的一个部分，内在工作将引发改变，尽管可能需要一些时间，但这是生命的一个过程。在这个过程中，我们可以用上很多辅助工具，但是我们必须尊重每个人的节奏。有些人可能很容易掌握，有些人也许需要更长的时间。总之，这是来访者的选择——选择成为怎样的人。在此介绍的所有工具在这个过程中都可以被使用，不过，这需要一个过程。没有一个工具具有神奇的魔力，可以让一个人在顷刻之间从无能为力转变为力量十足。奇迹不是没有可能发生的，深层的改变也许就存在于眼神中的灵光一闪，但是这取决于个体的意愿，而非我们的任何工具。

问：我已经尝试过这些技术，比如说引领来访者想象并拥抱他的内在小孩，这很打动人，但是我在想如何往下走，如何深化这个过程。

答：是的，这只是一道开胃菜、一个触发点，它对去除认同很有帮助。不过，你的确需要更深入地往下走。咨询工作的全景包括识别有局限性的情绪模式和认知模式，还包括识别选择，澄清意愿，将之转化成积极行动。我们将继续深化这些主题，同时继续训练你自身与内在父母建立联结。在很多生活情境中，当你能够识别出你的内在小孩时，你就可以不断地练习回到内在父母空间。你能够提供给来访者的深度与你对自身的理解和个人成长成正比。所以，进行自我探索，你就会明确地知道如何指导其他人进入那个体验。

问：一个来访者与我分享了一个梦，很明显地表明她忽视内在小孩。我想知道我们可以怎样发展与内在小孩的联结，给予他所需要的。

答：一个被忽视的内在小孩是没有得到认可与关爱的小孩。当你否认或压抑感受和情绪时，当你基于你的头脑和认知模式来生活而不与你的感受和需要联结时，可能出现这种情况。但当你完全认同自己为你的情绪，让你的内在小孩掌控你的生活时，情况也会是这样。内在小孩会感到孤单和绝望，感到被抛弃，感到不被关心和照顾。照顾内在小孩意味着内在父母的在场，你能够做的最好的事情就是发展与内在空间的联结，去除对你内在的任何痛苦与怨恨的认同。认可、感觉、拥抱并转化能量……这将是我们在第六章中进一步探讨的。

七、本章概要

（1）解释说明：提供顿悟启示——你不是你的感受。

什么是内在父母或内在小孩？什么是内在资源空间？

（2）有意识地呼吸：回到身体。

（3）此时此地：回到当下的现实，完完全全地处于当下，离开想法——"我现在看到什么？我有怎样的感受？我在做什么？……"

（4）去除对感受的认同：视感受为能量。

（5）去除对问题的认同：内在小孩的感受、记忆、认知系统。

（6）发展接纳的能力："我可以感觉我所感受的，这没有问题。"

（7）想象（或记忆、观想）：一个快乐的时刻，一个爱你的人，一个美丽的地方，一位好老师，一对理想的父母，一只可爱的动物……

（8）角色扮演一个资源人物：他或她会怎么说、怎么做……

（9）认同新的感受：确保与开心、平和、温暖、慈爱、美好、明亮等感受联结，识别这些感受为内在空间的存在，可以在任何时间与之联结。

（10）观想光。

（11）提供有指导性的观想。

树的观想：将自己认同为一棵树，联结你的内在父母。

保护膜："想象有一层保护膜覆盖你的全身，从头到脚，包括你的手——

你完完全全被保护起来，没有任何东西可以伤害你……这是怎样的感受？"

（12）探讨问题的"例外"。

（13）探询"奇迹问题"。

（14）探询"本性问题"。

"当你超越那个感受，当你把它放在一边时，你还剩下什么？"

（15）及时回到问题发生之前的某个时刻。

（16）澄清意愿："你真正想要的是什么？"

设定目标，澄清选择，表达坚定的积极肯定。

（17）探索梦中的资源要素。

（18）寻找内在微笑：幽默，游戏，只是体验……

（19）使用外在激励手段：音乐，烛光，熏香，审美……

八、个人实操

当下，即刻联结你的内在父母……

观察你是如何做的，

你有怎样的感受，

你的呼吸是怎样变化的，

你需要多少时间感受到

与那个有力量、有信心的内在空间的联结。

第六章
对情绪能量进行工作：会见内在小孩

一、心脑分离

我们的来访者和大多数人一样，倾向于关注头脑，思考问题，试图"理解"并在他们头脑中找到出路。这种以头脑为中心的意识很显然不是解决情绪问题的最好方法。那些思考和谈论问题的来访者通常回避他们的感受，远离他们自己。如此一来，他们就不能够真正解决内在深层的问题，并且还有另外一个有害的结果：当我们以头脑为中心时，就等于切断了自身与我们心灵资源的联结。

实际上，中国人在远古时期就有这种意识，人有两种可能的"意识中心"：一是脑，一是心。以心为中心的意识是无条件的、接纳的、开放的、自由的，在此时此地，只是存在、信任，与个人的内在力量关联；以脑为中心的意识是以过去和未来为取向的，是线性的、理性的、分析式的、独立的，如果与内心资源割裂，则是无力的、会引发恐惧的。显然，以脑为中心的人生活在分裂的现实中，不论在生理方面还是情绪方面，这将会对个人整个能量系统有深入的、不平衡的影响。

"除非头脑保持着与由内心产生的核心振动节律的强有力的联结，否则我们一般认为，随着时间推移，欲望和厌恶的对立将会出现。欲望被定义为过去欢娱的记忆对未来的投射，而厌恶则被理解为过去痛苦的记忆对未来的投射。于是，不可避免地，自我（ego）发展出回避痛苦的策略，第一个反应就是快速撤退到头脑中的某个想象中心。自我在这里被大脑小心翼翼地包裹起来。它向外望着险恶的世界，试图发现安全生存的法门。这个策略的部分后果是自我陷入了对身体的深刻的不喜欢、不信任，因为身体是最直接感知痛苦的源泉。如此撤退到思维世界，心身的分裂就形成了。在这个撤退之后，任何疼痛损害都被自我认为是威胁生命的灾难。自我的撤退以及自我与脑的合并，导致脑与身体的分裂。在这一过程中，心被遗忘，脑开始相信它是灵魂的中心。"①

传统的中医很早就知道"心脑分离"并对其进行工作，很多疾病都被认为是由用头脑而非用心灵生活的倾向所引起的，这导致能量无法平衡。当我们有意识地敞开自己去面对身体里的感受，当我们在以心灵为中心的内在空间面对自我时，我们的整个功能模式将得以转换，我们的活力能量将得到更好的循环，并重新达到平衡。

基于这样的理解，咨询师显然应该引领来访者回到以心灵为中心的意识状态，使得他的体验得到重新塑造并达到新的平衡。从实践角度来说，这要求咨询师回到"此时此地"，从思维转换到感受，完全敞开地面对当下的内在现实。让我们来看看该如何做。

二、对情绪能量敞开

1. 与问题联结

把困难和痛苦说出来，这对联结我们的问题并促使感受流露出来有所裨

---

① Dr. Michael. T. Greenwood，*Acupuncture and the Heart-Mind Split*.

益。来访者往往想谈论不好的事情，但是咨询师不需要太多信息。咨询师的角色是引领来访者与他自身联结，让他能够看到并放下任何阻碍他成长的限制，澄清他的意愿，做出适当的选择。有一些问题，可能需要以非常实际的方式加以解决，需要我们看看即时的应对技能和可行的解决方案。但是大多数"症状"（冲突、不当的行为、健康问题、恐惧模式、抑制模式……）都源于过去的困难和未解决的痛苦情绪。在大多数案例中，我们无法在事情外显的层面上解决问题，至少在我们想要治疗深层原因的情况下，我们不能直接处理症状。实际上，来访者处在因过去事件背负的重荷中，他们在"当下模式"，在未解决的情绪能量中。深层的原因显现在当下，而非过去。这意味着我们必须打开自己，倾听受伤的内在小孩。这个内在小孩存在于我们的感受中，不是在过去，而是在当下。感受是去往创伤记忆的入口。我们感兴趣的是感受，而非对当前"问题"的描述，更不是对问题的分析。来访者以头脑为中心的话语，超过了基本的背景信息之后，唯一的帮助就是用之作为与其受伤的内在空间联结的方式。任何时候，只要你知道那里有或者应当有感受，而来访者还在滔滔不绝地说"外在环境"，就是邀请他从头脑转到身体的时候了，继续谈论外在环境只会延迟转化发生的时间。

* * *

我们不能直接处理症状，

我们需要探索深层的原因。

这不在过去的事件中，

而是在当下淤积在身体里的

"未解决的情绪能量"中。

* * *

115

2. 识别身体里的感受

最简单也最有效的让我们的来访者从头脑转换到身体的方法就是请他们停止说话，把注意力集中在身体上。

现在，你的身体有什么感觉？……你可以确定它们在什么部位吗？……你的感觉具体在什么部位？……你想怎样说出这种感受？……用一个词描述出来……

非常好……和这个感受在一起……探索一下你要如何敞开面对这种感受……只是感受……无须思考……

可以让你的来访者探索思考和感受的区别。只要你在思考，你就无法感觉，你只能做其中之一。如果你想感受，就必须暂停思考。谈论感受不等于"感觉"感受，我们想要来访者真正停下思考，"只是感觉"："噢，在这里我有这样的感觉……嗯……"无须其他，只是敞开感受，接纳感受，以完全接纳的态度面对内在的真实。

稍后，我们可能要在识别认知模式和思维过程上工作，这是硬币的另一面。在这个阶段，我们只关注从头脑到身体的转换。在大多数个案中，这对来访者而言都是一次全新的体验。他会感觉到力量，发现调试自己情绪能量的一个新工具、新方法。

事实上，识别和探索身体内的感受并非只是帮助来访者离开思考，它有两个重要成果：

（1）当事人在看待感受时，开始"退后一步"。在这退后一步的过程中，这个人不知不觉地进入其内在父母，进入那个可以接纳当下现实的内在空间。这意味着他能够开始去面对他受伤的内在空间，而非对其认同。他可以开始去除对那个感觉到无力无助的空间的认同，去除对内在小孩的认同。

（2）从开始观察身体的感受，到敞开自己去面对感受，这个体验被重新定义为一个不同的事物：个体在突然之间意识到他的体验现在主要是一种身体里的"感受"！是"在这里"的活生生的某事，而非让他感觉无助的"在那里"的某事……它是一种"能量"，是他能够改变的事情，他可以有力量把握的事情，他可以对之做点什么的事情。

从头脑到身体的转换体验往往给人注入深入的力量，人们通过它与以心灵为中心的意识进行重新联结，离开由思维模式制造的焦虑。

因而，当一个来访者很好地与他的问题联结时，在适当的时候，可以引领他回到身体：

现在，你感觉到你的身体里都有些什么感受？……

你都在哪些地方感觉到感受，你可以确定你感觉到感受的部位吗？……

你可以描述一下那个感受吗？……

和那个感受待在一起……

你的指导语应当开放、简洁，并且给来访者充足的时间探索、体验。当然，这些问题并不是给你"理解"或分析感受用的，而是让来访者真正将自己锚定其中用的。"锚定"是带入更深的体验。你的目标是让来访者停止思考，开始感受。避免任何会使其卷入思考的问题，诸如"你为什么会有那样的感觉"，你不是在寻找"为什么"，你是在寻找"什么"——来访者注意到哪些感受，哪些身体感觉，而非对这些感受的解释。

* * *

停下思考，

开始感受，

只是感受……

* * *

117

你可以自行探索：当你面对任何让你不舒服的事情时，不论是什么事情，回到你自己的身体，然后感觉。也许有某个让你感到挫败或者伤心的情境使你本能地开始"思考"：为什么？发生了什么？这不对！这是不能接受的！……现在，当你完全进入身体的感受，体验将变得完全不同：噢！我感觉胃有些紧！我感觉胸口有些闷！……我的手有些潮湿，头有些疼……不论是怎样的感受，与感受在一起，呼吸、体验，敞开自己，面对这种能量。

来访者也许有一种固着于头脑的倾向，他们可能会说"我感到伤心，我感觉这是错的……"，甚至"我感觉孤独……我感觉受伤、被背叛、被抛弃……"所有这些都不是他们真正的身体感觉，依然是想法。你要做的是把这些具体化为身体的感受，聚焦到身体的具体部位。你可以问：

这个感受在你的身体里是怎样表现的？……身体的感觉是怎样的？……你具体是在什么地方有这种感觉的？……

重要的并不是来访者如何说，而是他敞开自己去面对他的身体体验、转换进入其情绪能量的方式。来访者很可能开始流泪，宣泄能量。如果发生这样的事情，只要表示欢迎并表达：

很好！让泪水流出来！……这只是情绪能量！

这些工作都只有在来访者离开"思考"之后才可能做到。当这个工作看起来有些困难时，可以用一些小技巧。第一个技巧就是请来访者关注他的呼吸。有意识地呼吸是一个帮助头脑聚焦在当下和身体的极好方式：

把外在的事情先放在一边，把注意力集中在你的呼吸上……只是呼吸……与你的身体在一起……你有怎样的感觉？……

还有什么感受引起你的注意？……具体是怎样的感受？……具体在身体的什么部位？……和那个感受待在一起……你可以用一个词语把那个感受描述出来吗？……

另一个有帮助的方法是让来访者将注意力集中到身体的具体部位（见第十一章的"倾听身体"），你可以这样介绍：

我将请你把你的注意力集中在你身体的一些特定部位，你只需要用一些时间感觉那个部位，然后告诉我你的感受，就可以了。

把你的注意力集中在喉咙……你有怎样的感受？它是放松的，还是紧绷的？……

用一些时间面对这个感受……只是呼吸和感受……

然后继续下移到身体的各大能量点：上胸，腹腔神经丛（solar plexus，胃后方），肚脐，脊椎底部。这些点最可能携带与情绪能量相关的感受。如果有必要，可以继续提示（一些可能的感觉）："是开放的还是紧张的……是温暖的还是冰冷的……是沉重的还是轻盈的……"不过，一旦来访者与某些相关的感受建立了联结，就让他和那些感受待在一起，过一段时间再进入并放大感受，把感受看作能量，并进行能量的转化。

3. 放大感受

当来访者识别出躯体感受后，让他与这种感受在一起，邀请他敞开自己面对这种感受，呼吸进入这种感受，使这种感受变大：

和这种感受在一起……

允许这种感受在那里……

对存在的一切完全打开……

呼吸并进入其中……

探索你可以怎样通过呼吸进入感受，并使其放大……①

我们在此寻求的是"呼吸并进入感受"，因而我们可以使感受放大。我们不是要让来访者"更深地呼吸而后放松"，我们想要的是完全开启情绪能量，认可它的存在。我们的目的不在于放松或者消除情绪，而在于感觉更多而非更少的情绪。

在来访者保持呼吸并敞开自己面对情绪能量时，有可能会发生感受消失了的情况，但这不是你要对方做的事情。当感受消失时，如果来访者感觉更好了，那么你可以把这个认定为一种新技能。邀请来访者进一步探索他刚才是如何通过呼吸进入感受而转化情绪能量的。

在来访者想消除不舒服的感受时，为什么我们想让不舒服的感受放大呢？

第一，因为我们有一些需要治愈而非逃离的事情。内在小孩害怕感受，如果来访者可以让恐惧走开而面对感受、接纳感受，他将会自动地从对内在小孩的认同中走开，转向内在父母，在此，他可以找到他调节感受的资源。

第二，个体通过呼吸放大感受可以获得双重结果：感受现在被看作能够转化的能量；情绪能量被化解，得以重新流动。这实际上就是我们寻求的主要结果，情绪能量从身体里被释放出来重新获得自由。因此，情况将会发生改变，发生转换。来访者将会感到更轻快，洞见亦将随之而来。

第三，在放大感受时，个体开始"倾听"任何可能与感受有关联的所在，他开始"拨动琴弦"，这被我称为"倾听内在小孩"。也许一些画面、记忆、过去的情境会突然涌现，这就已经是退行了。这个倾听不是"思考"我们的感

---

① "探索你可以怎样……"是一个非常积极的建议。它既是开放的（只是探索），也是肯定的（"你可以"）。熟悉运用此类具有启发性的句式、词语。不要用"也许你可以"，不要用"你必须"或"你应该"，也不要用"试试"，就是"探索你可以怎样……"。

受，也不是有意识地"搜寻"记忆，而是敞开面对从受伤的内在空间自发涌出的画面和氛围。这是打开我们的潜意识记忆的过程，与我们睡醒时让梦回到我们的意识极为相似。这是一个倾听潜意识思维的过程，把信息从潜意识转换到意识水平。你可以说：

> 如果有任何自发的画面或图像出现，请告诉我……

到现在，我们意识到倾听感受可以带来更多相关内容，需要我们打开并带入内在父母的能量。身体里的感受也许只是冰山的一角，我们需要识别出与之关联的记忆和认知模式，我们需要把这些统统带入可以释放和转化的治疗空间。

那些习惯使用身体接触的工作方式的咨询师同样可以使用"触摸"帮助来访者关注感受。在来访者许可的情况下，你可以把手轻柔地放在来访者指示的位置上。这可以在你指导来访者呼吸并进入感受的时候，帮助他稳定在这个感受中。触摸——在有些案例中甚至是挤压——同样可以帮助来访者提高感受的强度。你的手可以散发出能量，帮助来访者放大感受。不过触摸不是必需的，只有在你可以很自然地做的时候才可以使用。

＊　＊　＊

> 感受只是能量，
>
> 这是你可以观察、把握、转化之所在，
>
> 在此时此地，
>
> 在你的身体里。

＊　＊　＊

概括地说，我们使用下面的问题引导来访者明确他们身体里的感受：

> 现在，你的身体具体有哪些感受？……
>
> 具体在哪些部位？……

121

你可以描述一下你的感受吗？……

很好，和这个感受待一会儿……

敞开自己，面对这个感受……

呼吸并进入这个感受……

探索你可以怎样放大这个感受……

这只是一种感受，一种能量……

4. 对感受、害怕、恐慌的阻抗

安抚来访者或者引导他放松、感觉舒服的这项工作可能很诱惑人，但是咨询师真正的工作并非如此。咨询师明白，真正的变化在于打开冻结在体内的能量，它需要重获自由，得到转化。这需要坦然面对它的能力。真正地去面对身体的感受可能会遇到很强的阻抗，这是大多数人倾向于逃向头脑"思考"问题，而非"感觉"他们的身体的原因。在情况最糟糕的个案中，来访者可能会恐慌，害怕失去控制，担心承受不了感受。来访者可能会说"我做不了，如果我进入那个感受，我可能会疯掉……"。这些当然都是内在小孩的恐惧，是由头脑制造出来的。内在父母绝对不会面临这些危险，它完全地信任，视所有的感受为能量。

不过，我们无须急切推动。让我们尊重这些阻抗，它们表明来访者缺少准备。当来访者置于他的内在力量空间时，敞开地面对其资源，进步就会到来。与内在父母、本性联结，通常是触碰与转化身体里冻结的情绪能量的一把金钥匙。一个遭到性虐待的处在创伤中的小女孩，可能无法面对她的全部感受。她将自己全部认同为那个受伤的内在空间，她需要的是安全、时间，重建与他人的信任关系……一些受伤很深的成人（如同这个小孩）需要重新与内在的安全信任建立联结。这是"扎根内在父母"的基础。

所以，如果一个来访者说："这太不舒服了，这太可怕了，我无法忍受这些，我想让这一切消失！"你可以邀请他看到这一切，但是不用推动。你可以先增进他与内在资源的紧密联结。

你可以解释：

没有什么可害怕的，畏惧在你的头脑里，只是有些情绪能量在你身体的某些部位。如果你想让这些能量得到自由的释放，你需要去面对你身体里的这些能量。当你准备好去做这件事，你就可以敞开面对你身体里的感受，呼吸并进入这些感受，使感受变大，敞开地面对任何可能与感受关联的创伤性的记忆。通过这种方式，过去经验中未解决的能量将可以得到释放和转化。如果你讨厌、回避这些情绪能量，那么它们会继续积压在你的身体里，以触动投射、过于敏感的反应、负面的思维模式等方式不断地冒出来。当然，你需要根据自己的节奏往前走。当下，你只是观察到有一些状况，有些情绪能量在你的身体里，这不是你，只是你背负的行李，不想要的行李……

这个"解释"可能会有帮助，但是真正的进步只会来自与内在父母联结的体验，这使得来访者可以无所畏惧地去看待他的内在小孩。

发生这一切时，感受依然可能势不可当。作为咨询师，我们绝不应被强烈的情绪感受吓倒。不论情绪感受如何表现，没有什么情绪能量是不能面对和转化的。如果你的来访者感觉不安全，不用给他施压。但是你自己不应对任何事情感到害怕，应牢牢地扎根于自身内在的自信。情绪能量也许有时看起来像让人惊慌的幽灵一样，在有些严重的个案中，释放这些能量看起来有些吓人。让你自己保持自信与勇气，让这些能量出来。这些都只是能量，以最平静的方式面对它们，就像接地的天线在输送和转化能量那样。当你没有了恐惧时，转变就开始了。

咨询对话：对感受的阻抗

来访者（一个三十二岁的年轻女性，已经咨询数月）：这周我又让自己呕吐了好几次，当我在关系中感到压力时，我常常这样。我痛恨自己这样做，但是我总是控制不住……我不相信男人。上周五，我与一个新朋友出去，期盼着与他一起过一夜（我们这样做了）。这样一个预期让我再次感到心烦，我就像平常一样让自己吐了……

咨询师：你现在可以回到那些感受中吗？

来访者：可以……很容易……一旦我开始谈论这个，我就紧张起来了……

咨询师：很好！就待在这个感受里……对这个感受敞开……你具体感觉到哪里紧张？

来访者（闭上眼睛）：我的喉咙，我的胸口也紧得慌，还有胃……

咨询师：好。呼吸，敞开自己去感觉这些感受……让这个感受更大些……

来访者（突然睁开眼睛）：不，我不做！我不想陷进去，太痛苦了……我现在开始感觉好受些了，所以我不想真的再进入这个痛苦中。

咨询师：好吧，你不是非得这样做。只要承认这些感受，让它们在那里，现在把你的注意力放在围绕在你周围的光中……你可以感觉到你周围的光的存在吗？

来访者（闭上眼睛）：……我可以……

咨询师：很好，把光吸入你的身体……探索你可以怎样敞开这种与光共生的平和安宁的感受……让平和进入你的整个身心……平和……康复……（在来访者探索体验时，有几分钟的沉静）你的感觉是怎样的？

来访者：好多了……我感觉不错……更放松了……

咨询师：看，这是你可以用的一个工具。不论你何时出现这些不舒服的感受，不要与之抗争，不要思考它们，只要把它们带入康复的光中。这是转换你身体里郁结的情绪能量的最好方式。你只能通过面对它们而获得自由，那是你的孩子，你受伤的内在小孩。告诉它，你在那里，把它带入光亮。不要怕它，不要把它推到一边，这不会有用……

三、转化情绪能量

情绪是能量，感受是能量。能量和所有事物一样，可以被聚集到某点上固化，也可以被扩散、减轻，如空气一般。情绪能量像水（或者任何物质）一样，低温时是固态，中温时是液态，高温时就成了气态。情绪能量可以郁结在我们的身体里，可以液化成泪水、汗水或者其他液体，或者汽化后自由流动。我们可以把冰冷郁结的情绪能量转变为自由流动的生命力。这项工作极其重要。

如果我们不做这项工作，如果我们否认我们的感受，用这样或那样的方式压抑它，这些能量就会被困在我们的身体里。它们就会不断地强化痛苦、不平衡情绪、敏感反应、恐惧、评判和负面认知模式。

如果我们承认自己的感受，却又不断为其提供正当理由，执着在受害者的位置上，这可能不会有什么结果。我们可能用哭泣、叫嚷、攻击、抑郁、恐惧来表达情绪……但这些并不会真正解决我们的问题。我们哭泣、抵抗或者逃离，这样也许感觉好受些，但是一贯的认知模式还在那里，而同样的感受也会再回来。我们不会就此感觉到自由平和。

如果我们只是呼出情绪能量而不对其进行转化，这些能量可能并不会走远，它们围绕在我们周围，毫无变化地再回到我们身上，甚至可能让其他人也带上这些能量。当我们呼出感受和能量时，朝向地球中心，相信地球母亲能够帮我们转化能量（她是这样做的，可能是通过气候和地震来释放能量），这可能是有帮助的。不过我们可以用更安全的方法做得更好。

我们人类有能力将情绪能量从沉重转换为轻盈。该如何做呢？简而言之，就是把能量从内在小孩的受害者意识转化为内在父母以心灵为中心的信任关爱意识，郁结的能量将会在本性的光明中融化。这不需要解释或理解，它很简单，有时候，我们所有人都会自发地那么做。它要求我们从一个"内在空间"转换到另一个"内在空间"，从内在小孩（受害的、恐惧的）模式转换到内在父母（以心灵为中心，感到力量、关爱、信心）模式。当我们进行这种转换，在接纳的空间中认可我们的感受时，我们就把能量带入了一个不同的振动频率，对其进行转化。这是一个自然的过程，我们只需要记住这一点，并知道当我们快被情绪淹没时该如何有意识地来做。有一些很有帮助的实际的方法，让我们一起来看一看。

* * *

我们人类有能力

将情绪能量

从沉重转换为轻盈。

* * *

1. 创设疗愈的内在空间

为了转化情绪能量，创设疗愈的内在空间是有必要的。在过程中创设可视的内在环境，这将会对来访者有帮助。有几种不同的方法可以被用来创设这个内在空间，不过都有赖于观想或者有指导的冥想。有的治疗师请来访者观想一个优美宁静的花园，用强大纯净的光转化其带入的任何事物。有的练习指导来访者观想站在山顶上，进入一圈亮光之中，想象一个圣坛或者一束白光，把咨询中触及的所有元素都放进去，让能量得到释放，获得光的转化力量。有些治疗师可能建议来访者感受光浴，清除所有不想要的能量。还有些治疗师通过颜色来工作，因为图画意象有带动行动的力量。在我的工作中，我发现最直接、最有效也最容易的方法是观想光围绕在我们周围。我会给出下面的指导语：

想象一个光圈围绕在你周围……你可以做到吗？

想象光的中心在你的内心……

想象你的心是温暖的，散发着热量……

把光吸入你的内心，让那个火焰变得更大一些……

观想光，表达净化内在空间的意愿，可以产生深层的治疗效果。光可以完成它的任务，我们只需要指示我们的内在之光净化、转化。只要我们许可，我们的记忆就能够改变，我们的身体就能够改变。发出请求，澄清意愿，这是最重要的因素。观想只是集中注意力的一种支持，即使我们不能观想，以上行为同样可以奏效。

在这一内在工作中，我们运用意愿的力量及我们内在的光的力量。我们通常不需要对此谈论很多，不需要明白这是如何发挥作用的或者为什么能够发挥作用。就像你不必明白你的脑功能在你开始用它之前是如何或为什么工作一样，你只需要带着适当的开放性的思维往前走。来访者同样需要发出意愿：他必须想要到达那里，他必须做出敞开地面对他心灵力量的选择。

如果来访者不相信他可以做到这一点，或者以某种方式表达阻抗怎么办？不要强求。如果不是光，也可以是其他起作用的事物。让来访者依据自己的节奏，但是确保你可以让他清楚地看到：一切取决于他自己做出的那个选择，或者待在痛苦中，或者敞开地接受治疗进行转换。"转换可以发生在眨眼之间，也可以花费一生的时间……资源在那里等你去采用，你全部潜在的光亮在那里等你去进入。不会有任何真正的变化来自外界，只有内在资源空间才能带来真正的变化。放松，呼吸……与你自己同在，敞开地面对你真实的力量……"

如果有需要，你可以有更多解释：

这个光圈永远滋养你，保护你。同时，它听从你的指示，因为它是你深层存在的一部分。敞开地面对它的存在，它会在你的治疗中有力地帮助你。

不论你是否能看到或感觉到那个光圈，都不重要。只要知道那个光圈在那里，对它持开放的态度，让光帮助你转化情绪能量。你的意愿、你的指令是有价值、有意义的。

在这个光圈中，你可以找到面对和转化感受时所需的所有资源，可以治疗所有问题。

2. 将光亮吸入心灵

当你很好地建立起与光的联结时，感受、记忆、内在小孩，任何与过去有关联的东西都可以被带入光中。在这里，呼吸成为建立联结的一个重要因素，对指引能量而言也是如此。我们旨在建立一个呼吸循环，想象从低能量流向高能量，由高能量转入低能量。情绪能量被有意识地转换为与内在父母的振动同频。你可以选择下面一个或几个指导语：

呼吸，让你的感受进入光圈……呼吸，让光进入你的身体……

把所有的记忆带入光圈……让光清除所有无用的能量……

把痛苦吸入你内心的火焰中……看看它们如何像煤一样给火焰添加燃料……从你的内心呼出康复的光芒……让它扩散到你的整个身心……

保持这种吸入与呼出，直到你感觉到一切都已经转化成光……

吸入痛苦，呼出平和……

让内在小孩（整个问题）进入光圈，呼出"平和"，"一切都很美好"……

把受伤的记忆吸入你的内心……呼出爱与接纳……

如果你发现很难或不适合谈论心灵（我有一个来访者曾说她没有心，只有肌肉），你可以继续让来访者待在对光的观想中，反之亦然。使用任何可行的方式都可以，最好使用适合你自己的方式，不过别太复杂。

＊　＊　＊

疗愈发生在

背负着过去的能量被带入

内在父母的意识中。

＊　＊　＊

3. 一次咨询的结束

在一次咨询结束前，当情绪被扰动、感受被打开时，引导你的来访者进入内在治疗空间总是很有帮助的（如果之前没有做过）。这对于在一个更高的基调上圆满地结束一次咨询会有帮助。请留意这一点，不要让你的来访者怀着沉重的心情离开，应保证带领他们在与自身内在的光亮接触后离去。这可以成为一个小仪式，你可以问：

让我们花一点时间再次与你周围的光圈联结……敞开自己去面对它，把光吸进你的身体……

把所有的感受和记忆、咨询中涉及的所有问题带入这个光亮（你可以给它们命名以便核实）……

想象你的感受和痛苦被带进光亮……呼出光，把它发送到你身体的所有部位……

如果你还没有介绍过光这个概念，那么除此之外，还有另外一种结束咨询的方法。依然是运用有意识的呼吸，而且这个方法更为简单，不过同样非常有效。指导语是这样的：

呼出过去，吸入未来……

将这种状态保持一会儿……

呼出过去，吸入未来和新的可能性……

呼出过去的限制……

吸入当下的自由……

作为咨询师，你自己进行更多这样的练习将是极为明智的做法，这会使你在引导来访者时感觉到完全的舒服和自在。尽管这些练习很简单，但非常有效、有影响力。熟练地掌握它们，进行亲身实践和探索，这些可以作为你日常生活中实操的内容。

四、咨询对话：联结感受

对话一

来访者：到现在为止，我已有超过十年的时间没有对我父母说过话了。我对他们仍然感觉极为愤怒。我母亲一生都在欺骗我，我感觉她对我来说从来就不像是一个母亲。但是我想治好这些，不想再被她束缚，也不想再被我父亲束缚。他总是躲在母亲背后，从来没有真正出面，从来没有真正关心过我，我想重获自由。我愿意回到他们身边，原谅他们，可我感觉自己还没有准备好。当我想到他们时，我依然感觉到愤怒。我害怕再次被母亲操控……

咨询师：好，你的目标是治愈你的这个部分，在你内在注入完全的自由，对吗？

来访者：是的。

咨询师：不需要思考，只要进入这些感受，想象你回到你母亲身边的感受……进入你的身体去感受……

130

来访者：……我好像全身都在抖……我的胳膊在抖动……我的胃有些紧……

咨询师：保持这种状态……尽可能进入这些感受……吸入这些感受……试试看你可以怎样把这些感受放大……

来访者：（闭上眼睛）……

咨询师：很好……感受它们……敞开地面对它们……在你的母亲面前……

来访者：……

咨询师：现在，你知道这些感受与你的过去有关，与你的记忆有关……它们都是你的内在小孩的感受……你可以拥抱它们……就像你会拥抱你的小孩……你拥有这些感受，你知道它们并非真正的你……它们是情绪能量……你完全敞开面对你体内的这些能量……

来访者：……（咨询师观察她的脸，看到她在按指导语做）

咨询师：现在，紧跟着这些感受，在你所在的观察空间，在那个你可以向你的内在小孩打开心扉的内心空间……你可以感觉到你内心的关爱和温暖吗？

来访者：是的……

咨询师：好，继续这样感觉一会儿……把你内在小孩的感受吸入你的内心……从内心呼出平和康复……

来访者：……

咨询师：（几分钟后）……继续这样做，直到你完全清除你的内在空间……当你做完后请告诉我……

来访者：好……（过了一会儿，她睁开了眼睛，笑了）

咨询师：你现在有什么感受？

来访者：好多了，平和了……

咨询师：很好。你现在怎么看你要回到父母身边与他们谈话这件事情？

来访者：我认为这是必要的……我感觉我已经准备好去做这件事了，我更有信心了……

咨询师：很棒！现在，你可以看到你所在的空间和你先前接触到的内在小孩的感受的空间的差别吗？

来访者：是的，完全不同。

咨询师：你是怎么样做到让自己从一个空间转到另一个空间的？

来访者：清晰地识别它们，敞开我的感受，敞开自己去面对我的内在父母……

咨询师：对，你要用多长时间让自己牢牢地进入内在父母，然后治疗你的内在小孩？

来访者：我不知道。5分钟？10分钟？

咨询师：有困难吗？

来访者：没有，实际上挺简单的。

咨询师：是的，这都取决于你自己。你可以选择自己站在哪里，从哪里开始掌控你的生活……

对话二

这个来访者是位四十岁出头的女士，她已做过几次咨询。

来访者：我总是感觉紧张，强迫性地吃东西，用我能抓到的任何东西填充自己。我太胖了，我讨厌我的身体，我一直都很有紧迫感。我超级活跃，但是我知道这是因为我内在有无法摆脱的紧张感……我就是不能花时间享受生活……

咨询师：好，让我们往下走走，进入身体……那里有怎样的感受？用一些时间呼吸并感觉……有什么引起你的注意？……

来访者：是的，我有压迫感。

咨询师：具体在哪里有这种感受？

来访者：这里，在胸口。

咨询师：好，保持这种感受……吸气……进入那种感受……

来访者：……（闭上眼睛，流出泪水）

咨询师：（温柔地）非常好！继续敞开，让你的感受出来……只是呼吸……感受……

来访者：……（泪如泉涌，大哭了约五分钟）

咨询师：（一直在现场关注，鼓励认可，只是做出简单的回应，如"嗯""很好"，当来访者稍微平静了再询问）有什么与这个情绪有关联的画面出现吗？

来访者：没有。

咨询师：好，没有问题，让它们出来……如果你能够把这个与以前的什么事情联系起来，就让那些事情自然地出来……（当这个波动似乎要过去时）非常好，现在，我想请你想象一个围绕在你周围的光圈，保护你，你可以做到吗？……

来访者：……可以。

咨询师：只是敞开自己去面对在你周围的光……吸入这些光……把你自己置于光之中……现在，不论有什么感受在那里，在你的身体里，把这些都置于光中，吸入所有那些与你刚才接触到的有关的记忆……再把光呼出至你身心的所有部分……把痛苦吸入光里……把光呼出至你的身体里……继续这样做一会儿……

来访者：……

咨询师：（当完成后）现在是什么感觉？

来访者：好些了。

咨询师：这是一个大大的释放。情绪只是能量……巨大的紧张感被释放出来了……你做得很好，这将清理你的内在空间……你有什么与这个有关联的画面或想法出现吗？

来访者：有一扇很重的铁门，紧紧地关着，那是我以前就看到过的……好像有什么被锁在里面……

咨询师：是的，这样一扇门肯定有它的象征意义，有些什么东西在那扇门后面……当你准备好去发现那扇门后面的东西时，它就会及时地自我揭露。这一般意味着已经被压抑的你童年的创伤性经验。你的有意识的记忆不能再重访那次经历，但是那个记忆还在那里，在那扇门后面……一些干扰的事件被锁入潜意识的记忆之中，并衍生出焦虑与压力……

来访者：我总是记不住我小时候的事情，我几乎对十岁前的事情没有什么记忆……

咨询师：这些是你现在无法通过有意识的记忆去访问的部分。如果你要发现那扇门背后的东西，释放与之相伴的情绪能量，你必须打开那扇门。你刚才的情绪释放有助于你开启那扇门。

来访者：我害怕在那扇门后面发现可怕的东西……

咨询师：小时候的那个你肯定觉得可怕，否则你不会压抑那段记忆。但是你现在是成人了，可以用开放的心态重新看待那个事件，不论是怎样的事情，你都可以感觉到安全和有信心。没有什么可害怕的，没有什么要评判的。这都是和过去相连的……什么样的事情是你最害怕去发现的？

来访者：可能我曾被强暴过……

咨询师：这的确很有可能，但是只有你知道到底发生过什么。我们将一起按照你的节奏来探索你的梦、你的感受，准备好去探索你受伤的内在小孩……

对话三

咨询师：（在听了来访者诉说自己在关系方面的失败、感觉孤独无助的问题后）好，现在，就在你谈论这些问题的时候，你的身体有什么感受？

来访者：我感到伤心难过……我已经对生活感到厌倦了……

咨询师：进入你的身体，与你的感受做个联结……呼吸，敞开自己去面对这些感受……现在你的身体具体有些什么感受？

来访者：有一点疼。

咨询师：具体在什么部位？

来访者：在这里，在胃这儿。

咨询师：很好，呼吸进入并打开这个感受……让它更大些……什么都不用想，就是和那个感受在一起……

来访者：……

咨询师：现在，我想请你想象有个光圈围绕着你。你能够想象吗？

来访者：是的。

咨询师：很好！这个光圈围绕着你，保护着你。它是你自身的一部分，它以你的内心为中心，当你打开自己面对这个光圈时，请你把你的感受吸入这个光……把这个光呼出到感受里……吸入感受……呼出光……继续吸入……呼出……直到感觉全身心地进入那个光……

来访者：……

咨询师：很好。现在是什么感觉？

来访者：我感觉到光在我身体的周围，我的心感觉到温暖，我的胃这里还是觉得很冷……

咨询师：好，待在这个冷的感觉里，吸入这个感觉，打开这个感觉……进入这个冷的感觉……冰冷的感觉……如果有什么画面出来，让它出来……与这个感受关联的是什么？不要思考，只是倾听感受。你完全与你的感受在一起……有这些感受没有问题……那里究竟是什么？

来访者：孤单、黑暗。

咨询师：很好。感觉那种孤单。你在哪里？

来访者：在我父母家里。我可以看到小时候的自己，我现在可以感觉到那种孤单……是的，我那个时候感觉不到支持与爱……

咨询师：好，保持那个感受……没有爱……完全进入那个感受……

来访者：……（眼泪涌出）

咨询师：好，继续探索。那个缺少爱的内在空间就像是你的内在小孩，你可以好好地拥抱它……它是你自己的孩子，你可以对它说话……"我和你在一起""我知道你的感受"……让我们一起呼吸进入这些感受。现在你可以回到那个光圈，把冰冷和孤独吸入你的内心，从你的内心呼出你的温暖、你要康复的意愿，继续这样做一会儿……好，现在你有什么感受？

来访者：好多了。

五、讨论

问：具体在什么时候最适合停止谈话，引导来访者做从头脑到身体的转换？

答：不要太快，也不要太慢。理想而言，当来访者准备好，或者当你感觉可以把他的体验重塑为"此时此地"的经验的时候。一些来访者需要在接受好几次咨询后，才准备好以一种更为深入的有意义的方式探索他身体的感觉。这主要取决于你，你感觉如何能够最好地引领来访者与他自身联系。在来访者无法抵抗其情绪时，可能立刻就可以做。如果问题复杂或者问题非常实际、需要讨论，则可能需要先咨询一段时间。最好等到你清楚地观察到来访者的困难中包含怎样的情绪之后——当有感受出现在身体里的时候，就是去跟进、面对它们的时候。

问：**在敞开地面对感受以及呼吸进入感受之后，我注意到感受消失了，我没法让感受变得更大。**

答：在处理一些浅层的问题时常常会发生这种情况。所以，你可以发现当你敞开地面对感受，使得能量重新流动、得以释放时，感受就消失了。这很好，没有问题。你可以在生活中碰到小挫折时这样做，它可以帮助你在短短几分钟之内就感觉好受些。如果是来访者发生这样的情况，你不用为你没有做更多工作而感到挫败。相反，你可以利用这个机会来强调一个启示——看，这里有一个新的技能！你可以打开你的感受，进入你的身体，转化那些感受，用不了几分钟，你就可以让自己感觉轻松自在了……

问：**请来访者呼吸、停止思考、更多地关注感受，这会带来即刻的放松，但这不会有避开真正的问题的危险吗？**

答：作为咨询师，你的目标不是让来访者放松后感觉好受些。让我们把这一点说明白，你不应该告诉你的来访者"放下一切担心，放松，让所有不舒服的感受走开"，来访者想要的是真正的治疗，真正的改变。为了这个目标，你要让他与他的内在现实联结，而不是回避。你的目的是尽可能地邀请来访者感觉和探索这些感受，倾听这些感受。最终，当这些过程都完成了，他可能会感觉好些。不过，真正的自由只有在完全地认可并打开那些感受之后才会出现。所以，要进入这个过程，我们首先要让来访者谈论他的问题，重新联结问题所在，联结不舒服的感受，然后我们指向身体："这里究竟发生了什么？你可以感觉到吗？……"如果来访者在你引导他进行内在工作时睡着了，那也许是他的选择，或者说是他的限制。把这点镜射给他，并相信他下次可以做得更好。也许你自己也可以做得更好。与你的来访者保持密切的联系。

问：**我引导一个来访者与她的感受联结，可是她什么也没说。**

答：当来访者不能够用言语表达她的身体感受时，首先要确认她是否与她的感受联结上了。用一些简单的是否疑问句来检查一下——"你是否感觉到什么了？""你可以识别出什么吗？"……如果答案是"否"，就请她把注意力集中在呼吸上，感觉气流进出身体——总有一些感受在身体里。核对这些感受，呼吸，进入喉咙、心脏、腹腔神经丛……如果的确什么都没有，看看她的感受是否宁静平和。如果她的感受是宁静平和的，你们就可以进一步扎根于她的内在父母。如果答案为"是"——她有感受，但是她不能够描述出来，这也没有问题，告诉她最重要的是她在与她的感受进行联结。同时，你可以做一些其他的事情。你可以问："那个感受具体在哪里？你可以指出在身体的什么部位有这样的感受吗？……"这是很容易回答的问题，也是很有用的问题，因为这个问题远离头脑，进一步深入身体。你可以提供些选择——"是有些疼、有些紧、感觉灼热还是有些冷？"只是描述，她可以说"是"或"否"。你的目的不是得到一个确切的描述，而是让来访者进入她的感受，让她打开感受，放下思考。确保她明白她不必解释或思考她的感受，这与理解无关，无须寻找"为什么"。这与如何开放"感受"有关。

问：在我指导来访者识别身体里的感受后，下一步要怎么做？我们必须指出模式吗？如何获得进一步的成长？

答：当来访者敞开感受，识别感受，离开思考，呼吸进入他的内在现实时，一般来说他开始转入其内在父母，他开始重构、转化他对自身经验的看法，转化其情绪能量。你的角色是确保这个过程尽可能地深入——使他根植于内在父母，敞开地面对内在小孩，识别感受，识别内在小孩的认知模式……重塑进入内在父母的视角。下一步就是要做出新的选择，识别新的策略。在我的理解里，做任何"心理评估"的效果都微乎其微，你不用解释问题，你不需要探究"心理模式"，你甚至不用理解"为什么"。让来访者识别改变、新的感受、新的启发才更有帮助。不过在大多数案例中，在这个过程被完全内化整合之前，你需要数次重复这个过程。

问：如果感受的深层原因未能被识别出来，会怎么样呢？

答：你要引导来访者"倾听"其感受，而非"思考"其感受，注意是"倾听"。来访者在打开这些感受时，会进入与之关联的受伤记忆的内在空间。一些画面或者情景可能会自然地浮现，你可以通过一些简单的问题进行引导，如："待在那里。你在哪里？你多大？把自然浮现的画面说出来……让整幅画面自我呈现、揭示，它会依据自己的节奏来显现，可能是一点一点地显现。"这是回溯的工作，在这之后，当感受、关联的记忆和认知模式已经被探索清楚之后，不要忘记把一切都带入"疗愈空间"，带入内在父母的光亮之中，或者提供任何你感觉顺手的、可以提供的、得当的方法——只要能够帮助来访者放下一切阻碍他完全处在当下的事物。

问：我有一个来访者特别能说，她对狗和猫有强迫性的恐惧，但是她无法与身体的特定感受联结，她对此有很多想法，不停地说她是怎样通过不同的方式试图克服焦虑的。我怎么样才可以让她克服这个阻抗？

答：如果她不是正处在一个"危机"中，可以探索她的童年伤痛、她与父母的关系、她父母的伤痛或焦虑、她在家庭系统中的位置以及任何她从过往带来的事物……引领她悟到她的恐惧与一些深层的创伤有关。不管那原本是什么，她都是在把一些东西投射在狗和猫身上。那是什么？让她理解在"应对"之外，她可以做的最好的事情是"识别"深层的原因。她的恐惧可能是在表达一些她没有意识到的深层问题。在这种情况下，你必须用一些方法触及那个问题。引导她进入内在进行一些工作，观察她是怎样体验放松和观想的。从一些简单的练习开始，如呼吸、觉察想法、觉察声音，在她准备好后再转入"感受"的练习。引导她想象狗和猫，使得她可以进入一些真实的感受……

问：我怎么样让她停止说话？

答：你把她结结实实地捆在椅子上，在她嘴边放一个录音机，然后关门放狗，她很快就会有一些感受！我当然是在开玩笑。完全信任来访者，尊重她的节奏，这会好很多。耐心地倾听她，但是利用任何可能的机会镜射回去，提供新的启示。你也可以做一次评估性会谈，通过引导性的提问从而对来访者的背景有更清楚的了解。你可以设立清晰的目标——她期望从咨询中得到什么？她准备好做一些内心工作了吗？

问：虽然过去的事件有很明显的问题，但是带不出什么强烈的感受，这个时候我们该怎么做呢？

答：的确，人们有一些记忆可能依然携带着情绪能量，却难以触及。不要忘记，我们要寻找的记忆可能并非有意识的记忆。它们可能已经被压抑，也可能因为发生在我们的意识还未发展完好的时间里（受孕和出生期间），或者是从我们的父母那里传承下来的，或者是我们集体记忆的一部分。有很多可能的内容，我们必须探索被知觉到的事件以外的更多的内容。我们也必须寻求其他联结能量的方式方法。我们首先应探索我们的认知模式，然后探察与之关联的感受。我们可能需要探索我们的梦，探讨家庭的问题……引导这一探索是你工作的一部分。针对你的提问，其他可能的原因是，一些人切断了自己与身体的联系。他们感觉不到任何东西，因为他们学会了不去感觉。在这样的情况下，你将会看到不平衡的情绪模式以及大量的思维活动。同样，再次保持耐心和毅力，引导他们进入内在工作，一点点地教会他们如何与自己在一起，在他们的身体里。你有很多方法，应善加利用。不要期望在一两次咨询中取得惊人的效果。

问：我们是在寻找过去曾经体验过的感受，还是在寻找当下体验到的感受？在我看来，这两者之间好像有很大的差别。

答：我们只关心当下。我们只关心那部分现在依然"呈现"在我们面前的过去，或是郁结在我们的身体里、或是渗透在当下、或是限制我们完全处在此时此刻的感受。我们并非真的去探索过去，我们只是以一种方式倾听这些当下的感受，使得我们识别出相关的恐惧模式、认知模式和行为模式，因为我们想完全摆脱这些，自由自在，并不是想知道这些或是理解过去……所以，在探索记忆的时候，让我们用点时间检查当下身体里的感受。如果有感受，呼吸进入其中，进行释放。当你在处理身体里的感受时，无论你观察的是过去还是当下，其实都是一回事。

问：**转化情绪能量，把感受带入康复的空间，带入光圈，很多人好像都做不到。他们也许并没有准备好，你对推进这个过程有何建议？**

答：是这样的，有些人说他们做不到。但请注意区别"做不到"和"不去做"。每个人都可以，但是有些人选择不去做，有些人会排斥去做，他们在头脑层面排斥。确实，这要求个体有能力去放下，使思维静止，关注呼吸。所有这些事情都不难，但需要一个学习过程。所以，不要把来访者置于一个失败的境地。如果他们说做不到，就提供其他练习，做那些他们能够做到的。给他们发展新技能的时间，一步一步，然后回头再做。他们最终会获得这个技能，会产生效果。

问：**引导来访者去面对内心全部的感受会有危险吗？如果这些感受非常吓人该怎么办？如果来访者无法应对，有反常表现该怎么办？**

答：这个问题有两个方面。其一，如果来访者没有准备好面对他的感受，他一般会排斥去面对。如果他没有，他的确会陷入危机。你的工作就是对这个危机进行工作，帮助来访者识别感受，识别并放下头脑中的恐慌，回到呼吸，让他保持与你的目光接触，完全处在当下……在这样做的时候，你可以带领他进入资源空间。我们只能通过内在父母来面对和转化所有的痛苦的感受。内在小孩不是逃离这些感受，就是完全迷失在无资源的状态中。你需要知道你的内在父母总是在那里，用一些时间来找到他们。当然，最好是在危机到来之前发展一些内在资源。其二，在一些情况下，来访者做好准备去面对他的感受，可是咨询师却反常地不敢面对，你要确定自己不是处在那样的情境下。作为咨询师，你必须绝对肯定无论如何都不会有什么真正的危险。不论发生什么，你都可以应对，情绪能量只是能量而已。你可以面对它就像一个人面对一只野兽一样：充满关爱与平和，咆哮的野兽即刻会被软化成一只温柔的宠物……危险的感受源于缺乏对资源的联结。内在小孩可能感觉到处于危险之中，但内在父母绝对不会在危险中。所以危险只是内在小孩的幻想，请对这一点保持清醒的认识。你的坚定和信任将是来访者最珍贵的资源。

问：在强烈的情绪爆发后该如何结束咨询？

答：要确保在一种积极的氛围中结束咨询。最好的方式是把所有接触到的"元素"、感受、记忆、情境、思维模式等带入治疗空间，就像我们已经看到的，那也许是一个光圈，也许是其他任何有助于来访者扎根于更高自我的资源。在一次咨询的结尾时，来访者应当是开放的，是可以敞开面对改变的。最简单的方法就是邀请来访者放下不想要的：呼出过去，吸入未来和新的可能性。不要忘了对来访者已经做好的工作表示祝贺，要让来访者知道"释放"情绪能量会带来深入的治疗效果，并提醒他在释放情绪能量之后，感觉到累是很正常的。请他放松，休息休息。保证他完全与"自我"联结，能够应对日常的生活。必要时给予他足够的时间，给他些水喝。

问：在一些极端的个案中，情绪爆发会持续很长时间，我们似乎不可能找到时间对内在父母进行工作。该如何处理？

答：当来访者看起来像是困在混乱的情绪空间中时，你可以肯定他没有在他的身体里，他在他的头脑里，他的思维在控制着局面。他的思维模式在不断地引发情绪，他与自己的身体没有实际的联结。这种情况可能持续几个小时、几周甚至数月……根据环境的改变而不断地变化。受伤的内在小孩自己在掌管着一切，它感到失落，像是被内在父母遗弃了。咨询师就是让来访者从头脑模式切换到身体模式，可问来访者身体里的感受在哪里？开始给它们命名，描述它们，观察它们，对它们保持开放……突然之间，局面有所不同，来访者感觉到了力量，内在父母出场了。根据来访者的节奏，进入并深入这种体验，你要发出坚定而明确的信息……不应当用两个小时来帮助来访者脱离情绪危机，那意味着来访者把你引入了他的游戏之中。如果他不选择跟从你，那你要把这个情况镜射回去，他可以选择无止境地沉浸在他的痛苦之中，他也可以选择把手伸给你，步入解决问题的过程。

问：**对于边缘型人格的病人呢？**

答：我个人不喜欢"边缘型人格"这个术语，因为它像所有的精神病学术语那样，把人分成了不同的症状类型。不要忘了你面前的是活生生的一个人，他与你一样，有着无限的内在资源，面对着一个个具体的生活挑战，从中可以学到些东西，得到成长。你帮助他采取可能的治疗步骤，这是你应给予的全部。可能存在些你未曾期待和探索的解决办法，去寻找它们。当你感觉到能力有限时，可以进行转介，当然也包括寻求精神病学和其他医学的帮助。的确，对有些个案来说，心理治疗不是合适的方法，至少他不是你的受训背景适合工作的类型。但是的确有很多方法可以帮助那些有深层困扰的人。注意观察爱是怎样成为治疗和转化的催化剂的，甚至动物也能够提供这种关爱。

问：**当我们引导来访者对情绪能量进行工作后，我们该如何再次回到个体的症状和现实的生活情境中呢？**

答：人们需要的是：第一，知道如何敞开他们的感受并对其进行转换、治疗，使得困在身体里不能对情境进行适当反应的情绪能量流动得更加通畅；第二，掌控他们的思维模式，放下有局限的认知模式，明确他们想要什么，做出适当的选择。在大多时间里，你无须担心他们把握自身"问题"或"症状"的方式。一旦开始以不同的方式感觉，他们就会很快找到解决办法。你的主要工作是让他们看到并感受到他们可以如何开始以不同的方式经历事情、如何回到自身内在的力量之中。一旦发生内在的"转换"，身体和头脑得到清理，他们就会知道如何在其生活中实践这些改变。你无须在具体的问题方面花很多时间，而是应该关注变化，整合变化，让他们看到并相信变化。如果你感觉你可以处理一件具体的事来检查他们的新立场，那么你就那样做吧。识别目标，澄清意愿，列出具体的实践步骤。

问：当来访者感觉胸口或者腹腔神经丛有点异样时，我们还必须引导他们继续检查其他部位的感受吗？

答：当你已经有一个感受，并且你识别出那是一个主要的感受时，请继续关注这种感受，对它进行工作。只有在感受不是很清晰、强烈时，你才需要引导来访者关注身体的不同部位。这只是引导来访者将注意力集中在身体上的方法之一（见第十一章的"倾听身体"）。

问：如果后背、肩膀、膝盖或者别的什么部位有特别的感受，这有什么特定的含义吗？

答：是的，当然有特定的含义，这是身体的语言。身体就像梦一样，用一种有意义的象征方式在表达，并且总是如此！你身体发出的任何信息都传递着某种意义，我们将在第十章讨论这个主题。在这里，你只要记住几条线索就行。如果某处突然有灼热感、不舒服的热感，而又和身体问题无关，这可能与记忆或感受释放带出来的某些东西有关。当然，你要做的就是继续待在这种感受里，呼吸进入其中……喉咙部位的感受很可能与一些冲突（愤怒）有关，它们使喉咙紧锁、压抑，无法表达。胸部的感受可能与受伤的自我形象、自爱有关。腹部的感受与某种情绪的不平衡有关——压力、悲伤、恐惧、抑郁。肚脐部位的疼痛也许与出生的创伤或与母亲关系紧张有关。如果是脊椎底部疼痛，则可能与性创伤有关……不过这些线索只是一种提示，它们只是邀请你觉察某些事情，而不是引导你给出任何解释。重要的是让来访者自己找出这些感受，这些感受将告知他们一切。它们与一些特定的信息有关。当来访者向这些感受敞开时，信息就会以适当的记忆与洞见的形式突然闪现。咨询师的任务就是保证来访者能够与他自己沟通、对他自己敞开，通过可以获得信息的内在信任空间去倾听自己。

问：当在你所说的"脊椎底部"这个部位有感受时，我们不需要进一步澄清具体部位吗？在我看来，性器官和肛门周围是有很大的区别的。

答：一般不需要讨论细节。你只是把来访者的注意力导向身体的感受，需要出来的感受都会出来，需要显露的一切也都会展现。相信这个过程，你不需要分析或理解，避免去问那些让会来访者回到头脑的问题，继续让他扎根于资源。顺便说一下，如果来访者突然感觉要小便，那种感受像是轻微的灼伤感而非真正的膀胱胀满的感受，这可能是一个强烈的信号——这经常与童年虐待有关。你的处理方法是一样的，只是请来访者描述感受，感觉感受，吸入感受……除非来访者真的要求去洗手间。

问：那么如何处理头疼呢？

答：在咨询中，如果来访者头疼，可能表示他的意识思维对潜意识信息及关联的身体感受有着强烈的阻抗。头疼可以发生在当你引导来访者感觉身体感受或其他相关信息时。如果头脑有阻抗，那么来访者会表现出头疼。一般不会有很多其他的感受，因为那些感受都被压抑了。不要强求，可以引导来访者进一步与其内在父母——更深层的资源——进行安全的联结。任何需要显露出来的真相都有它们自己的时间表。

六、本章概要

对情绪能量进行工作的步骤：

（1）从头脑转换到身体——倾听身体。

——现在，你感觉到身体有些什么感受？

——你可以把这些感受描述出来吗？

——具体在身体的哪些部位呢？

——很好，继续感觉这些感受……

——对感受敞开……

（2）吸入感受。

——吸入感受……

（3）放大感受。

——看看你怎样可以使这些感受变得更大些。

（4）把感受看作能量。

——这只是能量，情绪能量。

——开启这种能量，让它出来……

（5）创设疗愈的内在空间。

——想象围绕着你的光圈（或美丽的地方、夕阳美景）。

——吸入这些光并让光进入你的整个身心。

——"我在光中……我是光……"

（6）将光亮吸入心灵。

——想象光的中心在你的内心。

——想象你的内心是温暖的、散发着光芒的火焰。

——将光吸入内心，让火焰越来越旺……

——将痛苦的感受（或画面、想法、情景）吸入内心。

——把这些视作你内心火焰的燃料，使火焰更旺……

——从内心呼出疗愈的意愿。

（7）放开。

——呼出过去，吸入当下的自由……

第七章
对认知模式进行工作

一、思维是能量

　　培养积极思维认知的重要性，就像我们运用在自己生活中的这架活机器里的软件一样，已经被众多人士广泛地论证过。积极的思维认知在我们的生活中总是会创造出积极的结果，而消极的思维认知则会导致低成效。我们是我们所认为的那样。我们的思维模式受到我们以往的经验、恐惧模式、社会和文化环境强有力的影响，因此各种不同种类的无意识认知局限着我们通达内在的自由。我们需要去审视我们的限制，识别它们，并进行重构。不论对咨询师还是对来访者来说，都是这样。

＊　＊　＊

能量随思想流动！
我们的想法影响我们，
影响我们的现实
以及我们周围的人。

＊　＊　＊

二、咨询师的认知系统

让我们首先看看我们自身的认知模式。对咨询师而言，我认为最重要的是知道并完全信任任何人都可以拥有通达无限的资源，任何问题都可以解决，至少"任何挑战都可以面对"，因为我们"深层自我（Higher Self）"的力量拥有进行有意义的深层转换的钥匙。对此有怀疑的咨询师能为来访者提供的帮助是有限的，因为任何限制性观念都将对咨询工作的有效性产生消极的影响。

当然，深层自我这个概念本身可能被看作一个信念。有很多关于这方面的著作，从集体或宇宙思维的本质甚至"神圣起源"出发，使用各种不同的名称。这个问题的确挑战着我们的信念系统。但在我的经验中，这不是一个问题，这更多是需要通过"体验"进行探索而非用记忆去坚持的概念。如同一扇打开的门，我们可以通过它去看一看或者从旁经过不理会它，这由你自己来决定。我的建议：尽可能保持开放，以便通达任何可以赋予力量的所在。

如果有什么有趣的可坚持的信念，那便是"凡事皆有可能"。人类一无所有，除了他们添加在自己身上的限制，这对你而言是如此，对任何一个来访者而言也是如此。我们的内在资源可以改变我们的内在现实，一切完全取决于我们自己。若有不同的意识观念，不同的思维认知，不同的生活态度，我们就可以改变我们的生活，甚至我们的环境。我们可以达到的成就是没有止境的！唯一的限制是我们认为自己做不到。

* * *

我们可以达到的成就

是没有止境的！

唯一的限制是

我们认为自己做不到。

* * *

也许你会质疑："那对身体问题、残疾或那些无法治愈的疾病呢？对环境、社会和文化等无法改变的现实呢？对过去那些无法从我们记忆中消除的创伤性的经验呢？……"在这里，你已经显现出你有局限的认知模式了。

事实是奇迹一样是可能的，如果你相信它们的存在。奇迹会自然发生，只是人类的思维目前无法理解或解释。我们对我们深层存在中所拥有的创造性力量知之甚少。我们几乎不明白我们的身体是如何保持平衡和健康的，我们更不知道我们是如何创设周围的日常环境的。如果你希望发生奇迹，请你现在就调整好自己，如果你准备好迎接它们，它们就会发生。期待最好的，从每一件事情上、每一个人身上发现最好的。保持完全的开放与信任，凡事皆有可能，当然也包括来访者的任何愿望，你始终在那里支持他。①

如何从局限的认知模式获取自由同理于如何从评判中获得自由。咨询师是一面镜子。一面好镜子没有评判，没有好或坏的感觉。一面好镜子只邀请来访者站在他的立场，他会立即识别出所有局限的认知模式，不论是其自身的还是来访者的。

当来访者与你分享他的性幻想，内容可能会超出你自己的想象，你必须能够超越所有评判。有人可能会有多个性伴侣，甚至偏好群体性行为，为此，请

---

① 最近的科学发现显示，存在一个所有事情开始的地方，"是"一个单纯的能量。在这个现实的量子孵化器里，凡事皆有可能。这个地方被Gregg Braden称为"神圣的矩阵"（*The Divine Matrix*），是我们想象与现实的桥梁。外在的明镜映射出我们所创设的认知观念。为了在我们的生活中释放这个矩阵的能量，我们需要了解它是如何工作的。Gregg Braden先前是一名高级航天计算机系统设计师，已经在这个问题上研究超过了20年，阐述了20种意识创造的方法，向我们展示了如何把我们想象中的奇迹转化成我们的现实生活。（Gregg Braden，*The Divine Matrix*，Hay House，2007.）

你调节情绪……绝不要评判，即使你可能很想探讨这个选择的适当性与其需要和目标的关系。来访者的幻想也可能是虐待孩子，甚至想掐死他们……不论何种情况，你不能以恐惧和斥责回应他们。如果你那样做，那是你自身的内在小孩出场了，是你自己的限制，你应该面对它，探索它。理想的情况是，你倾听且无条件地接纳，像镜子一样把这一切反射回去。来访者会解决这一切，找到解决办法。来访者还可能是个被虐待的受害者，你牵起他的手，引导他走过治疗过程，而不要指责或抨击他。

最后这个例子可能很极端。你可能更常听到来访者表达痛恨，渴望复仇，自杀或其他伤害性的行为。这都是一回事：我们的工作是镜射，引导他们找到自身的解决办法，而非表达我们的意见和观点。没有什么事情不可接受，我们只是帮助澄清选择，而非强加"适当"的行为。不论来访者选择做什么或者成为什么人，都是他的选择，他的责任。我们只需远离"应该"和"不得不"，我们要帮助他们获得力量，而非告诉他们要做什么。生活是一场体验，所有的经历都是有价值的。他们将收获自己所播种的，这是他们的选择。若你干预他们的选择，你也将会收获你所种下的，那就是冲突。

三、来访者的认知系统

痛苦的经历会和局限的认知模式一起被记录在我们的意识里，可能是一种恐惧模式或一个警告，如"这是痛苦的""这是要避开的""我应付不了这个"……这让我们陷入了某些狭隘的意识状态，把自身的恐惧模式投射到当前的情境中。一个早年被遗弃的孩子将会长期生活在被遗弃的恐惧里，在恐惧中成长，担心被任何一个逐渐亲近的人抛弃。其认知模式会是"我不能够信任别人，我甚至不能相信我最好的朋友，他们假装爱我，但最后都弃我而去"。结果，这个人将可能在每一处都看到背叛，他的行为方式吸引并确认着这样一个信念：你看，这是真的，你抛弃了我!

＊　＊　＊

痛苦的经验

让我们陷入

狭隘的意识状态，

导致负面的

认知观念被强化。

＊　＊　＊

负面的认知方式不断地强化负面的情绪和感受，因为它们就像有色眼镜（滤光器）一样，对我们看待事物的方式产生作用，对我们如何看待自身、看待他人产生作用。它们同样影响我们周围的现实，我们将会吸引外在环境，验证我们原本所认为的都是对的。生活不断地给予我们所要求的，我们得到的就是我们所想的。我们认为什么是真实的，我们就会看到什么，除非我们有开放的思维，看事物如其所是。

我们都会带有一些根源于个人或集体记忆的恐惧模式和局限观念，咨询师就是要帮助他的来访者识别这个包袱，并且放下包袱，回到自由的内在空间。

咨询中一些最常见的负面认知模式：

——我笨死了。

——我很丑。

——我不喜欢我的身材。

——我不值得被爱。

——我是个烂人。

——活着让我很内疚。

——生活没有意义。

——没有人真的关心我。

——我成功不了。

——我不配取得成功。

——好东西不是为我准备的。

——爱和虐待是一回事。

——性和痛苦是一回事。

——快乐是一种罪过。

——我没有动力去工作。

——生活就是辛苦地工作。

——有权力的人总是滥用他们的权力。

——没有人可以信任。

——男人都靠不住。

——男人只是因我的身体喜欢我。

——当有人求我帮忙时我无法说"不"。

——我不得不先照顾他人的需求。

——我不应当为自己花钱。

——这个世界是不安全的。

——我承担不了任何风险。

……

认知模式其实都有局限性，它们建立在担心恐惧之上，导致焦虑、紧张与封闭，并且使人牢牢地固着在某事上。学习快速地识别这些限制性观念，并把它们写下来。尽你所能把识别出的观念具体化，去体会与之相连的感受，从而识别出它们的根源。

1. 认知模式与感受

局限的认知模式和情绪感受就像一枚硬币的两面，总是紧密关联、相互伴生的。我们不能只看其中一面而忽视另一面。在探索认知模式时，我们需要寻找感受；在探索感受和痛苦体验的记忆时，我们需要去找寻其中的认知模式。情绪和认知是一次经历中的两个方面，不可分割，你需要确保把两者有机地联结在一起。怎样一个痛苦的经验滋生了这样的认知模式？这样的痛苦经验会导致什么样的认知模式？认知与感受的联结会提高带来洞见与疗愈的可能性。

＊ ＊ ＊

认知模式根源于恐惧。

感受在哪里？

恐惧是什么？

重新联结感受与认知模式

有助于识别出创伤的起源。

＊ ＊ ＊

我有时会被问道："我们要先对什么做工作，情绪还是认知模式？"无须去探究哪个是第一步，哪个是第二步，它们是不可分的。出现什么，你就对什么做工作。不论是感受还是认知模式，都将导向受伤的内在空间：识别并敞开面对受伤的内在小孩，那个需要被认可和拥抱的内在小孩。你要保证尽你所能把二者联系起来：这会有利于引发洞见，加快变化的过程。

当来访者已经探索了感受及与之相关的受伤记忆时，你可以适当询问以下问题：

——在这样的环境中，引发了怎样的认知模式？

——你可以看出这些事件是怎样塑造了你的思维模式吗？

——你现在可以想象并表述一个更好的思维模式吗？——这个思维模式就

是支持你、让你的生活开心、成功的观念。

例如，在缺乏自信的背后，可能有"我没有能力把事情做对"或"我做不好"这样一个相关的观念。可能与之关联的感受有伤心、胸口闷、因不被接受导致的紧张、不被认可、不被关爱……这会进入记忆："我妈妈总是斥责我，她对我很苛刻，从来不满意。"关联的认知模式可能有："我不够好，不配被爱，为了得到爱和欣赏，我必须绝对完美。"

2. 认知模式与记忆

我们的认知模式来源于记忆，不管是个人的记忆，从父母那里继承的记忆，还是群体的记忆。我们在意识层面携带着记忆，当然也在潜意识层面承接着记忆。我们的潜意识包括我们经历的每一件事情，甚至是那些发生了却没有被我们有意识地清楚记住的事情，比如我们童年早期甚至是受孕期间的经历，我们的父母或祖辈的创伤性往事，这些都是我们潜意识记忆中的一部分。因而，我们背负着从父母那里传递下来的认知观念、群体记忆、集体性的认知观念，可能与集体的创伤或普遍的经历有关……如何卸下这些重负？这就需要识别任何限制和削弱我们力量的事物，选择放下我们的恐惧，放下我们的过去。

作为咨询师，我们必须时刻谨记：有意识的记忆只是触及导致困扰的潜在模式的一小部分。感受和认知模式是我们的向导，是否识别出清晰的事件则是第二位的。我们一定可以去除来访者对内在受伤空间的认同，进行重构，建立全新的内在现实。

我们同时还必须牢记：某些来访者的意识记忆可能被压抑了，甚至是被意识思维抹去了。我们不能完全信任意识记忆，咨询师需要保持警觉，寻找那些被"压抑"的创伤性经历的信号。这很可能发生在童年期遭受性虐待的情况中，甚至是很小的虐待，比如儿童与父母同床睡觉时触碰到父母私密的身体部位，只要这个儿童无法对这个经验进行加工处理，他或她就会选择从意识记忆中消除它。有时，受虐这样的事情甚至会反复发生，直到成年，但个体依然可以从记忆中抹去发生的事实，犹如安装了一个开关。

有一次，一个22岁的女孩来找我做治疗。她有很严重的抑郁、混乱、愤怒、自我憎恨等症状。她下定决心，准备好清除她感觉到的内在的那些糟糕的事情，但她完全不明白问题的症结在哪里。在我们回溯感受时，很快呈现出她从很小的时候开始就与父亲有了性关系，从澡盆里的一些小游戏开始，进展到10岁时痛苦的性交，这种情况一直持续到她18岁离开家。她小心地压抑着每一次经历的所有有意识的记忆，然后睡觉，起床之后大脑总是一片空白。她已经习惯于自己记性不太好，但是她的总体状态却日益恶化。不过，当她联结到印刻在她身体里的潜意识的记忆，联结到经历中的感受时，她能够很容易地识别出来。这帮助她从难以忍受的重荷中解脱出来，当然，她必须重构自我，面对内疚和愤怒，治愈深受伤害的自我形象。她内在的负面认知模式有很多：她一钱不值，不值得被爱，不值得被尊重，只应受到羞辱和惩罚，她痛恨自己的身体，不相信男人等。所有这些都必须进行治疗和重构。这个案例中最值得注意的是，即使她18岁前一直有意识地定期参与其中的每一个行为，但她在意识里不知道发生过什么。

为了解除对意识以及潜意识的抑制禁锢，清楚地识别出记忆总是比较好的。识别出记忆与回溯工作有关，倾听我们的过去，接受保持在我们内心世界庞大的图书馆中的讯息。与记忆联结的最佳方式是那些仍然活跃在我们体内的感受，我们的身体知道，我们的感受将把我们带回我们需要去的地方。一旦过去的创伤性事件被识别出来，最重要的是清楚地分辨出根植于那些创伤性的体验中的思维模式和认知系统。

3. 认知模式与症状

当一个来访者找到你咨询时，他常常会有很多抱怨，可能还有一系列功能失调障碍的困扰。这些会强化问题，但与认知模式不一样。这些实际上是对那些无效的观念行为的表述，而非抽象的概括。例如，"我有自杀的念头"是一个症状，而"生活是无意义的"则是一个观念。其他的例子：

——我感觉压抑。

——我对活动失去了兴趣。

——我犹豫不决，我无法做出决定。

——我睡不好，刚起床时也还是感觉累。

——我有饮食障碍。

——我异常过敏易怒。

——我有着极低的自尊。

——我总是需要成为第一名，最好的。

——我无法忍受被指责。

——我好像会反复地选择那些对我有暴力倾向的伴侣。

——我总是做最坏的预期。

——我倾向于与世隔绝。

——我丧失了性欲。

——我对生孩子、做父母感到恐慌。

——我无法忍受别人触摸我的皮肤。

——我总是迟到。

——我极为嫉妒别人。

——我记性有问题。

——我不可控制地想要伤害自己。

——我缺乏精力。

——我感觉一直无法安宁。

——我感觉极容易被冒犯。

——我照顾不了自己。

——我极容易内疚。

——我会一直哭泣，却没有什么明显的理由。

——当别人对我发脾气时我会恐慌。

……

症状通常都有与之相关的认知模式。"我被洁癖困扰"这个症状有一个与之关联的认知模式，即"我必须避开公众场所，因为有存在污染的可能"。"我焦虑"这个症状当然有与之关联的认知模式，可能会是"当我独自和陌生人在一起时，我感到不安全"，也可能是"我总是在被抛弃的危险中"……

然而，有时症状和认知模式之间的界限可能并不清楚，在你咨询的时候，只需要记下那些抱怨。也许其中的某些会在适当的阶段使用，就像对认知模式所做的工作一样：具体化，进入内在的感受，识别出这些模式的根源。运用那些对症状的陈述去联结来访者的感受。

四、重构认知模式

1. 识别认知模式

不论问题和困难是怎样的，它们都以想法的形式活在我们的头脑里。当我们能够识别自己的思维模式，那些从痛苦中衍生出来的基于恐惧的思维模式，那些将产生更多恐惧和痛苦的想法等，我们就可以选择让它们走开，用更好的思维框架替代原先的模式。我们完全有力量来掌控我们的思维，至少，如果我们选择这样做，是可以做到的。

我们的来访者也是如此。任何削弱力量的陈述都必须被识别出来，不论是强化一个问题还是一个困难，或者一个不可能性，或者一个评判……这是咨询师要去寻找的。认知模式是对问题的确认，对无能为力、对危险、对匮乏的确认。

* * *

消极思维	积极思维
恐惧	信任，信心
局限	开放
无力的	有力的
压抑的、郁闷的	快乐的、创造的
"我不能"	"我能够"
问题取向	解决取向
确认困难	确认可能性
瓶子半空	瓶子半满
内在小孩空间	内在父母空间

* * *

咨询师应保持警觉，记下或反射出来访者说出的确认负面观念的内容。如果不是立即回应，则应在适当时候回到那些认知模式上进行工作与重构。

识别认知模式是对其进行重构过程的第一步，即视它们如其所是：那些被我们接受并相信的负面的思维框架，那些对现实认知的曲解。

你的工作是帮助来访者识别他的认知模式，询问适当的问题，引领他对认知模式获得顿悟，使得他可以感觉潜在的情绪。不论来访者何时与情绪问题、创伤性的体验相联结，确保你引导他识别出与经历体验关联的认知模式。

＊ ＊ ＊

负面的认知模式是

恐惧和无力的表达，

是受伤的内在小孩的表达。

＊ ＊ ＊

一些负面的认知模式很明显，比如"我不相信男人，他们都靠不住"，或者"我厌恶我的身体"。但是负面的陈述常常并不足以让来访者与其潜在的感受联结。这时我们可以问一些问题，去探索在已陈述的认知模式背后的感受、恐惧或需要。为了与过去任何可能衍生出此认知模式的东西联结，为了与牢牢抓住这个恐惧模式的所在联结，我们需要具体化，从而产生新的洞见。寻找恐惧模式，寻找来访者能够感觉到的感受，应避免询问"为什么"这类问题，而应问"什么"类型的问题："当……发生了什么？""害怕的是什么？""评判的是什么？""谁这样说？"……

识别认知模式：咨询对话一

——（一位年轻的女士）我不相信我自己。

——感觉一下那种感受，是怎样的感觉？

——我感觉我不够坚定，我常让其他人为我做决定，我不知道我想要什么。

——好，和那个感受待在一起……那个感受是从哪里来的？

——总是有人照顾我，以前是我父母为我做每件事，现在是我丈夫为我做每件事。我从来不用自己做事情。

——你父母是怎么对你说的？

——他们通常什么也不说，只是用过度保护我来表达他们的爱。

——那结果是怎么样的？

——我从来没有一个机会可以看到自己的力量。

——你相信你能够找到内在的力量，那个你感觉能胜任的地方吗？

——是的，我相信，但是我不知道我怎么可以达到。

——很好，让我们来看一看，你可以怎样找到一条打开新的可能性的路……

识别认知模式：咨询对话二

——（一位年轻的女士）我需要更多钱……

——有什么事情阻止你去获得更多钱吗？

——我感到累，我没精力、没时间去挣钱，我所能做的是少花钱。

——你可以看到是什么阻碍你享有更多富足吗？

——我认为我给自己施加太多压力了，我必须得比其他人更好，我感觉我必须照顾好我的父母，我必须对其他人而言是有用的……

——这把你带到什么地方去了？

——我没有足够的钱。

——你可以感觉一下这种匮乏、这种缺少的焦虑吗？

——是的。

——这是与某个信念或者现实相关的吗？

——尽管我从我父母那里得到了一些经济支持，但是我认为这是一个很明显的事实。

——那是怎样的感觉？

——很难……我想要更独立自主……我父母给我钱，这是他们控制我的方式，我不想依赖，我想靠自己挣钱。

——你打算怎么做来达到这个目标？

——我可以做一些小事情，但是我不认为自己会变富！

——你不认为你会变富？

——是的，我还没有那样的技能……

——好，让我们看看你在这里的认知模式：我不能，我不会，这没有用……把它们写下来：我绝不会变富……我没有足够的钱……我没有自己的空间……我父母控制我……我无法独立自主……我绝不会富……让我们一个一个来看，感觉一下这些想法是怎么样破坏你的能量和你的生活……然后我们会一起看看如何把这些想法重新转变为支持你的陈述，这会激发你新的行为。

2. 重构局限的思维模式

一旦负面的认知模式被识别，它们的根源被探索清楚，这就需要做出一个选择，即决定是否放下这些观念。我们需要明确地知道这些认知模式在很大程度上要为创造出的问题负责。我们可以找到动力把它们转变成更有创造性的思维模式，更积极的激励性表达，这会打开新的可能性，为我们的整个身心存在注入新的动力。

在重构或重组负面认知模式之前，你必须确定来访者已经识别出他的受伤的内在小孩，可以敞开面对他的内在父母，也许有必要经历一些中间阶段，以渐进的、更易于达到的、更具体的方式来阐明。只有在来访者识别出更有支持性的替代选择时，才可能接受指引走向更简洁明了、更强大有力的积极肯定。

理想而言，你应当邀请来访者自己找出最好的替代其陈旧的认知模式的选择。可以问这样的问题：

——你怎么样把你这个认知模式重新表述为一种更为开放的对新的可能性的陈述？你能够想象出什么样的思维模式会更有助于你达到你的目标吗？

新的思维模式不应只是与已识别的局限的认知模式相反，并非简单地从消极转变为积极。如果一个来访者提出一个消极的认知模式，如"我讨厌我的身体"，你无法只是将其转换成"我喜欢我的身体"，这样跨度太大，不大可能有效。如果在探索了潜在的痛苦且澄清了改变的意愿后，必要时给予提示："我不等于我的身体。我可以看到我内在的美。我可以欣赏我身体的这方面或那方面。我可以欣赏自己保持健康和强壮。我可以学着去接受我的身体……"这些表述会更有作用。

3.表述正面宣言

当我们把那些支持我们达成自己需求和目标的思维模式具体化时，我们就可以形成正面积极的肯定宣言，这会给我们整个身心和生活注入一种完全不同的动力。正面肯定是由内在父母表达的有力量的语言，它使我们可以与内在力量联结，使我们更深入地扎根于本性。要想正面宣言有效，就必须进行积极表述：肯定可能性而不是肯定不存在的问题。正面宣言需要以个人的名义（即"我"）来陈述，你只能够肯定你自己，而非他人。正面宣言不是愿望，不是希望，甚至不是"我会试试……"，而是"我现在要做一个清楚的选择"。正面宣言肯定"存在（大我）"，注入"存在"。正面宣言在当下发挥最好的作用，而非在未来……不过正面宣言肯定学习过程，肯定学习、成长、发展新技能的意愿。正面宣言应完全受意愿掌管，敞开面对自身的力量，敞开面对与之关联的感受。正面宣言远不止是一种言语表达，而应是一种在身体里可以感觉的"感受"：感觉你的宣言，进入其中，识别出它们，进入它们的力量，有规律地在其需要时加以重复，从而注入你想要的内在现实。

"我可以，我会，我想要，我选择，我是，我能够学习……"

最基本、最有力的宣言：

——一切都是美好的。

——我是……

——我就是这样，我很好。

——我完全接受这样的自己。

——我值得被爱。

——我处于平和中。

——我是平和的。

——我可以管理我自己的生活。

——我可以发展新的技能。

——我可以达到我的目标。

——我能够拥有美好的生活。

——我可以取得任何我想要的。

……

来访者可能在表达这些有力量的宣言时有困难。如果他们把自己认同为其内在小孩，他们会抵触那样做，感觉自己做不到……或者他们做了，他们把话说出来了，却并没有进入真正的力量之中。他们可能会说："我想……也许……我希望（或我更愿意）……有一天……我会试试看……"这些不是清晰有力的宣言。咨询师在此时可以给他们一些提示，轻轻推动他们一把，邀请他们进一步探索。"看看这样说会怎样：我能够探索一种新技能……我可以学习去信任……我选择去治疗（或康复）……"

正面宣言是有力的工具，比简单的自我暗示要有力量得多，它们使得来访者可以从一个新的视角用一种全新的积极能量来掌管自己整个的生活。正面宣言打开了来访者本质力量的大门。此外，正面宣言让来访者直面这个最基本的选择："我真的想要进入自身的力量之中吗？还是想要待在我的无力之中？"在需要时，咨询师不要犹豫，把来访者做出的选择映射回去："这是你的立场，这对你而言是个极好的机会，你真正想要的是什么？进入自由还是紧抓痛苦？这都取决于你。你可以从容不迫，你是唯一知道怎样的节奏对你来说是最好的那个人……"

4. 澄清意愿

澄清并巩固意愿，这是任何事情都要依赖的内在立场，是咨询工作重要的一环。若没有清晰的意愿，则没有真正的改变。应注意不要把我们所寻求的意愿与我们人格的意志力混为一谈，意志力可能被用来抵抗次人格，制造内在冲突或张力。我们并非寻求努力和紧张，我们在寻找内在父母的决定，与本性完全一体的纯粹的意愿。那是我们所寻求的从我们深层自我发出的强大推动力，这一内在立场给予我们整个身心一个清晰的方向，使我们的人格与我们最深层的渴望和谐一致。我们清楚地知道什么时候我们处于这种联结中，因为它给予我们一种充满力量、内在目标明确的感受。我们感觉到联结和信心，整个身体好像发出这样的感叹："啊，终于发出了指令，现在我们知道要做什么，要到哪里去了！"

一位年轻的女性经常肯定她的懒惰，她是一个口译员，想进一步提高第二语言的能力，但是没有勇气付出应有的努力。她希望有什么魔力可以使她达到这个结果却不用付出任何努力。我让她看到她的目标，让她看到她是如何肯定一系列不可能性和负面模式的，她永远是"我想要，可是我不能够"，我让她制订出实际可行的步骤，日常可以达到的简单目标，如每天早上听外语电台的新闻。我让她看到这可以是有趣而不辛苦的，确保她自己可以乐在其中……她同意这会是一个好主意。然后，回到宣言的部分：

——你真的决定了那样去做吗？

她仍然有些犹豫。

——你可以说"是的，我会去做"吗？

她不能。

——所以，这是你的选择。没问题，准备好后，你再做出你的决定。你只需要看到：你想要某个目标，你知道你可以做到，你需要什么让你感觉到你准备好可以迈出这一步？

——我并不真的相信我可以做到，但是我会想一想……也许在我看到有乐趣的时候……

——很好，去看看其中的乐趣，探索其中的乐趣，你会上瘾的。你现在可以这样肯定吗：我会寻找如何乐在其中。

——是的，我会寻找如何乐在其中。

——明天早上就体验一下，确保让自己乐在其中。只有在你感觉享受的时候，才做这件事！

她这样做了，在几周后依然在做。

意愿进入我们的内在力量之中，清晰而响亮地做出肯定，所以我们整个身心都可以听到并内化我们的"指令"："是的，我能够……我会……立刻！现在我创造了我想要的现实。我有完全的力量！"这就是康复和转化如何最好地发挥作用的关键所在，这就是真正的力量所在。

"我进入最好和最高的可能的选择，即刻！"

"我决定现在就放下阻碍我前进的任何事物。"

"我即刻选择康复和改变……"

＊ ＊ ＊

意愿是

改变的最关键因素，

那是你的一部分，

它在说："是的，我愿意！"

＊＊＊

5. 重构认知模式过程概述

（1）把你的来访者所表述的负面陈述列成一个清单。你可以立即记录下来，也可以在适当时让来访者自己在一张纸的左半边写下他的负面认知，把右半边留下写与之相应的新的表述。

（2）具体化：

——在……的时候发生了什么？

——在那里有着什么样的恐惧？

——有什么样的评判？

——感受是什么？有什么需要？

——这个肯定后面隐藏着什么其他的认知模式？

（3）探索：一个接一个地去看这些思维模式。

——这是现实还是你的观念？

——这样对你有支持作用吗？让你感觉有力量吗？这样对你的生活有积极的、创造性的影响吗？

——这个认知模式的感觉是怎样的？进入那个感觉感受一下，那个感觉是从哪里来的？那个认知模式的根源在哪里？

（4）从内在小孩转入内在父母：将认知模式和感受视为受伤的内在小孩的表达，然后进入内在父母的视角，离开内在小孩的受害者的立场。

——你真的想要那个吗？

——你真正想要的是什么？

（5）重组积极的思维框架：在每一个消极认知背后识别出与之相反的

167

"积极"的思维框架，打开新的可能性。在纸的右半边写下新的思维方式。你可以问的问题有：

——你可以怎样把这个认知模式重新表述为充满新的可能性的一句话？

——你可以想象出其他能更好地为你服务的思维模式吗？

——有什么其他替代性的选择？

——你能想象出其他更好的选择吗？

（6）具体化为清晰的正面宣言，即使刚开始时难以完全相信或内化：我选择，我能够，我可以学……

——你能肯定是什么使得你现在就可以创造一个不同的世界吗？

给予适当的提示——

——这样如何——我可以……我会……我是……

——探索一下你可以怎样进入这种宣言的感受之中，让它现在就成为你的。

（7）澄清你的意愿（见第八章的"澄清意愿"）：

——你到底有多相信这个？

——做出你的选择。你的立场在哪里？

——用一些时间探索你可以怎样敞开自己去面对这个新的思维架构。

——说出来，感觉它……如果感觉抵触，放松，做出你的选择……

五、咨询对话：重组认知模式

来访者：我处理不了冲突，我痛恨卷入冲突之中。

咨询师：当你卷入冲突中，会发生什么？

来访者：如果我让自己卷入冲突，就失去了我的信誉，破坏了我的形象，我需要保持完美形象，我想要完美，我总是想要成为最好的，成为第一名……

咨询师：当你不是最好的时，会发生什么？

来访者：那样的话，我就得不到认可。

咨询师：那会怎样？结果会是怎样的？

来访者：人们就不会欣赏我。

咨询师：人们不欣赏你，会怎样呢？

来访者：我无法达到自己的目标，我感觉不到支持。

咨询师：当你不被关爱和认可时，你就无法做成你要做的事情？

来访者：是的，当我感觉不到爱时，我就会放弃。

咨询师：和那种感受联结一下，它在你的身体里……这让你想起来什么事情了吗？

来访者：是的，当我没有得到优秀的成绩时，我妈妈总是冲我大叫大嚷……

咨询师：在她冲你叫嚷时，你是怎样的感受？

来访者：很糟糕，实际上完全被毁了……我想要放弃所有的努力……

咨询师：进入那个感受中。那里有一种痛，只是感觉它……缺少支持，你的努力没有得到认可……

来访者：是的，我可以感觉到。我可以看到为了得到她的爱，我是怎样决定要做到完美……

咨询师：好，只是敞开自己去面对那个小男孩的感受……呼吸并进入其中……

来访者：……

咨询师：现在，你可以想象自己站在那个男孩的面前吗？做他的爸爸，有爱心的爸爸……你会对这个男孩说什么呢？

来访者：你是个很棒的男孩，你做得很好，你总是可以成为最好的……

咨询师：你也可以告诉那个男孩，不管他做的结果怎样，你都将一直爱他吗？

来访者：是的，我会一直爱你……我知道你会尽力做到最好。其实你是第一还是第二，并不那么重要……

咨询师：非常好，和这个感受待在一起……继续确认这个新的看法——我总是爱你，不论结果如何，你总是在我心里……你非常安全……一切都很好……

来访者：……

咨询师：你现在感觉怎样？

来访者：感觉很不同……有些事情已经改变了……

六、讨论

问：为了康复，人们必须要经过有意识、有目标的重构认知模式这样一个过程吗？你认为可能通过其他途径绕过这样一个过程吗？

答：这是一个非常好的问题。人类的障碍及痛苦大抵上与意识的歪曲有关，一个狭隘、有局限的视角会影响情绪和身体的功能。这个有局限的视角会让我们离开我们的本性，结果导致低的光亮，更多地感受到恐惧模式。如果我们把那些所谓"狭隘、有局限的视角"看作被催眠进入的某种状态，我们可以把治疗过程理解为提升这种恍惚状态，让当事人回到更为开阔的、限制更少的视角。这会产生更为平衡的机能，精力、智力、情绪和身体都将更为和谐一致。因而，在我看来，所有的治疗过程都需要一个对局限的认知模式的重构。不论它们来自哪里，如果我们想要获得内在的自由与力量，我们就需要去除局限的认知模式。不过我们并不排除这一切可能会无意识地发生，或者通过日常生活产生重构的效果可能会日益增多。可是，有意识的过程一定是最有效的，也是最容易为我们咨询师所用的方式。要想产生深入而持久的变化却不用来访者的意识参与，这在伦理上会受到质疑，技术上也相当困难。在我的理解中，我总是更倾向于完全尊重个体的自由选择。生活是经历，痛苦是体验。寻找健康和平衡，幸福和内在自由，只能够是个体的选择，个体真正的意愿。个人的成长与发展只能够是个体的选择，所以我喜欢澄清选择，让来访者自己做决定。痛苦是一种选择，我不会为他做决定而把痛苦拿走。我认为我不可能治愈一个自身不想被治愈的人，但是我可以伸出援助之手……现在，一些治疗过程更多是平衡身体，而非直接对认知模式和情绪能量工作。这取决于来访者的内在状态，以及他的要求。我们可以接纳所有的方式和所有的节奏。平衡身体可能同样对重塑旧模式有帮助，但是如果病人并未做出有意识的选择，我怀疑结果的有效性和深入性……我希望我回答了你的问题，我想要你不用被太多的理论思考束缚。咨询是一个直觉过程，如果你强有力地深入你自身的内在信心空间，你会知道该如何做。个案不同，咨询也是不同的。

问：你使用的认知模式和概念框架这两者之间有区别吗？在你说思维是能量、情绪是能量的时候，这也是一种认知观念吗？

答：认知模式与恐惧、压力、评判和不可能性有关。你不得不做某事意味着如果不做，就可能会有危险或不好的事情出现，或者你不能或不应做某事，这些都是我们的限制，让恐惧模式或评判模式保持活跃。一方面，认知模式是封闭的、僵硬的、不灵活的；另一方面，概念和洞察让我们开阔眼界，使得我们可以深入理解事物，它们不是封闭的，它们保持开放甚至是开阔的理解。洞见是新的视角、看法，使得我们可以重构经验，这可能包括对概念的理解。只要它们保持开放，进一步发展，它们就不是"新的认知模式"，它们不会被强加于任何人头上。

问：我相信爱、公正、自由的力量，这些是认知模式吗？

答：认知模式和价值观是两码事，不要把它们混淆了。价值观是品质、灵感，是你旨在内化到你整个的存在，你想要在生活中展示的东西。价值观是你选择要成为什么样的人的所在。看看你的价值观，确保它们是核心本性的品质——爱、慷慨、幽默、公正、信心、手足情、宁静、纯洁、单纯、完美、平和、自由、自主……任何你想要成为的。如果你追随那些不是与本性关联的价值观，如金钱、占有、奢侈、控制、暴力、战争……那么你会发现你在寻求的是与内在力量联结的断裂，依赖于填补欲望的身外物。当价值观被强加于他人头上的时候，就变成了认知模式，就变成了"应该"——"你应该大方""你应该真实"……价值观是可以去探索的品质，是要达到的目标。它们是要"展示"的品质，它们无须被强加于任何人，但你可以和它们进行协商。

* * *

学会掌控思维

是成功、幸福生活的

先决条件。

* * *

七、关于思维和认知模式的主要洞见

思维是能量。

思维框架的能量不仅影响我们的外在世界，也影响我们的内在世界。

我们得到我们所认为的。

我们就是我们所认为的那样。

想法（包括认知、念头或思维途径）倾向于引发与它们相呼应的外在条件。

现实以我们所认为的样子反射给我们。

人们以我们所认为的样子面对我们。

与用一个自由和创造性的内在空间来掌管自己的生活相比，我们更倾向于用一套既定的认知和价值系统过我们的生活，用我们的标准和价值"体系"掌管我们的生活。我们认为自己心中有数，我们认为我们知道事情应当是如何的。这些是局限我们觉察能力的认知系统。

想法（认知、念头和意象）倾向于唤醒与之对应的情绪与感受。

我们创造我们自身的现实。

未解决的痛苦与内在冲突强化负面（局限）的思维模式。

注意力强化思维。围绕着某个想法的注意力给予想法能量，这是试图不想某事却不起作用的原因，因为与某个想法对抗就是给予其能量。媒体对负面事件的关注几乎不可能解决相关的任何问题，反而在不断地强化问题。对于个体来说同样如此。对更好的思维模式和特质的关注将为更好的现实创造出条件。

活跃的想法是在寻求更多的注意。这是在未被认可的需要上或者创伤性情境中会产生强迫性思维的原因。

当我们把注意力完全指向某事时，多余的想法只会使能量丧失。

我们可以通过把注意力聚焦在更好的正面积极的思维或肯定性宣言上，来压制那些不必要的想法。

我们可以用有感召力、有力量的语言来创造我们想要得到的现实。比如平和、喜悦、关爱、信心、勇气、充满能量、充满健康、完美的平衡、富有（或其他任何我们想要发展的特质或现实）……这些会像种子一样对能量产生影响，创造出更好的现实。

意愿指引想法。

我们可以学习大致地观察一个想法而不给予其能量，清楚地离开这个想法。

我们可以学习通过保持清晰而强烈的关注把高能量放在创造性的想法上，完全认清它们所要创造的现实。

我们经常倾向于以一种自动而无焦点的方式"思考"，没有真正的强大的能量。清楚而强烈的意愿（或存在）的缺席，让我们的头脑掌控着我们的生活。当情绪被触动时，我们的思维模式很容易被激起，而我们还没有学习怎样调控。

识别我们的思维模式是去除对其认同并获得对我们思维控制的先决条件。

每日对思维控制的操练提供了显著而快速的效果，最好是每天固定时间练习。

态度与行为倾向于唤起相应的思维观念，而后者又会唤醒相应的感受与情绪。因而，节奏与行动的改变会导致思维观念与感受的改变。

八、本章概要

（1）把你的来访者所表述的负面陈述列成一个清单。你可以立即记下来，也可以在适当时让来访者自己在一张纸的左半边写下他的负面认知，把右半边留下写与之相应的新的表述。

（2）具体化：

——在……的时候发生了什么？

——在那里有着什么样的恐惧？

——有什么样的评判？

——感受是什么？有什么需要？

——这个肯定后面隐藏着什么其他的认知模式？

（3）探索：一个接一个去地看这些思维模式。

——这是现实还是你的观念？

——这样对你有支持作用吗？让你感觉到有力量吗？这样对你的生活有积极的、创造性的影响吗？

——这个认知模式的感觉是怎样的？进入那个感觉并感受一下，那个感觉是从哪里来的？那个认知模式的根源在哪里？

（4）从内在小孩转入内在父母：将认知模式和感受视为受伤的内在小孩的表达，然后进入内在父母的视角，离开内在小孩的受害者的立场。

——你真的想要那个吗？

——你真正想要的是什么？

（5）重组积极的思维框架：在每一个消极认知背后识别与之相反的"积极"的思维框架，打开新的可能性。在纸的右半边写下新的思维方式。你可以问以下问题：

——你可以怎样把这个认知模式重新表述为充满新的可能性的一句话？

——你可以想象出其他能更好地为你服务的思维模式吗？

——有什么其他替代性的选择？

——你能想象出其他更好的选择吗？

（6）具体化为清晰的正面宣言，即使刚开始时难以完全相信或内化：我选择，我能够，我可以学……

——你能肯定是什么使得你现在就可以创造一个不同的世界吗？

给予适当的提示——

——这样如何——我可以……我会……我是……

——探索一下你可以怎样进入这种宣言的感受之中，让它现在就成为

175

你的。

（7）澄清你的意愿（见第八章的"澄清意愿"）：

——你到底有多相信这个？

——做出你的选择。你的立场在哪里？

——用一些时间探索你可以怎样敞开自己去面对这个新的思维架构。

——说出来，感觉它，如果你感觉抵触，放松，做出你的选择……

九、个人实操

运用上述程序，列出并探索你个人的局限的认知模式。

至少找出限制你生活的三个认知模式，进行重组。

第八章
设定目标

一、设定目标是在寻找解决办法

如果没有设定寻求具体可实施的方案这样的清晰目标，就不能真正地解决问题。不论是怎样的问题，不论是与创伤性的过去有关，还是与当前的情境有关，若没有清晰的目标，都不会有解决问题的出路。解决办法在哪里呢？如何识别出来访者的真正需要？他真正想要的是什么？……

来访者经常是带着要摆脱其问题这样的负面愿望而来的，期待咨询师告诉他如何去做。然而，我们已经明白我们需要重构看待问题的方式：对情绪能量进行工作，要远比对问题及错误行为模式的分析更有帮助。身体里的感受表现出内在的需要转化的重要信息，而非仅仅表达想甩掉的缺点与错误。从头脑转换到身体，我们可以走出受伤的内在小孩的"状态"，与自我的内在资源相联结。问题可以被重构为创造性的挑战、学习和成长的机会，它们邀请我们拓宽对生活的理解，加深与自我的内在联结。从这些新的视角看待问题，显然会影响我们寻找解决办法的方向。

识别解决办法及设定目标的过程，总是会带领我们从对外部事务的筹划转入到对内在的思考。当我们把外在的解决方案具体化为个人的选择时，好像目标就是我们选择想要怎样的内在现实以及我们真正有多想要这样的内在。而这同样要来访者自己做出选择。

1. 焦点解决法

当传统咨询师还在关注如何分析问题，寻找问题的原因与根源时，一些改革者已经发展出一套绕过探讨来访者的过去的咨询方法。人们意识到有时聚焦于解决办法比关注问题要有效得多，不再强调理解顿悟的重要性，首要的是行动。这种方法只需短程咨询，对儿童、青少年特别来说合适，对那些不需要或未准备探索其童年创伤痛苦的来访者来说也很合适。

我发现，这个方法在很多案例中都很有用，有时作为主要的方法，有时作为对未解决的情绪模式、认知模式、家庭动力关系或梦等深入工作的一种补充，它对我们在处理当前生活的挑战，聚焦于找到解决办法时总是更为有效。很多人倾向于重复描述他们的问题，试图理解问题，但抱怨只会强化他们的痛苦、无助与无能为力。只要我们眼睛盯着问题，我们就有问题。一旦我们开始盯着解决办法，我们面前将会有真正的选择，出现新的可能性。

* * *

分析问题，理解问题，

给问题贴标签，

这些帮助来访者进行改变的

影响力都微乎其微，

甚至可能有反面的影响。

* * *

"焦点解决法"意指一旦一个问题被陈述出来，我们立即寻找来访者的意愿，设定目标。你想要什么？解决办法在哪里？如果没有问题会怎样？

这一解决办法导向的模型的优点在于其积极态度，这一态度没有给失败留下任何空间，只是聚焦于朝向既定目标的进步。这个模型提供了安全的结构，可以在其中用不同的方法探索和创造更多有建设性的可能性。这个方法所运用的语言使得来访者能和他们想要的进行联结。

　　一旦目标得以清楚地识别，我们就聚焦在可以采取的实际步骤上，我们对达到目标过程中取得的进步给予全力支持。在这一方法中，不可能有失败，因为我们不会去看那些没有做的事情。我们只是关注已经做了的，我们总是可以发现进步。因为我们只是寻找进步，所以我们对很小很小的变化和进步都极为重视，给予欣赏与鼓励。即使来访者自身无法识别出他已经做出的一些小改变，我们也会全神贯注于来访者已经做出的事情的积极方面，那些新出现的例外，那些有益的事情，那些进步。当被邀请进行更深一层探索时，来访者一般可以找到一些已经做出的改变。我们要确保让他们看到这一点，停止对挫败或负面事情的关注。我们要让他们看到瓶中半满的水，而非半空的瓶子；甚至我们要让他们看到那瓶中十分之一的水，而非十分之九空的瓶子。

　　让来访者自己"测量"（在一个10分的量表中），使其可以对进步有着细致的观察：

　　——在0到10之间，0代表你经历过的最糟糕的问题，10代表完全没有问题，对于你目前有的问题来说，你具体在哪个位置？

　　这同样打开了一个进步的空间：没有人可以期待一下子达到10或者总在0的位置上，在0—10之间的某个位置被视为常态。此外，测量可以帮助找出"例外时刻"（量表的积极方面），以及取得多大的进步，且可以确定好中间的小目标。

　　在任何焦点解决的工作中，给来访者布置一个小任务都是很明智的，比如在下次咨询会谈之前要做的事情，要观察或探索的事情。任务应当较容易，以避免失败的可能，不论出现怎样的结果都应当给予鼓励。

在本章结尾我们会回顾焦点解决法的实操步骤。

2. 保持以来访者为中心

当然，来访者必须要知道他需要什么和想要什么，他必须设定他自己的目标。没有一个人可以为另外一个人做出选择，咨询师在设定适当和有效的目标的过程中只是个向导。来访者其实经常难以确切知道他们想要的，或者绝望地追随在错误的目标后面。咨询师就是要镜射这些有效和无效的做法。

＊ ＊ ＊

咨询师的目标是帮助来访者

识别出他要做的选择，

以及他可以做出的更好的选择。

＊ ＊ ＊

在这个工作中，任何一种压力甚至是好心却强烈的建议都显然是不合适的。我们可能想要有这样的表达："如果你继续朝这个方向走下去，你只可能让自己处在痛苦和失败中……"但是我们肯定应当避免类似这样的说教："你有问题！""你应该约束你自己……""你不能这样做……你必须那样做！……""你应当……"压力和评判会有反面效果：它们削弱对方的力量，且破坏关系。只有开放式的问题可以引领来访者对其真正想要的和准备好要去做的事情做出适当的洞察。需要绝对清楚的是：即使来访者提出可能的选择，咨询师对此也不能有任何自己的意向，也不可以对他做出的选择有任何评判。总体而言，咨询师知道来访者将会去任何他需要去的地方，经历任何他需要经历的，学习任何他需要学习的。如果他选择待在痛苦混乱的状态中，那也很好，那是他的选择！我们只是在那里让他看到他自己做出了怎样的选择，那样的选择将指向怎样的结果，还有其他哪些可能的选择。

3. 你真正想要的是什么？

每个人最深的渴望，不论意识到与否，主要来说，都是与其本性的结合，与内在那个有着无尽的资源——信心、喜乐、爱和创造性的内在力量空间联结。这意味着我们已经认同"内在父母"是每个人所要寻求的自然目标。这使"设定目标"变得极为容易，因为每个人要的都是同一个东西。来访者并不知道这一点，所以我们必须引领他们对此进行洞察。更为重要的是，他们必须意识清楚地想要去到那里，他们必须做出有意识的选择，更充分地将他们自己认同为他们自身"内在父母"的那部分。很多人将会发现待在他们内在小孩的空间里极为舒适，如此便没有真正的变动，没有真正地放下他们的受害者模式，只是有希望一切变得更好的愿望，希望有奇迹发生。我们的工作就是要让他们理解奇迹是可能的，但是只有那些有力量的人才会拥有奇迹，这要求他们对自己是谁做出适当选择：无力的或有力量的，迷失的或强有力地扎根于本性。

我们已经说过，有许多不同类型的目标和很多不同水平的目标设定。从治疗目标到行动目标，实际上我们所有的时间都在设定目标，选择要去什么地方，要怎样做事情。因而我们将会更细致地探索在不同的情境下如何设定目标。

根据我们要面对和处理的实际情况，目标设定将包括以下相互补充的不同方面。

（1）识别需要：你在此的需要是什么？

（2）识别选择，做出新选择：你真正想要的是什么？你目前所处的位置在哪儿，你要去哪里？

（3）澄清意愿：你究竟有多想要那个？你怎样可以做出一个清楚的决定？你相信你可以吗？你准备好做一个清晰正面的宣言了吗？你准备好放下这个认知模式了吗？……

（4）识别出实际步骤：你准备怎样做？

在此，将目标具体化为简单易观察的小步骤很有用：要怎样做到这一步？下一步是什么？

二、识别需要

在谈论目标之前，识别出来访者的真正需要是会有帮助的。一个被很好地识别出的需要将会为很好地识别出一个目标提供线索。不过需要到底是什么呢？当问人们需要什么时，他们常会回答：钱、漂亮的房子、一份好工作、一个好丈夫、这个或那个人、这个或那个东西……某个正处于一份纠缠的关系中的人会说"我需要她""我需要他的爱"……他们甚至会表达否定的需要："我需要摆脱这个问题……"所有这些都与我们这里的目的、我对"需要"的理解并不一致。

让我们澄清：需要是非特定性的。需要在得到任何具体实在的回应之前，与抽象的观察有关。我们在饥饿的时候，需要吃，而不需要某一道特定的菜肴。我们需要富足的安全感，而并非一定数额的钱款或一份人寿保险，钱只是我们满足自身需要的方式之一。我们需要爱、关心、注意、认可……这些不一定要来自某一个特定的人。当需要被以具体特定的条件表达时，我们更可能是在表达期望或想要，认识到这些同样有帮助。我们可能表达特定的期望，并朝着这个目标迈进。不过期望是对我们深层"需要"的回答。识别出这些同样有用，因为那是我们内在小孩状态的表达。但是更为重要的是识别出它自身的需要，满足它的需要有很多可能的方式。我们将在所有需要的背后进行探索。有一个基本需要包括所有：与本性融合的需要，回到那个所有需要都得到满足的内在空间。所以，我们真正要寻求的是"你的需要是什么"。这个问题的重要性远甚于"你需要什么"。

* * *

负面情绪是

未被识别和认可的

需要的表达。

* * *

我们都有不同类型的需要：生理需要、社会需要、精神需要等。当需要得到满足时，我们感到舒适；当需要得不到满足时，我们感觉糟糕。我们都需要空间、食物、温暖、住所、睡眠，以及爱、安全、自由、认可……在此，一个重要的启示是：所有负面（不舒服）的情绪事实上都是未被识别和认可的需要的表达。因而，识别出情绪感受背后的需要，就已经对减轻相关的压力做出了充分的贡献。

· 生理需要：富足、住所、行动、空气、钱、温暖、舒适、休息、水、精力、空间、领地、锻炼、光亮、运动、食物、睡眠、健康、安全、性、阳光、触摸……

· 社会需要：接纳、友谊、关爱、归属、欣赏、认可、自主、选择、自由、交流、信任、体谅、接触、纪律、倾听、家庭、真理、诚实、公平、母亲、父亲、目标、乐趣、秩序、节奏、亲密、安全、尊重、成功、安静、支持、身份……

· 精神需要：爱、美、庆祝、创造性、幽默、灵感、喜乐、平和、梦想、价值、真理、智慧、意义、和谐、平衡、正义……

1. 认可需要

认可需要意味着我们知道需要，我们识别出需要，已经或多或少地表达过与那个被称为"内在小孩"的内在空间相关的认识。但我们可能不得不拖延对需要的回应，可能想要的东西难以得到，不过，我们已经认识到那个内在空间有一个需要。那个内在小孩感觉到被认可，这已经减少了内在的紧张感，在内在父母的"存在"中得到了放松。

我也许饿了，但是决定一直等到晚饭时再吃。我可以应对这个生理挑战，因为我充分认识到是什么让我的肚子咕咕作响。一个婴儿如果不知道是什么让他如此不舒服，肯定会拼命大哭。即使还没有给他准备好食物，那么父母的怀抱也让他感觉好受些……当我们被情绪控制的时候就与此类似：我们把自己认同为内在小孩，完全被情绪操控。认识到潜在的需要是回到与内在父母联结这一步，这会使内在小孩感觉它获得了关心和照顾。

当我与某人发生冲突时，认识到自己感受背后的具体需要会很有帮助，使我可以清楚明白地与之沟通。如果我能够认可并表达我的需要，我就可以更容易地提出非常清楚明白的要求。同样，认识对方的需要也有帮助，明白地表述出来，澄清与之关联的要求。

有个女人有段时间总是很难让自己一家人聚在一起。她与丈夫一起做生意，还必须照顾三个十多岁的孩子。她的丈夫对她有很多苛刻的要求，而且孩子之间的关系也很紧张。她从没有一个晚上能睡个整觉，不是很晚才能上床睡觉，就是夜里被孩子吵醒数次，或者被失眠的丈夫吵醒。她感觉丈夫在控制她所有的行动，没有给她呼吸和照顾自己的空间。她从来没有时间出去会会朋友，放松放松。我问她："在这其中，确切来说，你需要什么？"这个问题瞬间使她的眼泪滚落，好像甚至只是考虑一下自身的需要都是她从来没有过的奢侈。突然之间内在父母出场了，内在小孩可以释放它的紧张。

——（她深深地叹了口气）我需要一个自己的房间！一个我可以安静地待一待、照顾我自己的地方！

——你需要空间、时间来照顾你自己。是的！你还能够识别出什么其他的需要吗？

——嗯，我需要支持，我需要有个能听我说说话的人……在现在这个状况下，我感觉非常孤单，就好像我有四个孩子，无人可以依靠……

——用一点时间好好感觉一下这种感受，缺乏关心，精疲力竭……你可以识别出你身体里的感受吗？

——是的，我的胃紧绷绷的，胸口又沉又闷。

——呼吸进入这些感受，打开这些感受，花一些时间与你自己在一起……

——嗯，这样有帮助……我感觉好些了……我必须要做些事情了，我必须要找到解决办法，让我的生活能够平衡，找到一些时间给我自己……但我的丈夫是不会接受的，我很难传递什么信息给他，我怎样让他理解？

——最重要的一步是你自己可以理解，你知道你需要什么、想要什么。你会发现到时去协商已经适应良好的解决办法并不太难，你会找到力量去与他沟通一些非常清晰的要求……

识别来访者的需要是走向识别适当的解决办法的重要一步。当然，我们必须具体化，探索潜在的感受及实际的步骤。需要、感受、认知模式和目标，所有这些都是相互关联的。你可能要进入所有这些方面的不同的方向，内在的和外在的。实际上，这其中的每一个方面始终存在，需要得到关注和回应，这并不复杂，只是让你去挑选该拨动的琴弦。不论你怎样工作，策略依然是类似的：回到本性。

2. 为我们自身的需要负责

关于需要的另一个方面是自我负责：应对"认可和回应我的需要"负责的第一人就是"我"自己。"我"是照顾"我"自己、做出适当选择、采取行动、沟通交流、提出要求的那个唯一的人。"我"是那个拥有"我"一直在寻求内在资源的人。这个责任在内在和外在两个方向上均发挥作用，你不能够期望其他人识别出你需要什么，或在你并未请求时给予你想要的。显然，你更不可能期望他人照顾你的内在小孩。

这听起来清楚明白，不过人们却是倾向于追逐他们的身外物过活，经常谴责他人没有给予他们想要的。这不会有用。你总是可以向周围人表达你的需要和要求，但是你不能强迫他人，你无法改变别人。如果别人不给予你需要的，你必须自己来解决。你可能要更富有创造性，要对改变保持开放的态度，要敢于出来承担风险，或者向内看，寻找你自身深层的资源。也许到时你的确发现内在父母没有什么需要，那是一切都很美好的内在空间，那是你不需任何人或任何物的地方，只是单纯地存在。这看起来可能有些哲学化，不过也是实际又简单的。

如果你需要关爱和注意，就要确保找到你的内在父母。除非你能够与你内在那个"爱""关心"和"注意"的内在空间联结，并对自己的内在小孩提供这些，否则你很可能在向外在寻求你的需要时遭遇困难。请记住吸引律。即使你未能接受到来自父母的你需要的滋养性的爱，你也可以在成年后通过自己来寻求这份关爱。总有一条能够联结到内在父母的路径，对关爱的内在资源敞开，满足受伤的内在小孩的需要。我们都可以从内在来回应和满足我们的基本需要，因为它们总是与这个来自内在小孩的基本要求相关，即与本性融合。这是我们所有人都分享的一个"需要"，包括所有其他的需要。一旦进入这个拥有无尽力量的内在空间，我们所有的需要都将渐渐隐去，我们可以从内在对之进行回应。这里没有局限，除非我们把限制性的认知模式背负在身上。当我们理解我们周围的世界是一面大镜子，我们就可以从中看出任何我们需要拥有的，即我们还未给予自身的！

* * *

我们的需要

表明我们还未给予自身。

* * *

3. 咨询对话：识别需要

来访者：我的婚姻很糟糕，我不能再这样下去了。我需要换个伴侣，但是，我不能……我不能丢下孩子，我不能把孩子与他的父亲分开。我成不了一个好妈妈，更不是一个好妻子。我陷在里面，一片混乱……

咨询师：好，你在抗争，感觉这种感受，进入内在……你有这个家庭，你有这些愧疚的感受……你的身体里有怎样的感觉？

来访者：紧，急切的……

咨询师：不论你感觉到什么，敞开自己去面对这些感受。不需要思考，只是呼吸和感受。呼吸进入你的感受……这是你受伤的内在空间，你的内在小孩，你内在小孩的需要……与它做个联结，识别出你的需要……

来访者：我需要一个人待着，我需要找回自己……

咨询师：这很好，敞开地面对内在小孩的需要……想象你面前是曾经仍是小女孩的你，她需要你。你在那里，你知道……你可以感觉她的感觉，你是她慈爱的妈妈。只是呼吸并感觉……你可以告诉你的小女孩"我在这里，我和你在一起"。

来访者：……

咨询师：继续对你的内在小孩说话，"体验你所感觉到的感受没有问题，你需要你所需要的也没有问题。我可以与你一起呼吸进入，我可以看到你所需要的。我可以给你这些——平和安宁。一切都很美好……"

来访者：……

咨询师：现在是怎样的感觉？

来访者：我感觉好些了，但是我还是要做出一个选择。我是要继续和这个男人待在一起，还是不要？

咨询师：好，放松一些，先回到自己的内心，确定你知道什么对你而言是最好的。不过不论你怎样做，去哪里，最终都不是最要紧的。最要紧的是保持平和安宁，与你自己同在，打开你的心扉，从而不论你在哪里你都能够找到喜乐，看到每个人的美丽……

来访者：我需要对此继续做点工作。

咨询师：非常棒！这正是我们在这里的目的！

三、设定目标：识别选择，做出新选择

在你识别出感受背后的真正需要后，下一步就是要识别出目标。你的目标指向什么？你想到哪里去？在这个过程中，我们也许需要识别出在当前情境下做出的选择是令人满意的还是不满意的：

你选择这么看，选择这么做，选择这么想，选择如此感受……你对此感到满意吗？这回应了你的需要吗？

除非回答是"不，我对我现在的选择并不满意"，否则不会有改变的动力。

我曾为一个15岁的男孩做过咨询。他是由他的父亲带领来的，因为他对学校的态度很恶劣。他痛恨学校，痛恨同学，用挑衅煽动的语言和他们说话，但是他乐在其中，至少他装成那样。他激发起别人的恐惧，并为此感到有力量，感到被认可。他想要改变吗？一点也没有，他的眼睛告诉我他一切都很好，他

丝毫不在意父母的担忧。那么很好，为什么我要改变他呢？我们成了好朋友，因为我认可他的选择以及他从中得到的收获。我们关注其他的话题，比如他未来的计划，他对生活的愿景，五年或十年后他想在哪里生活。他几乎没有任何目标。我问他在学校学习之后他想要做什么，因为他肯定不会被允许继续待在那所学校里。令人惊讶的是，他想经过训练成为儿童夏令营的助教。这真是他想要的吗？为了实现这一切，他需要做哪些实际的准备？这些是我们共同探讨的。这是一个短程咨询，他只咨询过几次，他的状况渐渐好转，不过我们一点都没有聚焦在他之所以被送来的"问题"上。

在当前的选择并非一个好的选择时，就有了去寻找一个更好的选择的基础。这就再次包括了做出的所有不同的选择，所看、所想、所评判、所感受的选择，是否行动的选择，以及已经具体在做的事情。

在寻找正确的选择时，我们需要区分深层目标的内在父母的选择与内在小孩的选择。清楚谁在选择，谁在负责。我们首先需要联结"内在父母"，只有从这个视角我们才能够看到真正的意愿与正确的解决办法。也许在内在小孩的愿望与内在父母的意愿之间存在冲突，你要确定清楚地识别出这两者，搞明白哪个选择是与深层的渴望相一致的，如此才能找到真正的解决方案。

——谁在掌管你的生活？内在小孩还是内在父母？你的选择是什么？担心恐惧还是充满信心？一个是走向挫败痛苦，一个是敞开面向新的技能、创造性、喜乐与成功。你选择什么？

1. 什么时候设定目标

设定目标应注意适当的时间，"你想要什么"这个问题不是开门迎客的好方式。实际上，我一般不对第一次走进我咨询室的人问这个问题。人们是带着他们的担心与痛苦来的，他们需要倾诉，需要探索和体验他们的感受，这是他们来的第一目的。在稍后阶段（也可能会来得很快），当具体的感受和认知模式已经被探索和面对之后，当来访者显然在谈论一个错误的选择时，我会说："看看你做的选择，这样会指向你想要的结果吗？有什么其他的选择会更好些？你真正需要的是什么？"

当然这并没有一定之规。来访者可能带来非常实际的问题需要处理，这时应立即运用焦点解决办法。他们也可能提出非常模糊的要求，比如"我并不知道你是否真的能帮助我，我来找你只是因为我最近感觉非常情绪化……"，在这些个案中，探索与目标关联的问题会为咨询工作列出清晰的框架：

——你来见我的目的是什么？

——在什么时候你知道你不需要再来了？

事实上，目标设定是一个持续而长久的过程。寻求、选择解决办法的考虑会一次又一次地出现。在我们生活的每一分每一秒中，在我们面对头脑中出现的每一缕思绪，遇到每一个感受、每一个环境状况时，我们都必须知道我们想要什么，做出怎样的选择。在每一场经历面前，问题都保持不变：我选择无能为力还是充满力量和信心？选择成为内在小孩还是内在父母？受害者还是创造者？选择痛苦还是喜悦？我选择在哪里存在？……

因而，咨询师必须要时刻警醒并觉察来访者做出的选择，只要时机适当就回到这个问题：在此你想要什么，你的选择是什么？

2. 内在目标与外在目标

我们的大多数来访者和我们一样，希望周围环境变得舒适、轻松些，希望旁人可以做些改变："我想要事情变得不同""我想拥有这个或那个""若我可以做这个或那个我会更好""如果我换个爱人我会好很多"……我们需要引领他们获得这样的洞见：外在条件的变化只可能通过他们内在环境的改变而发生。我们在"吸引律"（见第四章）中已经看到，我们的内在现实吸引着与之相应的外在条件，而非与之相反。我们不能够等待外在条件的改变让我们感觉好受些。我们必须要看清自己，我们发送出怎样的思维模式和感受给外界，而设定适当目标的重要指导方针就是我们经常需要把外在目标重构为内在目标。

当来访者提出一个外在的目标时，引领他们想象并激起在达到目标时他们身体的体验与感受。这种感受会出来，很可能与开心快乐、安宁、自信有关。这是我们寻求的内在条件，这些是真正的目标。要明白，快乐并非在得到什么"之后"才来，开心和喜悦是吸引想要的现实的前提条件，它们是在"之前"到来。

你可以问你的来访者：

——在你得到你说的你想要的东西之后，你会有怎样的体验？

——你可以想象你达到那个目标，现在就进入那种体验或感受中去吗？那是怎样的感受？进入其中……与感受相连的是些什么特质和思维模式？

——非常棒！这就是你真正在寻求的，待在那个内在空间里，你会知道要做什么。

——你现在可以选择待在这个空间里。实际上，那就是你拥有力量去创造你想要的生活的地方。首先是这样，这样存在，然后你可以做你想做的，事情将会如你所期望的那样发生。感觉你已经拥有它，感觉这种快乐和自信……

* * *

我们不仅在寻找行为性（doing）目标，

还在寻找存在性（being）目标。

* * *

我们的目标是把事情都引向选择的态度，选择存在，而非只是希望拥有什么或抱有愿望性的想法。只有从"内在父母"空间出发，我们才可能设定适当的行为性目标，进而产生想要的结果。

内在成就（存在性目标）：

——怎样的内在变化对你感觉开心是必要的（……让你感觉你的生活是有创造性和成功的）？

——为了成为你想要成为的，你需要发展什么样的新技能？

——你怎样会知道你达到了那个目标？你会有怎样的不同？

具体而实际的行动（行为性目标）：

——你想创造什么样的具体环境？

——你打算怎样做？

——在你达到那个目标时，你的行为会有怎样的不同？

——你准备做的实际的步骤有什么？

——你计划怎么来准备？

——在做这些的过程中，你可能会遇到什么挑战？

——你准备如何面对和解决这些？

3. 积极目标

为了帮助来访者走出无助的处境，拥有清晰的意愿、坚强的动力，我们必须要保证从要做某事或拥有某种状态开始，而非从停止做某事或不要成为怎样的状态出发。如果来访者带着负面目标而来，就需要把负面目标改变为正面目标，目标就是要指导来访者从受害者的意识转变为负责任的创造者。当你听到"我不想再这样了"，你可以问：

——发生怎样的变化，你会感觉不再有问题？

——你的行为要有怎样的不同，让这个改变发生？

——你的行为要有怎样的不同，表明事情已发生改变？

——在你的行为变化之后，其他人（朋友、父母、老师等）会注意到什么？

——如果"他们"改变了，你会有什么不同？

4. 具体目标

好的目标会以清晰而具体的形式呈现，表明具体的态度或行动。模糊的行动必须要被进一步澄清："你要具体怎样做来表明事情有所变化？"

所陈述的行为要可以被观察和测量。而"我想要开心和成功"或"我想要治疗我受伤的内在小孩"显然都不够具体。"怎样才能表明你是开心或成功的"这个问题会帮助来访者设定一个更为具体的目标。"你能够改变什么日常的习惯让这一切发生？"

什么（what）和怎样（how）的问题会使得来访者更容易做出行动取向的回答。

5. 在混乱与阻抗间周旋

来访者常常难以确切知道自己想要什么。即使他们知道，也是要么不适当，要么不可能达到。对"你想要什么"这个问题可能有不同类型的答案。

（1）不知道想要什么的来访者。

我不知道我想要什么。

我难以想象事情会好起来。我只会越来越糟糕！

（2）想要的改变不在能力范围之内的来访者（想得到他人的爱、关注、变化等）。

我想要这个男人的爱（我想要她回来）。

我想要他改变（不要再像以前那样）。

我想要人们对我友好。

我想要事情回到以前的样子。

（3）拥有负面目标的来访者。

我不想再这样被卡着不动了。

我想要逃离这一切。

我想要报仇。

在这个男人为他的错误付出代价之前，我无法平静。

我想死。

（4）不相信可以达到目标的来访者。

我不相信我可以做成这件事。

我尝试了很多方法，不管用。

我不适合这种生活，我无法应对。

（5）不想真正改变的来访者。

我不敢肯定我真的想要那样。

我不认为我已经为此做好准备。

我就是这样，我不可能改变。

（6）意志力或意愿薄弱的来访者（有很多怀疑）。

我愿意，我希望，可是……我不敢肯定我准备好了。

（7）自我欺骗的来访者：空口承诺，但是没有随后的实际行动。

我肯定会去做，没问题。（他们并没有做。）

（8）追求虚幻目标的来访者：这样的目标不会让他们更开心，而且只有在他们改变内在的障碍之后才可能达到。

我想到另一个国家去。

我想找一个真正爱我的伴侣。

我想在山间有个小别墅，离开这喧嚣的生活。

我想变得富有。

在以上这些个案中，我们都有方法来应对这些明显缺乏适当目标和意愿的情况。不需要回应，不需要指责，不需要指出其缺乏意愿，只要询问适当的问题，揭示出个人真正的意愿。深层的愿望一直存在，即使还没有被有意识地触及。我们的魔法工具是"例外问题"和"奇迹问题"。

6. 例外式提问

问题有时候难以被察觉，而大多数问题中包含着可识别的例外情况，它们恰恰可以转化为解决办法。来访者往往没有认识到这些例外的重要性，但是咨询师可以帮助他们识别出：在例外时刻，事情具体有什么不同，而来访者的行动又有什么不同可以使得例外情况发生。通过这种方式，我们可以找出未识别的资源和解决办法。这些是要探索的问题：

——在什么时候这不是一个问题？

——在那样的时候，你有什么不同？

——那是怎样一种感觉？

——当你在那种状态下，你看事情有什么不同？

——你看，你可以联结到那个没有问题的内在空间！

——怎样的解决办法和目标使得你可以识别出来？

——这是你想要的吗？

要确定引领你的来访者进入例外"状态"的感受中。你要让他完全进入那种状态，识别出与之关联的认知和行为方式，便于他可以再次轻松地进入。

咨询对话：例外式提问

来访者：在工作中，我感到难以忍受的压力，我无法放松，每个周日晚上，我身体就有一种紧张恐慌的感觉，因为星期一即将到来。我尝试过很多方法，可是没有解决办法。但是我又承受不起辞职的代价……

咨询师：嗯，保持这个感受。想象这是周一早晨，回到那种不舒服的感受中……敞开地面对你感觉到压力的那部分，你的身体感觉紧张的地方……让你的想法走开，只是呼吸和感觉……

来访者：……

咨询师：你可以感觉到身体里的压力吗？

来访者：是的，就在这里。

咨询师：很好，保持这种感受，探索一下，看看你怎样呼吸进入这种感受。放大这种感觉……呼吸……

来访者：……

咨询师：现在，当你和这个有这些感受的内在空间在一起时，你需要什么？

来访者：我不知道，也许我需要辞职……

咨询师：这是你真的想要的吗？

来访者：不，我需要这个工作，我并不真的讨厌它，可我感觉那么紧张……

咨询师：那你需要的是什么？

来访者：也许我需要去告诉我的老板，请求改变一下我的职责。可我不认为这样会有用，甚至即使这样也不能解决我的问题……

咨询师：好，让我们换个方式来看一下。你可以识别出在什么时候不存在压力吗？什么时候你感觉完全放松、舒适？

来访者：星期五晚上。

咨询师：很好。想象你现在在家里，是星期五晚上，你有一整个自由的周末，这是什么感觉？

来访者：（深深地呼吸）感觉很棒！肯定好很多！

咨询师：有什么不同？

来访者：压力走了，我可以更深地呼吸。我可以再次感觉到开心。我感觉自由……

咨询师：当你在这样的空间时，你的"想法"有什么不同？

来访者：好像我不用想那么多，只做好眼前的事情即可，而且乐在其中……

咨询师：好，这听起来是个极好的规划，这难道不是指引你整个生活的很棒的方法吗？

来访者：绝对是。

咨询师：把这个看作你要寻求的解决办法如何？只要清楚地识别出那个内在空间，星期五晚上的空间，学习如何在所有时间都处在星期五晚上的那种状态。

来访者：嗯，是的，我可以试一试。

咨询师：不要试，去做。你将怎么做？为发展这个新技能你具体需要什么？

来访者：我可能需要你的帮助。

咨询师：好，这也是我在这里的原因。但是我们必须要搞清楚怎样往下走，只有你能做这个工作。一旦你明确知道你的解决办法是什么，你只需要做出选择。不过我们会练习的，这比你想的可能要简单得多。你已经完全联结到你想要的生活的正确的态度、好的内在空间。

评论：这个对话是在设定目标过程中关于例外问题的示例，只是整个咨询过程中的一个片段。这并不意味着其他方法对补充这个方法无益。其实，在这个个案中，探索缺乏信心、治疗受伤的内在小孩可能都是有意义的。不过，在焦点解决法中，我们主要关注寻找解决办法，这意味着我们不把时间浪费在探讨"为什么这个问题会成为一个问题"上。不用挖掘限制性的模式，实际上经常有可能找到创造性的解决办法。

7. 奇迹式提问

识别目标的一个很有用的方法是"奇迹式提问"。这个问题再次使得来访者关注一个解决办法，同时进入一个资源空间，使他进入感受的世界，进入与解决办法关联的思维模式和态度。提出的问题：

——想象一下，这次咨询产生的效果犹如一个奇迹，一个你渴望的奇迹。你回到家，晚上睡了个香甜的觉，第二天早上起来感觉完全不同，突然之间你感觉如同另一个人。你的问题消失了，你知道这个问题不再是一个问题。只是想象，花些时间进入这种状态……现在，告诉我，你注意到有怎样的变化？你观察到自己有什么变化？其他人会看到你有什么变化？他们是怎么注意到的？

对问题的回答依然要转化成以来访者为中心的、积极具体的内容。还需要一些提问进一步识别出达到目标时的具体行为：

——你要怎样做来表明这个变化已经发生？

——你看待这些事情会有怎样的不同？

——你想要那样吗？

对于有些个案，简化的奇迹式提问可能已经足够：

——假如发生奇迹，突然之间，出现了最圆满的解决办法会怎样？你会有什么不同？其他人会注意到你有什么变化吗？

——理想的情况会是怎样的？想象一下。你的感觉会有怎样的不同？你会做得有何不同？

——如果问题一下子不见了，会有什么不同？你愿意看到自己那样做吗？

这些奇迹式提问实际上是寻找识别解决办法的基础：没有问题了会是怎样的？这些问题有着开阔的应用空间，也可用在所有不同的咨询情境中，甚至在面对复杂的心理问题时，因为识别解决办法总是康复与改变的关键。不过经验表明，更可取的是为来访者提供真实的体验，使用更完整的、启发性的奇迹式提问。这会使来访者最好地进入资源空间，联结到问题不存在时的自由自在的"感受"。

8. 对已识别的目标进行具体化

具体化意味着我们要引领来访者把他提出的目标看得更透彻一些。只是形成一个目标还不够，还必须要对新的思维方式、看待事物的新方式、可能发生变化的不同的感受与态度有清晰明确的认识。我们必须经常探究更为具体的、更为个人化的目标（内在目标、存在性目标），更有可行性的目标（简单的可以立即实施的）。我们还需要对目标通常具有互补的两个方面保持察觉：内在和外在。我们既要找出具体可操作的方案、行为目标和态度目标，也要发展与内在父母的联结。

此外，我们还必须超越来访者所带来的他意识到的问题，超越他的抱怨。他的问题可能存在一些他尚未沟通的方面或觉察到的方面，因此，在找到一个有效的解决办法之前，可能还需要进一步对问题进行探索。寻找认知模式，寻找所看所思所感的方式，这些也许会打开新的视角，新的需要和新的目标才能得到澄清。

9. 等级评估

等级评估是非常有趣的一个工具，可用于各种目的，简单实用。你可以使用等级评估帮助来访者找到他所在的确切的位置，他想要什么，他有多想要做出选择，这些都会一一显露：

在0—10的范围内，0是你经历体验过的最糟糕的状态，10是你可以想象到的最好的状态。

——对于你的问题或困难，你具体在什么位置？

——对于你所设定的目标，你具体在什么位置？

——你想要达到目标的真正的意愿具体在什么位置？

等级评估不是为了满足咨询师的好奇或简单地收集信息，你需要运用来访者的评估寻求进一步的解决办法。随后的问题包括以下三点。

（1）识别资源。

当评估问题的强度时，如果分数在0—10范围内的任何位置，你可以指出来访者具备解决问题的资源。我们在此实际是在寻找例外：

——你可以识别出你都做了些什么从而达到这个分数？

——你都做了些什么让自己离开0分的位置呢？

——你是怎么做的，让自己不在更低的水平上呢？

——你具体还需要做些什么让自己可以高出1分或2分呢？

即使来访者自评为0分，你通常也可以指出其资源：

——你是怎样让事情不至于更糟糕的？

（2）设定目标。

——关于这个目标，你自我评估在什么位置？

——要怎样（你需要做什么）可以高出1分或2分？

——你认为你可以高出1分或2分吗？

——你需要多长时间可以让自己高出1分或2分？

——你需要多长时间达到10分？

（3）澄清意愿。

——你有多想（等级评估）？

——你在多大程度上相信你可以达到这个目标（等级评估）？

——在这个意愿的等级评估上，你怎样可以让自己提高1分或2分？

等级评估的问题需要尽可能具体，要避免询问开放而模糊的问题，比如，"在0—10这个范围里，你目前在个人进步成长方面在什么位置？"（我确实见过学生提出这样的问题。）相反，你可以问来访者："在0—10这个范围里，你目前感觉痛苦的程度在哪里？"

10. 结束咨询

评估是否需要进一步咨询是建立解决办法策略的一部分：让来访者决定咨询的结束。你也许会给建议，不过让来访者决定总是更好的，让他感觉到自己可以把握和控制，这也会给予他力量，他可以更好地对自己的需要进行评估，选择对自己而言最好的。

——你什么时候（怎么样会）知道你不需要再来见我了？

——在你怎样做时，就意味着你不再需要咨询了？

——你认为自己要达到几分就足够表明你已经成功了？

——你估计你还需要多少次咨询？

（以上只是指示，但是可以建立起意愿。）

在临近结束时，可能需要加上：

——当你看到有任何其他目标（或新目标）时，你想要进行工作吗？

当目标已经明确达到，就不需要进一步咨询了，你总是可以表达：今后如果需要进一步工作可以再来找我。

四、澄清意愿

我们在前面已经看到意愿是发生改变的关键要素。只要来访者没有真正的意愿，咨询师就是在浪费自己的时间，来访者就是在浪费金钱。咨询师的干预目的应当总是引领来访者做出自己的决定。应当再三地绝对解释清楚的就是每个人都在创造着他自己的现实。没有人可为旁人做出改变，改变的条件是"意愿"。因此，我们必须一次次地探索这些问题：

——你真正想要的是什么？

——你有多么想要那个？

正确的"意愿"是"内在父母"，即我们深层自我所必要的。我们也许有不同的需求愿望，有不同类型的动机，内在小孩肯定也有很多动机和需求。但是，如果让我们的内在小孩引领生活，那么我们的内在只会变得一片混乱。低层人格的意志是压力和抗争，除非它反映了更高自我的深层目的。意志会抵抗次人格，制造内在冲突或紧张感。相反，单纯的意愿则完全与本性联为一体，大体上，每个人所寻求的基本意愿是相同的：去除对内在小孩的认同，认同内在父母。这具体包括什么呢？这需要清晰而有力的宣言："是的，我想要充分地与我的本性联结，与有着无限力量、无尽关爱和智慧的内在空间联结……我知道我可以扎根于本性之中，从那里出发引领我的生活，在完全的自信中显现完美。我选择……我是……"

真正的意愿是对存在的选择。这种内在存在的选择激发出力量、洞察的能量以及适当的行动。正确的行动将会提供我们所需要的或者达到我们想要的目标。力量来自内在，从来不来自外在。

但这种意愿常常失败。因为来访者尚未准备好，他并不理解为什么应当避开他的问题，停止寻求解释。他对那个简单而有力的内在空间感到不适——它太简单，太有力了。解决办法也许被清楚地识别出来，但是它们仍然需要被实施。这也许需要一段时间，咨询的大部分时间是一个渐进的学习过程。与内在父母的联结通道，从一条崎岖的小径，可以发展成为开阔的高速公路。我们还必须要对强化的信念进行工作，探索"一切都很美好"的内在空间的感受。当镜射一切时，可能会触发我们顿悟："看看你是怎样说的，看看你的态度，你的想法，你的感受……如果你让受伤的内在小孩掌控你的生活，你只会陷入问题中。你知道怎样与那个内在的有力量的、平和喜悦的、有信心的空间联结，在那里，你会找到正确的态度和技能。不过，你必须要决定到那里去，这不是你可以坐等来的。它不会到来，除非你选择它……"

* * *

强烈而清晰的意愿是

改变的力量所在：

"我步入最好的、

最可能的选择，立刻！"

* * *

进入我们内在的力量空间，并且清晰而响亮地确认意愿，从而我们的整个身心存在都可以听到，它被内化为"指令"，这超越我们的整个存在。意愿就是在肯定："是的，我可以……我将……立刻！我现在创造我想要的世界，我需要的康复……我有全部的力量，我命令……成为它，现在！"这是真正的力量所在，这是康复和转化的最好方式。没有它，那就不过是希望和愿望，只会拖延进展。

一旦来访者识别出这个选择，在这个方向上迈出明确的一步，咨询师就可以提供必要的工具和指导，以使其发展出与内在力量空间的联结。

五、识别具体步骤

你已经知道自己想要什么，接下来，应识别出要采取的具体行动。采取行动是所有改变过程的重要的一部分：

——你打算怎么做？

——要使这个目标成为现实，你在生活中需要做出怎样的改变？有哪些具体的步骤？

把设定的目标分为具体的小目标，转化为可以观察到的实际的目标，这是很有帮助的：

——你要达到那个目标需要付出什么？下一步是什么？

——你具体打算怎么做？

——你的态度将会有什么不同？

——你可能会遇到什么样的困难？

——你打算怎样解决它们？

——你可以怎样避免那些可预见的挡着你前行的障碍？

——有哪些积极的肯定宣言？

——你准备如何使用它们？

——你还有其他可以运用的资源吗？

六、咨询对话：设定目标

对话一

一位16岁男孩的母亲与其有网瘾的儿子一同来到咨询室，母亲表达了她的感受。在邀请男孩认识到母亲的关心之后，我问了那个男孩一些问题。

咨询师：你妈妈担心你，她说你晚上都在网上聊天，不做学校的作业，不睡觉。你认为这对你来说是一个问题吗？

来访者：是的。

咨询师：你想对此做点什么吗？

来访者：是的，可我不知道怎么做或做些什么。

咨询师：嗯，你有愿望要对此做点事情，这本身已经很棒了。我们在此就是尽可能地帮助和支持你。这主要是你的选择。你是那个唯一有力量对你自己做点什么的人。现在，让我们看看，如果一点问题都不存在的话，事情会是怎样的呢？你会有怎样的感受呢？你的行为表现会有怎样的不同？

来访者：我不知道。

咨询师：到目前为止，你都尝试做过什么？

来访者：我父母试图在晚间切断互联网，但我会把网重新连上。其实我不想那样，但如果他们强迫我，我可以很容易地报复他们，不让他们的计算机正常运行。当然，那样对事情没什么用。

咨询师：确实没什么用，压力是不会帮助你找到解决办法的。这就是我们在此的目的，你是那个唯一可以做出明确选择的人，问题是你认为限制你上网的时间对你来说可能是有益的吗？

来访者：可能是，但是我不知道我怎样可以做到，因为我也需要用网络来做作业。

咨询师：你怎样来管理你的时间？你对你完成学校作业需要的时间有什么计划吗？

来访者：没有，我知道我必须完成作业，但是我一开始就上网，到凌晨一点的时候我再赶紧去做作业。

咨询师：你对此感到开心吗？

来访者：不真的开心。

咨询师：你对怎样更有效地管理时间感兴趣吗？

来访者：是的。

咨询师：很好。现在让我们看看清楚，我可以告诉你怎么做。非常简单，你从评估所有你必须做的事情的时间开始，你需要睡觉的时间，你设定好聊天的时间，完成学校作业的时间，等等。然后，你做出相应的时间计划——用多少时间做这个，用多少时间做那个。设定好一个时间表，学习如何坚持按照计划的时间表来做，这将会帮助你管理好你的时间。这会让你把事情做得好些吗？

来访者：是的，但是我认为我做不到。

咨询师：好，让我们来看看。你说这对你来说也许是一个好的目标，可同时你表达这不可行的观念。你选择不去做。

来访者：我愿意做，可是我知道这不会有结果。

咨询师：看看你想要什么，看看你是怎么想的。你可以跟着我说"我想要解决这个问题"吗？

来访者：我想要解决这个问题。

咨询师：你可以说"我想要学习这个新技能，更有效地管理我的时间，我知道我能够"吗？

来访者：我说不出来。

咨询师：你当然可以，可是你选择不说。没有问题，没有人会责备你。注意觉察你是怎样管理自己的思维模式的，你确认强化的任何观念都将深深地影响着你。如果你用无能为力的思维模式来掌控自己，那它就像不断干扰你的病毒。你要确保为这个系统装上正确的软件，要确保在你的内在清晰地表述任何你真正想要的你都可以达成。你可以重述一遍吗？

来访者：任何我真正想要的我都可以达到。

咨询师：很棒。真正地理解接受，进入那种感觉，再说一遍。

来访者：任何我真正想要的我都可以达到。

咨询师：你真正想要的是什么？

来访者：我对此很困惑。我想要的是矛盾的，我想要更多的时间……

咨询师：好，认识到这一点——你仍然是困惑的。感觉这种困惑，想想你拥有的选择……你可以继续保持这样的状况，不采取清晰的立场，让你的生活变得混乱。游戏和娱乐，只是给你带来虚假的满足，虚假的成就，这让你不会有任何结果。或者你可以选择澄清事情，使立场清晰。这都是你的选择——失败或成功，"我想，我可以，我要"或者"我不相信我可以，我没有准备好"……

来访者：……

咨询师：现在，你真的想要找出解决办法吗？

来访者：是的。

咨询师：非常好！告诉我，在0—10分之间，0分表示只是嘴上说说，并不真的相信，而10分代表百分之百相信你会成功，就你想要找到解决办法这个想法，你评估自己有几分？

来访者：也许5分或6分。

咨询师：很好！这是个良好的开始，感觉一下这个——"我真的想要找到解决办法"。你需要什么可以让自己再往上提高1分或2分？

来访者：我不知道。

咨询师：如果请父母帮助提醒你遵守你的时间表会有帮助吗？如果让我对你的动力和内在决定进一步工作会对你有帮助吗？

来访者：是的，我想是的。

咨询师：所以，继续向前是你所需要的。

来访者：（叹息）我想继续对我的动力进行工作，我会回来的。

咨询师：很好！这将是我的荣幸！你想要在什么时候回来呢？

评论：你可以指出这个对话中的不足吗？这段对话并不是完全令人满意的。缺少了什么呢？这段对话虽然饶有趣味，却没有深入探索成瘾模式以及可能受伤的内在小孩。究竟是什么诱捕了他？网络成瘾表达了怎样的未被认识的需要？此对话未能扎根于内在父母。因而，这只是一个更长过程中开始的一小步。但是这已建立起很好的关系，似乎是与一个毫无动力的青年可以做到的最好的首次咨询。他确实展示出更为积极的姿态。

对话二

来访者（一名34岁的男性）：我与好几名女性都有关系，并不是真正的亲密关系，但有些暧昧。三个年轻女性都爱上了我，我也让她们一直保持对我的兴趣，但同时，我与一个大我10岁的女人有着真正的爱情关系。我们关系很好，但我不可能和她结婚，不可能和她建立一个家庭。所以，我们的关系处于隐秘状态，和她在一起时，我对外假装非常忙碌，我也会想其他几个女人，特别是其中的一个，我很喜欢，也许将来会成为很好的婚姻伴侣。对另外两个，我就是无法明确地回绝，我知道这样不好，我感觉我就像是在分裂自己，不清楚，不真实……这整个状况让我很费精力……

咨询师：你一直和其他几个人有联系？

来访者：是的，我不时和她们见面。我们是好朋友，不过我知道她们想要更多。她们在等我，我感觉我像是在欺骗她们。

咨询师：你到底想要什么？

来访者：我认为我应当清楚地告诉她们，告诉她们我并没有兴趣和她们发展爱情关系（对其中的两位，我的确如此），或者告诉她们我和另外一个人有关系。

咨询师：你会这样吗？

来访者：（叹气）这很难做，我不知道我是否准备好了去做。

咨询师：你害怕什么吗？有什么担心吗？

来访者：我一直都在保守秘密，我不想让我的母亲知道她们，因为我知道她不会同意。

咨询师：嗯，感觉一下，你母亲会不同意，感觉她的存在……现在，你想让她继续控制你的生活吗？

来访者：不，我想让她不要干涉我的私人生活，即使我对她很尊敬，我很爱她。她倾向于过度靠近，我需要与她隔开一段距离……

咨询师：好，继续保持你对她真切的感受。她是一个很棒的母亲，你决定把握你的自由，掌管自己的生活。你真的这么决定了吗？

来访者（闭上他的眼睛）：是的，我决定了。

咨询师：很好，待在那个你感觉到完全自由和安全的内在空间里。你决定由自己掌管私人生活，你的选择是完好的，感觉这种信任。你的选择是完全正确的……

来访者：是的，我的选择是很好的……

咨询师：现在，进入这种感觉，你可以对你的母亲和全世界说你的爱情……这是你当下的选择……

来访者：我可以感觉到，但是我感到没有准备好让全世界都知道这个情况。

咨询师：你害怕什么？

来访者：我就会丧失其他的选择……我也害怕人们的评判……

咨询师：感觉一下，害怕丧失，害怕不被关爱和接受……

来访者：是的，我能够感觉到，就在这里……

咨询师：你是想待在这个害怕里，还是想要探索怎样走出这个害怕？

来访者：如何走出去呢？

咨询师：看着它，感觉它……然后拥抱它。这是你内在小孩的害怕，而不是你，你是超越于此的。你看见它，你欢迎它……待在那个内在空间，你知道你需要做什么，你知道你立刻就可以做……

来访者：是的，我可以看到……

咨询师：那你真正想要的是什么呢？

来访者：我想要澄清这些关系。

咨询师：你相信你可以做到吗？

来访者：是的，我可以，如果可以面对害怕，然后摆脱它。

咨询师：拥抱它，通过敞开地面对这种感受而转化……爱你的内在小孩，你的小男孩……他将会放下他的害怕……

来访者：（深深地呼吸，眼睛依然是闭着的）……

咨询师：很好，只是呼吸，敞开，进入你的内心，清楚地确认你的意愿——"我很安全""我可以做到，现在"……

来访者：（确认）我可以做到……

咨询师：现在，想象那个年轻的女性就在你面前，你告诉她你需要告诉她的。

来访者：（告诉那个想象中的人，想象出整个场景）……

咨询师：你现在是怎样的感受？

来访者：感觉不错，是的，我看到我可以做到。这澄清了很多事情，我感觉好多了。

七、讨论

问：当一个来访者的症状是"缺乏动力"或失败的模式、抑郁等时，我发现很难设立清晰而积极的目标，因为他们大多数时间都被负面模式所控制。在这样的个案中，如何去找解决办法？

答：在面对"症状"时，也就是我们所理解的功能失调的模式时，请记住需要去考虑和解决的内在问题，你不可能在这些问题自我呈现的水平上去解决它们。如果来访者感觉没有精力去做事情，有恐惧症，失去胃口等，更可取的做法是寻求深层原因、潜在的内在小孩模式、身体里的感受。不要寻求恰恰与症状相对的目标。你的目标是指导来访者更好地倾听他自身，倾听深层的信息，与内在小孩会面，识别深层的需要。你的目标是让他在康复的道路上行进，他的目标也大体如此，即使他可能只是把注意力投向外在环境，寻求外在的解决办法。你的工作就是把他带回他自身，与他的本性联结。用一些时间去看看来访者的整个图景，对他的背景做个深入的评估。教他如何去敞开面对他的内在小孩，如何去除对内在小孩的认同，扎根于内在父母。设定"存在目标"，这比症状所带给你的要开阔和深入得多。

问：在我看来，有不同水平的目标设定。根据症状，我们有时候可能必须首先处理外在现实。内在水平上的目标设定更多是与咨询进展、内在工作有关的。

答：是的，在某种程度上，你必须去看看来访者在他症状方面的应对技能，要小心，不要做得过度。你可能倾向于继续关注症状，因为那是来访者的焦虑所在。但是真正的解决办法、更大的信任、改善的开始，都将来自你开始着手内在工作的时候。不要拖延，确保你开始进行真正的工作。此外，你可能想要建议来访者延缓他对外在生活做出任何重大决定。在人们历经内在过程时，不是人们对外在生活节奏做出重大改变的好时间，诸如换工作、搬家、停止关系……这些都可以等一等。聚焦于内在工作，在来访者找到内在平衡时，外在条件将会变得不同。

问：当我们有愤怒或伤心的感受时，如果我们的目标像你说的是带领自身回到内在平和的空间，那不是否定我们的情绪现实吗？我们的目标不应是敞开地面对我们的情绪吗？

答：不要混淆了"敞开"和"识别"。我们不仅想要"敞开地面对"感受，同时想"去除"对感受的认同。只要你识别出一个情绪或负面能量、怀疑、负面思维……请敞开面对这个感受。你同时需要做的是觉察这些为"能量"，一个你与这些感受联结的内在空间，并记住你不是这些感受（或这些想法）。你必须做出"我真正是谁"这个选择。这些感受和想法是你唯一的实在、瞬间即逝的体验，还是你可以选择站在其外进行改变和转化的事物？不是否定，而是去除认同。这是选择所在之处：是选择受伤的内在空间还是有意识的康复。这个清楚吗？如果你不是有意识地选择走出你受伤的内在空间，如果你甚至没有认识到你能够走出那个空间，你就可能一直身陷其中。你将会相信它们是真实存在的，并不断进行强化。请不断练习，你会看到这其实很简单。

问：当一个来访者好像不能够进入一个解决办法时，我的意思是当来访者绝对缺乏真正的意愿时，我们该怎么做？

答：这是一个很好的问题，因为这时有发生，对咨询师而言，这的确是一个挑战。这就需要用上你自身的咨询资源、创造性和完全信任的能力。第一，坚持不懈地提供各种练习提示（观想练习、时间幻游等），引领来访者体验资源状态。引领来访者回到问题发生之前的状态，平和且持续不停地探索，充分相信他可以打开并进入那个更有力量的内在状态。第二，如果这样真的不起作用，就富有爱心地将这一切镜射回去："你选择待在痛苦中，这可以，这是你的选择。只要你想你就可以一直像这样受苦，你也可以选择停止这一切，这都取决于你。你可以在几分钟之内转个方向，你也可以继续待在那里很多很多年。你创造你自己的现实。你究竟想要什么？"

问：我和我同事之间现在有些麻烦，我们一起建了一家公司，但是发现我们的价值观和优先考虑的事情都有不同。我们曾是朋友，现在只能是同事了。我们的友谊已经不存在了，她好像也不再在意我了，如何解决这个问题？

答：很好的需要解决的事例。你的需要是什么？你如何回应这些需要？你想要什么？解决办法在哪里？……你是从问题的角度在看，在评判，感觉受苦受害，还是从解决办法的角度看——让我们找到一个解决办法！解决办法在哪里？你怎样把自己放在这样一个内在状态，即一切事情进展平稳顺利？

问：我同事在表达她的感受时非常直截了当，我倾向于保持沉默。我必须要表达我的感受和需要吗？我怎样保证她会倾听并认可我的需要？

答：首先是你自己要认可你的需要，与你受伤的内在空间会面。不过，你同样可以观察你的头脑是怎样倾向于把事物分开，而心灵又是怎样把这些带回到一起。你需要怎样的内心的能力？敞开心扉面对彼此，认可彼此，不要陷入评判，谈论你自己的需要和感受。笑对彼此，关爱彼此，一起到山中走走……就是这么简单。不过，你必须要从头脑游戏、比较、评判、互相施加压力中走开。设定共同的目标，你如何成功地达到目标？为了使之有效，你打算怎样做？这要求你有一些相关技能，在一个关系或团队中，甚至要求你有更多能力。

问：对吃药或想要吃药的来访者怎么办？你会建议我们把摆脱药物包括进目标之中吗？

答：尽管一些药物可能对那些有深度情绪困扰的来访者有稳定情绪的效果，但我通常还是鼓励来访者克制对药物的依赖，去解决他们的问题。药物可能对"应对"当前情境有帮助，但是绝对不会解决深层问题。相反，药物可能隐藏了问题，或者使得来访者与感受和记忆的联结更为困难。心理治疗应当尽可能不在化学药物的帮助下进行。在某种程度上，我感觉药物是无能为力的表达（开药经常是治疗师无能为力的一种表达）。它们的目标是应对，而非治疗和康复。不过，在有些个案中，药物可能是有帮助的。在任何个案中，你都不应当妨碍或干涉医师开具药物，你可以建议来访者停止或减少药物剂量，但是这应在医生而非你的监督下进行。当然，这最终是来访者自己的责任（而非医生的）。我常鼓励来访者自己做决定，对自身所发生的事情承担完全的责任，而非盲目地依赖医生的"权力"。在多数个案中，我鼓励来访者寻求其他解决办法而非化学药物，因为这并非真正持久的解决办法。所有痛苦都有它们的康复过程，他们可以更安全地依靠自身深层的内在资源，而非依赖于外在。

问：你说我们最终分享相同的基本目标和基本需要，而这与寻找内在父母有关。我在想这是否真的是对每个人都适用的选择。我们怎么能肯定人们追求的生活目标其实并没有什么不同？在我看来，你的立场可能意味着对那些对生活有不同理解的人的评判。

答：这一点实际上是在超个人范围内提出的。我个人不认为这有任何问题，我不把我的理解强加于任何人，我认可生活和生活经验的多样性。我不认为我在评判任何人，我只是承认事物发挥作用的方式。生命既是唯一的，又是多样的，这取决于你如何去看。人类既是多样的——一刻不停地在变化着的创造性的经验，又是单一的——从超越于线性的时间和空间去看的话。这就如同你身体里存在的细胞，既是不同的、专用的，同时又联合成为统一的意识：都是你的细胞。如果它们都各行其是，不关照彼此，你就会出现混乱和疾病。如果它们与你的指引意向一致，你就能保持和谐、平衡与健康。我的经验和理解是人类亦是如此。我们可以对此有哲学讨论，但是当归结到咨询策略的层面上，我们可以识别出哪些能够有效地实践而哪些不能。事实上，人们都渴望开心愉快，而每个人开心愉快的方式用的都是同一把钥匙。如果你让我看到一个真的不要快乐的人（真正的价值观，而非自我毁灭的模式），我会修改我的策略。如果你让我看到一个开心快乐、成功健康却充满敌意、恐惧的人（是的，很多人可以假装隐藏他们的痛苦，但是我愿意看到他们真正的健康与力量），我毫不怀疑，我们是在同一条船上，我们是同一个系统中的一部分，如同一个整体存在。我们有自由的意志，自由的选择，我们可以有创造性，不过前提是我们相互和谐，理解我们的本性融于一体。否则，混乱就会继续。是的，我在此描述的策略适用于每个人，但只有在他们想要如此的时候方能奏效。这是说这些策略对每个人或每个个案都是最适当的吗？当然不是。还有很多相互补充的咨询工具和方法。而我们的工作就在于找到解决来访者在特定情境中需要的最好的方式方法。

八、本章概要

1. 焦点解决法

（1）原则与假设：聚焦于解决办法而非问题。

· 寻找更有效的办法：怎样会好些，什么时候会好些？

· 无须探索成因、分析问题，无须询问"这为什么或什么时候是一个问题"。

· 聚焦于发现未识别的解决办法，每一个问题都有例外：什么时候会有不同？会有怎样的不同？

· 寻找问题的例外是找到解决办法的关键，这也是找到来访者资源的关键。他可以认识到什么时间或在怎样的情况下他可以有例外。

·通过认识资源赋以力量：每个人都有必要的资源来面对他的挑战，力量在哪里？怎样可以更好？

·支持性咨询使用的策略使得来访者不可能有失败，总是有进步。来访者自己的学习节奏是对的。这只是经验，自由的选择，一个学习的过程。没有评判。焦点总是在变化，我们聚焦于已经做了的而非还没有做的，总是给予欣赏和认可。

（2）识别来访者的目标。

·我们聚焦于意愿，聚焦于"存在性的目标"。

·我们聚焦于行动而非认识和理解，聚焦于"行动性的目标"。

·我们设定"积极"的目标：开始做某事而非禁止做某事。

·在适当时候，我们探索"例外问题"和"奇迹问题"。

·我们聚焦于当下和未来，而非过去。

（3）支持并认可进步。

·寻找改善的信号，哪怕是很小的进步，甚至是来访者自己放大了的进步。认识到小步子、小变化可以扩展成大改变。识别所有导致改善的行为，强调问题的所有例外情况，甚至是很小的例外。

·识别应对技能：

这肯定是一个不小的挑战，你可以应对这些。

你能够避免让事情变得更糟糕。

·表达欣赏与祝贺。

·识别可能出现的困难、陷阱和挑战，以及与之关联的策略：

你怎样避免再次陷入那个圈套？你怎样确保这对你而言不再是一个问题？

·提供简单的作业与激励创造性的小任务，表达信任，但是不留失败的空间。这可以是个观察任务，比如：

观察什么时候事情会好一些。

注意觉察并记录什么时候会发生例外。

注意觉察你做什么会让事情变好或变得不同。

2. 设定目标（概要）

（1）要探索的问题：

——对你来说，要发生怎样的变化，你就会感觉到不再有问题？

——你要做到怎样的不同让这个变化发生？

——当你做的（或想的、感受的）有怎样的不同时，就表明你已经改变了？

——其他人会注意到你有哪些不同？

——你怎样（什么时候）会知道你已经达到了目标？

（2）负面目标：重新设定为正面目标（从受害者转为负责者或创造者）。

来访者：

——我不想再这样了。

——我想抗争，战胜这个疾病。

——我想报复。

——我想要他（她）改变……

咨询师：

——这对你来说怎么成了一个问题？

——你需要怎样使得这不再是一个问题？

——如果他（她）改变了，你会有怎样的不同？

——其他人会看到你有什么不同？

217

（3）存在性目标：聚焦于内在选择（受伤的空间、资源空间、内在成就、思维模式、确认宣言、感受等）。

——你选择成为谁（内在小孩或内在父母，受害者或创造者）？

——什么样的内在改变可以使你感觉到你创造性地和成功地掌管着自己的生活是必要的？

——为了成为你想成为的，你需要发展什么样的新技能？

（4）行为性目标：关注具体可行的行动。

——你想要创造的具体情景是什么？

——你打算怎样做？

——你要采取的具体步骤是什么？

——你要做得怎样不同就表明你已经达到了目标？

（5）例外式提问。

——在什么时候这不再是一个问题，或者问题变小了些？

——那种情况下你会有怎样的不同？你的行为或想法会有什么不同？

——你可以找出什么样的解决办法？

（6）奇迹式提问。

——如果前一天晚上发生了奇迹，问题一下子都解决了，你会注意到有什么不同？

——变化已经发生的具体表现是什么？

——你会做哪些以前不会做的事情？

——谁会注意到差别？他们会看到有什么不同？

（7）识别具体步骤。

——你具体打算怎么做？

——你具体要怎样去达到那个目标？

——下一步是什么？

——什么样的想法和观念会支持你达到这个目标？

——哪些是积极的宣言？

——你打算怎么用它们？

（8）识别可能的陷阱。

——你的目标听起来很棒，不过，可能会有什么样的挑战在那里阻碍你达到目标？

——你要避免什么样的障碍或陷阱？

（9）澄清意愿。

——你有多想要那个？

——你要怎样可以做出一个清楚的决定？

——你相信你可以做到吗？

——你要怎样可以使你的意愿提高1分或2分？

——你准备好完全进入这个清晰而积极的宣言了吗？在0—10分的范围内，你有多少分？

——你准备好放下这些认知模式了吗？在0—10分的范围内，你有多少分？

（10）等级评估：0—10分。

评估进步：在0—10分的量表中，0分表示你经历过的最糟糕的状态，10分表示你体验过的或者你能够想象到的最好的状态。

——在设定目标方面，你有多少分？

——在你的问题（困难）方面，你有多少分？

——你怎样可以提高1分或2分？

——你要怎样做？

——你要用多长时间才可以达到10分？

——你有多相信你可以达到？

评估达到目标的信心：在 0—10分的范围内，0分表示没有可能，10分表示一定能达到，你评估一下自己达到目标的信心有多少分。

如果打出的分数比以前低：

——你是怎样避免让自己变得更糟糕的？

——在情况变得不同之前，你做了什么？你是怎么做到的？

——你打算怎样回到那个更高的水平？

九、个人实操

（1）识别一个问题。

（2）从分析的视角看这个问题：这为什么是个问题？这在什么时候是个问题？描述这个问题，试图理解各种原因和机制。识别出那样做的时候是怎样的感受。这有多大的帮助？

（3）看"解决办法的一面"：什么时候这不是一个问题？你的态度有怎样的不同可以使这不再是一个问题？识别出你不在这个问题之中的感受。你能看到哪些解决办法？

（4）比较两种经验。你从中获得了什么启示？

第九章
对梦工作

在本章中，我将讨论一个更为具体的特定的咨询工具，这虽是众多咨询工具中的一个，却是从超个人视角看来有着特殊位置的一个工具。就像身体信号的象征意义一样（我们将要在第十章探索这个主题），梦是生活体验的一个方面，显示出事物之间是如何联系的，每件事情有着怎样的意义及如何反射回我们自身，并告诉我们真正是谁。

梦是我们内心世界的重要表达方式，没有人会对此有怀疑。然而，很多咨询师并没有用这个珍贵的工具，因为缺乏对理解梦的能力的信任，也可能是缺乏这方面的训练。梦作为潜意识感受、需要和资源的一个开放的窗口，对于一个培养起一定兴趣并学习过对梦进行工作的基本技能的咨询师而言，是至关重要的帮助。我对梦的探索已经超过30个年头，也开设了梦工作坊。在本章里，我希望展示出对梦进行工作也许不像一些人认为的那样困难，它通常就是一件简单地倾听和使用常识进行判断的事情。

梦为梦者和咨询师都提供了指引。梦会指示出来访者当前正在面对或处理（有意识或无意识）的问题的性质，也会透露出来访者可以得到的资源和可能找到的解决办法，偶尔也为咨询师正在进行的心理治疗方式提供有关的信息。当然，有不同类型的梦，并非都与咨询目的相关，不过那些最可能记住的梦常常是最有帮助的梦。

据我所知，现在有关梦的书籍并不多，且往往艰深复杂，过于学术化，或者过于简单化。还有释梦词典，但我不认为它们会很有帮助。我个人的意见是，任何人都可以学习如何去理解梦的信息，用相当少的知识就可以做到，因为对梦的阐释更多依赖于感受和直觉，而非智力知识。你需要仔细与梦者个人的感受和背景核对梦的信息，不是仅仅在什么词典的帮助下就做出解释。

如我在前面章节中已经指出的，我们将会一起来看梦的语言是如何与超个人视角完全匹配的。显然我们每个人都有"更高的自我"来指导我们的生活，在睡眠状态时来掌管这非常复杂的功能，解决深层问题，并发出与我们生活经验相关的信息。对我们"本性"或"内在父母"的存在有任何怀疑的人，都可以考虑这个简单的问题："谁，我们的哪个部分，创造了我们的梦？"此外，所有在这个星球上的人们，不论是什么文化背景，都拥有提供给我们启示的梦，关于我们的深层的灵感、生活道路、内在小孩、内在父母及成长过程。如果没有从超个人视角的启发顿悟，很难全面深入地把握和领会我们的梦的意义。

每个人都会做梦。尽管有些人难以记住他们的梦，但所有人都有梦。我们所有人都在睡眠状态中解决问题，接受如何处理安排好事情的指示，如何跟进我们深层的内在目标的指示。记梦是任何人都可以发展的技能，对它们更加注意，记录下来，然后倾听它们的信息。而且，通过发展这一技能，一个人就可以开始倾听并更为敞开接纳他的内在世界，这就意味着内在小孩得到了更好的认可，更深层自我的指引得到了更好的识别。对梦的探索是个人与灵性发展的极好的工具。

一、不同类型的梦

有不同类型的梦或类似梦的体验：

（1）有些梦是我们生理特性、身体需要、欲望、幻想或身体感知的表达。一个有趣且常见的例子是关于牙齿问题的梦，经常反复出现。当梦者梦见自己感觉被牙齿里不想要的物质所困扰，或者试图取出金属丝，或者无法取出粘在嘴里的口香糖，或牙齿从嘴里脱落……我的经验以及长期对其意义的探寻，相当清晰地显现出所有这些梦都不用去看其象征意义，这更多是因为受到牙齿金属填充物的干扰后身体知觉的一种表达。①

（2）有很多梦是我们情绪情感性质的表达，与我们潜意识的记忆、感受、未解决的痛苦和内在冲突有关。

（3）一些梦会是我们思维性质的表达：担忧、问题、强迫性的想法、认知模式、与过往经验关联的意象、预期的经验……

（4）有一些梦是我们"更高"本性的表达，那是我们与内在智慧相联结的部分，为我们生活走向最为适当的方向提供指引与启示。

（5）有些梦可能是对未来要发生的事情的警告（因为我们"更高"的本性生活在一种时间知觉上），或者是对即将要发生的事情的预演，表达潜在可能性。

（6）有些梦更像是"屏保图像"，是一些没有具体含义的图形意象或氛

---

① 牙科运用的不同的金属对能量流动有着严重的影响，这些能量对于牙齿至关重要，因为我们知道针灸疗法的线路大多在牙齿部分有结点（或始点）。此外，在口中使用的不同的金属会有化学或电学反应，部分也是由于唾液成分中一些元素的存在。所有这些都显示出牙科中使用的这些物质可能对人体健康和能量平衡有着更深远的影响，比我们通常认识的影响要多得多。对此欲了解更多，参见Christian Beyer博士的 *Décodage dentaire*（éd Chariotd，Or，2001）以及J. M. Danze的 *Le système Mora*（Encre，Paris）。

围。它们反映出我们思维的静态活动，而我们的深层存在正忙着做另外一些事情。在这个复杂的分类中，有些梦好像持续了很长时间（在我们通常的物理时间知觉上），然而那些更有意义的梦是在一瞬间到达的，然后以我们感知时间的方式展开故事，但实际上是非常短的。

（7）有些"梦"可能性质有所不同，好像是"真实经历"，不过是发生在另一层面上的现实。我个人就有几次在起床前听到非常清晰的声音告诉我些什么，是很短却很明确的信息，是很有意义的具有指导性的信息。这些信息来自何方需要你去猜测，不过肯定的是这些体验不应归类为梦。这是另一水平上的意识，不论是我们与自身还是与他人进行的真实的沟通交流。另一个例子是一位怀孕的妈妈起床时有个清晰的感受，她刚才在与她孕育的"胎儿"进行讨论，"胎儿"在这种情况下很可能像是个成人（即使外貌可能模糊）。我认为这样的体验也应当被看作一个可能的"真实经历"，而非一个具有象征意义的梦。这种案例的一个重要线索是记忆不包括很多画面。这种交流的氛围清楚地由特定的人、物和行动支配，而且这些通常不会是触动恐惧、悲伤或愤怒情绪的体验，这些更可能是具有鼓舞性的。类似的"经历"可能会发生在与梦者亲近的已经亡故的人身上。对这些经历体验持开放态度比把它们只是简单地看作编制的"梦"能够提供更为丰富和深入的视角。当然也必须要保持警惕：在我们的梦中，亡故的亲人也可能表示我们的投射。那是一种在场的关切的交流的感受，还是所爱的人犹如一个演员在一个场景中？

（8）当然不同"类型"的梦［特别是（1）—（5）］通常不能截然分开，它们可能是相关的。实际上，在大多数时间里，梦是从我们不同的"秉性特点"中抽取的不同要素的混合。即使有这种所谓的"经历"，或者有预兆的知觉，也可能是由于投射或思维过滤造成的。不过，大多数梦的确反映了我们的情绪、思维或更高的本性。这些梦是我们要重点关注的。

二、梦在谈论我们自身

关于梦的最关键、最重要的信息：我们的梦在谈论我们自身。虽然有时有例外情况，不过作为一个原则，我们应把梦的所有元素看作我们自身内在现实的投射，由此开始工作。梦中出现的人物是我们自身的次人格所表现出的我们知道或不知道的特性。"我们"在梦中所做的，或者"其他人"在梦中所做的，都是我们自身"内心剧场"的一部分……因而，我们必须从不同视角来看，犹如他们是我们自己。通过这种方式，我们能够发现自身先前没有清楚觉察的部分以及我们可以采用的新资源。

* * *

梦在对我们说，

梦在谈论着我们，

梦是我们自身内心"剧场"的表达。

* * *

作为一个规则，我们总要把梦者引领回到他自己。梦在告诉他关于他内心世界、内心剧场的一些事情。梦中涉及的人物应被理解为梦者自身具备的某种特点。理解并对来访者指出，他在梦中表达的所有特点都是他拥有的特点，这点很重要，这些特点都是他可以去联结的，即使他没有意识到。例如：

梦者到达了一个房间门口，可是找不到钥匙，他心急火燎拼命地找钥匙。他碰到一位以前的老师，那位老师把自己的钥匙给了他，并告诉他钥匙差不多，可以试试，也许能行。然后梦者再次爬上楼用那把钥匙试了试，结果真的打开了门。

梦者把怎样的特质投射在那位老师身上呢？他是怎样一个人？梦者感觉那位老师是非常友好的、有耐心的、有爱心的人。在这个个案中，这个梦告诉梦者，当他发展出这些特质时（这是他潜在拥有的），当他与自身那一部分联结并予以表达时，他便能够找到钥匙"回家"（这是一个他可以找到平和、内在的力量与幸福安康的空间）。

我曾有一个来访者梦到：

我在一个剧场的舞台上，有很多人在舞台上，我必须要给他们配对，让他们结婚，告诉他们谁和谁在一起。

对这个内在疗愈的过程最佳的描述是，不同的次人格间的调和使我们的内在空间得以和谐。

我们梦中的父母或任何代表内心品质的人物，经常代表着我们的"内在父母"，那是我们具有的充满关爱的资源，可以给予指引和智慧。但是父母也可能表示我们所携带的内化在自身的父母模型。梦中的孩童经常代表我们自身需要关心注意的一部分。婴儿通常代表一种新生活，新的开始，梦者正在变化更新的那一部分。伴侣可能代表男性或女性的特质，此外还有我们投射在他们身上的其他品质。老板代表我们具有支配、决策等特点的那一部分。即使我们的梦告诉我们怎么看生活中亲近的伴侣、家庭成员、朋友、同事，也并不意味着我们有权利去和他们说："我梦到你了！你对我做这做那。看看你是怎样一个人！"梦传递的信息是针对我们自己的，而非他人。

在探索梦的信息时，重要的是觉察出梦者具体的"视角"（或"眼睛"、那个"我"）。在某种特定的条件下，梦者选择他所认同的角色作为"我"的视角。这个视角在梦中是活跃的角色还是只是一个观察者？是被认同为一种特定的感受或思维模式还是在其中具体扮演什么角色？

其他的视角代表梦者没有认同的内在声音或次人格，梦者用自己知道或不知道的面貌、身体进行表达。如果是认识的人，这表明所投射的特质是已经识别出来的。如果是不认识的人，表明所投射的品质难以识别。不论在哪种情况下，你都要询问梦者对那个人是怎样的认识和感受，代表着怎样的一些品质特点。

例如：梦者遇到一位老朋友，开心地结婚，有一个小孩。我会问梦者投射在这位朋友身上的品质特点：这个人有哪些基本特点？你怎样看这个人？这个梦表明梦者在她自身的生活中遇到并发展出这些品质，结果获得了新生（象征意义），这意味着变化，一种新的生活，幸福的、和谐的……然而，她并未完全认识到这种变化，因为她把这一切看作外在于她自己。不过，她梦见了，所以她潜在地识别了这些。

梦者梦中不同人物之间的冲突，反映出人物所代表的不同"次人格"之间的内在冲突，如果梦者自身也卷入到冲突中，当然也就包括"我"视角。比如，梦中的一个人残暴地攻击、伤害甚至杀害梦者自己或梦中的另一个人物，这并不表示对真实生活中某个人物（如果梦中被识别为某个认识的人）实施暴力或攻击，这可能预示着内在转化的愿望：梦者的一种品质在帮助另一种品质进行转化。梦中的死亡意味着内在的转化进程。在这种意义上，"杀害"是"去除（不想要的特点或品质）"或"转化"的意象。比如，梦者的奶奶突然被一个小偷杀死了，他试图去逮捕这个小偷。他与这个小偷有场搏斗，最终成功地制伏了小偷。梦者对这场胜利感觉很好。当问到奶奶代表的品质特点时，梦者看到奶奶是一个非常被动的顺从的人，总是在她丈夫的阴影下。这可以很容易地被认为是梦者自身屈服顺从倾向的投射。梦者在此提出一种"外在"力量，一种侵入的力量（小偷、不认识、从外面来）来寻求去除这个弱点。梦者自身处在与这种"力量"的冲突中，它可能是外在压力，也可能是内在冲突，他自身的一部分想要转化，但是另一部分抵制转化。当联系到来访者现实生活的情境时，我们的确看到他被迫在某种情况下采取他最初痛恨的行动，不过后来他接受了。他感觉到自己开始迎接挑战，开始离开不活跃的倾向。

梦见死人是一个常见的主题，这一般都预示着内在的转化过程。死的那个人代表内在的某部分要转变为其他的特质。这通常是个好消息，即使梦中会有悲伤。那可能是因为梦者有些部分会紧紧抓住过去的模式。

1. 梦偶尔也会指向我们与外在世界的关系

把梦里的故事看作反映梦者内心世界的"剧场"，这通常很有意义。我们在个案中将会看到我们常常认同自己为某个次人格，或者梦中的角色所指的内在的某个方面，但也并非总是如此。梦也可能的确指向"外在"关系或可能的冲突，不过依然是对梦者发出信息，而非其他人，只是这个信息包括了外在环境而已。在这种情况下，通常有表示"外在"方面的要素，也就是存在于外在的事物，或者是从外界来的事物。

比如：

梦者（一位妇女）与她的母亲待在家里。突然之间，一群猫从开着的窗户野蛮地跑进来，梦者惊慌失措，她的母亲帮助她恢复了平静。

从梦中表现看，猫与她的性相关，性处在外在的一些威胁下，她感到有压力（我们将会看到动物往往指向我们的动物本性，我们的性本能）。她的妈妈代表她的内在父母，可以提供好的建议、有资源的空间。猫代表她的性本能，这是她担心和恐惧的，而这与她的亲密关系有关，因为性压力让她感觉不舒服。

再比如：

梦者在他的家里，前门是开着的，一个女人走了进来。他不认识她，她穿着颜色鲜亮的裙子，在对着他笑。这个简短的梦预示着有一个女性走进梦者的生活，他还没有识别出这个女人是谁，不过她已经在那里了（她走进来了）。虽然最初只是一种直觉，但后来真实生活完全验证了这个解释：新的爱情出现了，尽管梦者还没有完全意识到。

另一个可能预示着外在事物的元素是电话。梦中你给某人打电话（或者试图打），某人可能是指和你有关系的某个真实的人，通话的质量可能表明你和那个人的沟通品质，至少是你在与那个环境有关的特定时间里的沟通情况。当然，在一个梦中，可能有很多不同的方式预示着梦者在与外在的现实世界做一个联结。

然而在有些个案中，这种指示并不清楚。例如：

梦者在爬一个山坡，他比团队的其他人走得慢，落在最后。实际上，他几乎不能移动，因为他感觉他被一根绳子拽着，而绳子是系在他妻子身上的，他妻子在他后面几米远的地方，不太情愿向前走。她任凭自己被这样拖着，不做任何努力。梦者告诉她自己走，但是她不动。梦者感觉进退两难……

这个梦很好地反映了来访者在婚姻中的感受。可是梦中这个女人也代表着一种次人格吗？他自身有某部分不愿意往前走，感觉就像是在拖拉吗？是女性特质的部分吗？在这种类型的个案中，我会请梦者从外在和内在世界两个方面来看。

在谈论梦的时候，区别内在和外在，是相当人为的一件事。在某种程度上，外在通常是一个幻影，只有内在。所有的事情最终在我们的意识中，可以包含整个宇宙。我们现实中的任何一部分都是在反射内在的某一点，在梦中甚至更为明显。开放地面对这一观点，我们将更容易理解梦。我们绝不能忽略通过向内看去检验外在的观察结果。

这也许并不容易，因为有时我们的梦似乎确切地反映了我们的外在现实。一位40岁左右的女性来访者提到她反复出现的一个噩梦——

我坐在我父母家里的餐桌旁，和他们以及我的兄弟一起吃饭。我妈妈说："我今天不能和你一起去超市了，我头疼。"我生气地说："是你答应我要去的，你必须说话算话。你总是找理由不遵守诺言，我知道真正的原因——你太自私了，你太小气了！"我们吵起来，我对她有股强烈的怒气和攻击性。我爸爸插进来说我不应该对妈妈那样说话。我冲他嚷道："你闭嘴！你在你必须要说话的时候从来不说，现在你最好待在一边。"我的大哥说："你真是一点没变，总是这么令人讨厌，这么好斗！"我用手指着他："你也把你的嘴闭上！你欺骗你的妻子，对她不诚实。你没有资格来教训我！"整个氛围非常紧张，我感觉他们都在反对我。最后，我对我的攻击性感到心虚、内疚。

这个梦可能会是现实，它恰好反映了这个女人对她的家庭的感受。她说，他们的确如此。不过这些人物的确是她"内化"在她内在的模型里的，不停地滋生出内在冲突。这个个案像大多数情况一样，梦者的感受是梦中最为重要的部分。咨询主要的任务是敞开地面对她的愤怒，处理这个愤怒，会见她的内在小孩，转化这些感受的能量。

在此，应当指出的是，梦里的世界是完全不受抑制的，感受会得到充分释放，我们可能会发现自己在做些现实生活中绝对不会做的事情。在梦中，不会有任何调和安抚我们的行为，梦毫不掩饰地呈现出感受，不论是好是坏，都是真相。可能有血腥的场面，可能有谋杀或掠夺。我们只需敞开面对卷入其中的真实感受，去除对它们的认同。

2. 梦的时间：一个从"现在"延展开去的视角

有一条规则：我们应把梦视作一个在当下发生的场景。梦表达内心世界，这个内心世界是真实的，它与觉察到的感受有关。梦并非"你"的全部，在另一天，你的梦可能完全不同。梦仅仅表达当下的真实，因而核对梦的具体时间经常会有帮助。你具体在什么时间做了这个梦？第二天发生了什么？前一天发生了什么？……

　　梦常常与时间关联，但也并非总是如此。有些梦可能与你的整个生命历程有关，从开始到结尾，或者对未来几个月或几年提供有价值的指导或预示。虽然应从"现在"这个视角去看，但并不一定严格地以醒来的时刻作为"现在"。有些未来被视作现在的表达而被包括在现在中。因为很多梦表达出潜在的可能性：对现在来说真实的事情很可能在未来变成很明白的事情。梦提供了潜在可能性的象征性表达，即就要在我们面前展开的事情，或远或近。梦并不在迟与早之间做任何区别，它只是预示着什么潜在的被看作"当下"。事实上，梦经常与第二天期待经历的事情有关。

　　为什么是"潜在的可能性"？因为梦来自我们超越时间存在的那个维度，在那里，时间并不存在。正如你也许知道的，时间和空间只是存在于某个特定的知觉水平上的印象。它们是体现我们意识的线性、二元性维度的体系，是我们在常态下看待和经历事情的体系。我们可以理解，一只仅仅存活几个小时的昆虫对时间和空间的知觉与我们人类大相径庭：它的整个宇宙对我们而言只是一个点。我们的思维稍微延伸一下就可以理解，有一种意识状态，"这里"和"每一处"是一回事，"现在"和"每一刻"也是一回事。我们的整个宇宙也可以被看作一个点，看作此时此地。我们的梦来自我们内在这个存在的空间，就是这个超越时间和空间的点。但是它进入我们时空的框架中，所以表现出好像是"现在"对"未来"的投射。这里要传递的信息是，处在当下的你的存在，会吸引未来的你的现实，也就是你将要成为的状态。

　　我们能够且应该理解我们日常生活的"现实"是我们自身创造的结果，这个结果存在于我们"内心世界"中并由内在携带着。而我们完全有力量去改变我们的内在现实，这又必然会影响我们的"外在现实"。所以，我们总是有力量把事情变得与梦展示给我们的景象不同。

　　梦并非绝对的预言，它们只是反映"当下"内在现实的"潜在可能性"。

这些预示也许是积极的（宣告好事），也许是消极的（宣告坏事）。让我举几个例子。

一个女人半夜被噩梦惊醒，她梦见吊在孩子床顶上的大吊灯突然之间从天花板上掉落下来，砸在孩子身上。她赶紧跑到孩子房间，看到孩子在安详地睡着，灯依然挂在天花板上。受内心的推动，她把孩子抱到了自己的床上。半个小时后，孩子房间的吊灯掉下来落在空床上。这个梦是对梦者面临的一些潜在危险的警告，如果梦者采取适当的措施就可以避免。

另一个例子（梦）：

我与两个人坐在湖边的石头上，其中一个是女人，另一个我不认识。那个女人背对着我与另一个人说话。水就紧挨着我们，周围环境宁静，风景很美。突然之间，那个女人的孩子——或者是我的孩子，之前我并没有注意到——掉进了湖里。我迅速地伸出胳膊去抓那个孩子。我把孩子放在我的大腿上，拥抱他。那个女人几乎都没有注意到这些……

这个梦的意义直到那天快结束时才显现出来，梦者意识到这个梦与他后来那天下午的经历有关。那是个星期天，梦者与妻子及妻子的一个同事散步，她们在一起畅谈了很久，梦者感觉被冷落在一边，他为此内心很有情绪（内在小孩掉到了水里），但是并没有表现出什么。后来，梦者处理了自己的感受，释放了自己的想法，把自己重新置于内在的力量空间。这个事情结束了。这个梦就这次经历给了他一场很准确的预演。

再比如（梦）：

我与四五个人在一起玩，好像是在赌场。我们在赌钱，我已经玩了一会儿，不过没有赢钱。我想赢钱，最后决定冒险把我所有的钱都作为赌注。这要冒很大的风险，但也有很大的赢钱的可能性。我赌……输了！游戏结束了，我身无分文地回到了家，感觉一贫如洗。回到家后我打开了一个老式碗柜，令我

232

惊讶的是，我发现一大沓钞票。我并不知道我有这些钱！我感觉很富有！这个梦为梦者提供了一个非常有趣的信息：你拥有任何你需要的，你无须为挣钱而担心，只要知道你拥有这些。当然，这是梦者思维状态的反映，虽然这并非完全在意识层面。后来，这个预言表现出完全可以信赖的特质：梦者的生活变得富裕，在必要的时刻总有意外之财。

这样的梦很常见。因此，在看待你的梦时，把时间的知觉添加进去是有帮助的。梦在邀请你做什么呢？梦在告诉你一个什么样的潜在的未来呢？

三、怎样开始探索你自己的梦？

在复杂、神奇而迷人的梦的世界中，有很多待探索的领域。在我们进一步通过个案展示如何把梦作为咨询治疗的一个强有力的工具之前，让我们先简要看看探索你自己的梦的程序和基本工具。

你所要做的第一件事是要开始格外注意你的梦。明确你的意愿，保证在你完全清醒及起床之前，花一些时间重温你的梦，然后立即把梦记录下来，尽可能把细节写下来，包括你的感受和准确的结局（通常很重要）。如果你是在半夜从梦中醒来，不要耽搁拖延记录，否则你可能忘记。准备一本梦日志，每一次记录都标明日期。几个月或几年之后，你再次阅读并核查你在梦中的视角和观念时，也许会很有帮助。

当卷入强烈的情绪体验时，梦中的意义可能更容易获取。情绪感受一般是需要关注的主要方面。感受总是真实的，当下在梦者情绪体中表现出的情绪能量在呈现其自身，这总是一件好事，情绪能量需要被认可。你醒来时若还有强烈的情绪感受，你最好用些时间敞开地面对这些感受，呼吸进入这些感受，认识到这是你受伤的内在小孩的表达，通过把内在小孩带入内在父母的光亮中来转化能量。你也许想好好看看这个梦，把相关的要素或来源识别出来，但是你无须认同这一情绪经验。你不是你的情绪，它们只是能量，去除对它们的认同，然后放下它们。利用这个机会，再次确认你整个身心中本性的存在，有意识地呼吸将帮助你做到这些。

当你准备好去探索梦里的那些重要却无法理解的深层信息时，你可以从列出梦中的所有"要素"开始。我所说的要素是指地点、人物（包括梦者的视角，即你自己）、动作、情境、物件、说的话或听到的声音、不同的感受、结局以及醒来后的感受。下一步就是把所有要素识别为你自己的一部分，对它们相应地进行重新命名：

——我的那一部分与……（这个或那个地方）相对应。

——我的那一部分看起来像……（这个或那个人）。

——我的那一部分做了……

——我的那一部分感觉……

对梦的重新命名是揭示梦的信息的关键部分，这一步是对梦进行重新组织架构，从对梦中事物字面意思的理解，进入对梦的故事更开阔的隐喻性的理解。通过你的直觉、常识以及后面章节提供的意义指示，你来审视梦中要素的象征意义。然后你应当用新的语言来对要素进行解码，重新写梦，改述你对梦的信息的理解，感觉这个梦。大声地把梦讲述给另一个人听，这提供了隔开一段距离，觉察出隐含意义的可能性。

让我们来看一看一些梦的重写的例子。

梦境一（男，36岁）

我全身湿透地站在雨中。我的妈妈在我们家门口，叫我进家门，但是我无法移动。我拼命地挣扎……突然之间我意识到我在飞，我在往上移动。我忽然又意识到雨不再打湿我，我感觉好很多……后来，我知道我回到了家，和妈妈在一起。

重写：

我处在情绪困难的空间（雨、湿），感觉生活艰难。我可以看到我内在安全和力量空间之所在（家），但是我无法到达。尽管我觉察到来自我内在父母的"呼唤"，但还是感觉陷在我受伤的内在空间里……后来有了变化。突然之间，我进入了另一个内在空间——我可以与让我失望难受的事物隔开一段距离，我可以飞，进入一个"更高的位置"（往上）。我不再感觉到情绪的不平衡（湿）——情绪不再那样紧紧控制着我。我感觉更为自由。结果，我处在内在父母的空间——感觉像"家"一样有力量、有信心的空间。

梦境二（男，31岁）

就在我正前方有着密密的灌木丛，大概有80厘米高（到腰这个位置）。看起来像个公园，我能从上面看。我知道在这些灌木丛中有很多小路，但是我看不到它们，灌木长得密密麻麻……我面前这片灌木丛花园并不是很大，它延伸开来不超过100米。更远一点，我看到一条宽阔的马路从那里开始，它朝向上，我可以看到路笔直地向远方延伸着。有个女人穿着白裙子站在路的左边，在更远一点的地方。

重写：

现在，我看不清楚要把我的脚迈向哪里，下一步是什么。事情看起来很令人困惑，但是我相信这种状况不会是长期的，在较远的前方有一条清晰的路。我看到一旦找到迎接挑战的方式，我的生活就将不会有什么大的阻碍。一个女人在等着我，可能会有婚姻。尽管她已经在我的现实中，但是我还没有准备好与她一起迈进我们的生活道路……

梦境三（男，48岁）

我和一个男盲人及一个女人在一起。那个女人和我一起照顾那个男盲人。我们领他走向他的家，事实上感觉好像也是我们的家。家并不是很远，我看就在50米外。

重写：

我在很好地照顾有盲点的那部分自我，即看不到丰富多彩及多元维度的现实的自我。与我女性化的部分在一起，我可以带领我的整个存在走向家，即我内在力量与信心的空间，这就在眼前，很近，我可以达到。

梦境四（女，20岁）

我和一个女性朋友一起旅行，一个当地的导游带领我们游览一座高山和一片大森林。晚上，导游安排我和我朋友睡在一个宾馆里。房间的条件不是很好，但是我决定忍受。当我和朋友在宾馆里走动的时候，我们发现一个电影放映中心，有一些人在看一个大屏幕。我看着那个屏幕，画面是黑白的：一个赤身裸体的女人躺着，两条腿分得很开。我感觉很震惊，也很害怕。我们离开那里回到自己的房间……第二天早上，我醒来后发现，我的鞋子里有很多小虫子，我的脚上和腿上也有。我用手把皮肤上的小虫子清除了，可是我不知道怎么对付鞋子里的虫子。我试图找到我带的另一双鞋子，但是我发现少了一只。我感到慌乱，不知如何是好。我害怕没有鞋子，那样我就再不能离开这个地方了！

重写：

我正在探索我巨大的深层自我的一些新的方面（森林和高山）。我感觉安全，与我内在的资源在一起（朋友，向导）。当我们触及我记忆中更黑暗的方面，被深深隐藏的方面（晚上）时，我并不喜欢，但是我接受并跟从内心的指引。内在资源的在场（朋友）让我感觉到支持。然后，我发现一些让我震惊的内在的画面：性。那是什么？我对性一无所知，它让我害怕。我无法认同它，我看不到性有任何吸引人的地方。对我来说，爱是好的，性是坏的（黑和白）。当我更多地去看我的潜意识（醒来），我发现我被负面的认知模式（虫子）所侵袭，这不仅影响了我的身体，还影响了我的生活。恐惧和评判阻止我进一步前行，我感觉被这些负面感受和记忆困在这个地方了。我怎么可以带着这些去生活？我怎么可以去除这些？我可以走出这个不舒服的地方吗？……

有一些梦并不能及时显露它们的意义，它们可能需要你真正地进入梦中的感受，花些时间让信息逐渐地自我显露。与梦相关的事件在几天之后发生并不罕见，如果是这样的情况，可能只有在事情发生后，梦的意义才会变得更清楚。

下一步是探索梦与你真实生活情境的联结，你个人的模式以及挑战。这个梦指向你生活的什么方面？这个梦邀请你做什么？什么变化？什么行动？……

角色扮演梦中的不同人物，从不同的角度探索梦，找到资源，重新联结不同的感受，适当地加以整合或转化（我们将在后面的章节探讨这些）。

之后，作为最后一步，给你的梦起个名字，用一些关键词或主要的启示概括梦的信息。

不要认同你的梦，把它们放下。不过，有些梦会像伴侣一样陪伴你很多年，它们将提示在今后的生活中你可以触及和利用的资源。

释梦的程序（概要）

（1）记下你的梦，只需梦本身，全部的细节。

（2）必要时花些时间敞开自己去感受情绪能量，呼吸进入并认可情绪能量。把情绪能量带入你的内在父母中、更深的自我的光亮中。

（3）列出所有梦的元素（人物、物件、地点、动物、动作、感受、言语和有意义的方面等）。

（4）把每一个梦的元素转译成一种解码的语言，转变成你自己的投射：我的那一部分在做……看起来……

（5）用解码语言对梦的故事进行重写。

（6）识别出信息，用一些时间"感觉"那个信息。

（7）扮演梦中的不同角色，想象自己成为其他你没有认同的角色。

（8）弄清梦与你的内在现实、个人问题、感受、经历及挑战的关系。

（9）弄清梦与你的外在现实、关系和状况的关联，梦可能是某件要到来的事情的预兆。

（10）弄清梦邀请你去做的：什么变化，什么行动。

（11）给你的梦命名，用一句话概括你得到的信息。

（12）放下这件事情，对你的梦和你的潜意识表示感谢，继续前行，不要认同自己为你的梦。

四、梦中的基本象征元素

为了抓住梦中元素的象征意义，与我们"感受"和"知道"的那一部分联结会有帮助。通常而言，意义是相当简单和直接的。大道或小径是你生活道路的延伸，是你在梦中跋涉的道路。路的具体特点反映了你看待自身行走的方式：轻松舒适的或者艰难费力的。路是狭窄的还是宽阔的，朝上的还是朝下的，干净的还是泥泞湿滑的……房屋是你的生活、内在空间的象征，是你感觉像家的地方。舞台是你内心的剧场，是在当下要展示的地方。而明亮或黑暗，温暖或寒冷，高或低，打开或封闭……所有这些都有着清楚的含义。当你熟悉了梦在表达你自身的生活时所用的这些意象方式，解码后的语言就会变得很有逻辑性。

你无须去寻找复杂的解释，而要去寻找最显然的。回到事情的本质，感受本性。理解梦的信息与理解通俗的谚语极为相似，它们用画面说话。只需要寻找更广大、宽泛的意义，把字面意义转化成比喻的意义。例如，"撞墙"意味着"遇上了阻碍"，"骑独轮车"或"在钢丝上跳舞"意味着"一项困难而让人恐慌的事情"，"摔跟头"表示"遇到了麻烦"……

* * *

梦的语言通常是有逻辑性的常识。

透过字面意义，

我们需要去看比喻意义，

我们需要去检验元素对我们的提醒。

* * *

在下面的章节中，我会就梦中一些常见元素可能具有的象征意义做简要说明。这些真的只是一种提示。你总是必须要通过自身的感受来进行检验，最终都是要梦者自己决定什么对他来说有意义或者无意义。有些梦专家甚至争论说梦的元素只能由梦者自己来理解，因为文化和个体的差异使得所有预设的解释都变得无用或不适当。依我个人的经验，这个论断有些片面。我通过对来自美国、中国、欧洲及非洲不同国家的人进行工作，通过对不同年龄段的人进行工作，从中毫无疑问可以看出有很多共同的释梦线索。但是很多具体的元素的确是需要通过与梦者的记忆和感受核对后才能够得到理解的。一个从来没有看过小汽车的人不会梦到车和交通。不过，如果梦想要表明他的"交通工具"，他引领自己生活的方式，他将会看到任何对他而言有意义的"交通工具"，可能是一辆马车或者一头驴子。一个生活在柬埔寨乡下小棚屋里的农民将会在他的梦中看到小棚屋。除了生活常态的"住处"之外，棚屋对他而言不会再有其他含义。但是如果你梦见自己的房子看起来像一个堆积起来的小棚子，那就将有着非常特别的含义，这要根据小屋让你回忆起来的事情而定。不论如何，梦中的房屋都是指向内心的舞台，你深层自我体验生活的所在，你内心的空间。所以，我发现去看一系列共同的梦的元素，说明它们常见的象征意义，是有意义的。

在看梦中元素的时候，我们面对的是双重语言。一部分来自记忆，一部分来自深层的象征觉知。接下来，我将探讨意象和情境象征意义的一面。但这并不意味着特定的记忆在其中没有一席之地，这种记忆是存在的。如果一个人有过几乎要溺死在湖泊或洪水之中的创伤性经历，这样的意象也许会在梦中重现，任何创伤性经验都会如此。不过溺死的象征意义是怎样的呢？我们也许同时想进行这样的探索。在很多个案中，这两重视角在指导我们看待梦的信息时都会有用。不过，下面我只从象征意义的视角来谈。

显然不可能存在一个完整的列表，这里的目的只是要让你学习如何去看待这些联结，也希望你可以培养发展你自身对意象语言的感觉与理解。

1. 梦中的人物

荣格和很多心理学家认为，梦中的所有元素是梦者人格的一部分。首先应从这个视角去探索梦，即使我们会看到例外情况。我们的梦被看作我们内心剧场的表达，所有的人物都是我们自身的"次人格"，我们自身的一部分。如何理解他们，如何解读梦中的所有人物？这是我们想要在此探索的。

梦中的"我"是你倾向于认同的视角。梦者把自己认同为内心"剧场"中的某个方面，扮演其中的某个角色，那个被称为"我"的人格。那个部分是你在那个特定的梦的情境中对自己的"认同"，是那个在你梦中感你所感的部分，在梦中做出行动的部分，思考或经历任何体验的部分。去看梦中"我"这个视角，识别这个视角，总是很有意思。这并不是你可以拥有的唯一视角，但这是你不知何故就选择的视角，至少是在那样一个情境下做出的选择。你在外观察整个梦境而并不参与其中，这也是可能发生的。这表明你能够退后一步审视自己，如同看待镜中的"自己"。你甚至可以看到你自己在梦中扮演某个角色，这种情况意味着你不仅能够退后一步，而且可以识别自己的形象、外在的人格以及在特定情境中会如何表现。你可以无须认同而看到这些。

梦中的其他人物假借不同的脸，像戴着面具一般。梦进入我们的意象图书馆，挑选我们需要看的可以代表我们的最为适当的面具。在我们的生活中有着交互关系的人们（伴侣、父母、祖父母、孩子、兄弟姐妹、密友、上司、邻居……）在我们的梦中以伪装的方式呈现。你应该记住的是"他们对我们来说意味着什么""我们是如何看待他们的"，这些在我们的梦剧场中得以表达。他们的面貌特点甚至可能并不是他们实际看起来的样子，也不是他们过去的样子。不过，我们总是能够识别出他们究竟对我们来说意味着什么，我们在他们身上看到的或好或坏的特质，当然都是我们自身的。梦中有些人物也许没有清晰的面貌，或者看起来同时感觉像两个人，或者感觉像某个人但看起来像另外一个人，这些都应记录下来，以便清晰识别他们代表的是我们的哪个部分。

梦中出现的人物，我们可能认识也可能不认识。当我们可以认出他们时，这表明，我们可以识别出投射在这些人身上的自身的"特质"。我们可以给他们放上一张脸，表明我们觉察到了自己的这些方面。他们能够出现，这意味着我们可以看到他们，但是我们在这种特定的梦境中没有认同这些方面。我们知道他们，但是在那个时候，我们没有通达那些特质的内在途径，我们把他们看作外在于我们自身的人。这些人物具体如何表现将表明我们在内心世界和这些部分的关系如何。一个女人可能转身背对我们，一个孩子可能从我们的怀抱跌落，父母可能在挥手示意我们走得近些，某人可能站在门或窗户后面……

当我们不认识梦中的人物的时候，这表明我们自身的某个部分、特点或方面还未被我们自身所识别，我们对自身具有的某方面还不了解。所以，我们在梦中会有看起来与现实的父母完全不像的父母，或者一个看起来完全不同的婚姻伴侣……但是我们能看到他们，他们出现在梦境中，这意味着我们准备好开始去观看这些内在特质。

在我们识别出内在不同的部分——内在母亲、内在妻子、内在小孩、内在厨师、内在驾驶员——后，我们必须注意这些部分所采取的行动，不仅是对"我"的视角进行关注，同时对梦中其他角色进行关注。梦者的哪个次人格在做什么？是谁在开车？是谁在做饭？是谁在吃饭？谁在玩、学习、教书、工作？谁有压力、提供帮助、游泳、溺水、清洗、修理、运送、奔跑、被杀害……这其中的每一个角色都有着特别的含义，我们要理解其隐含的意义。

让我们看看最常见的"角色"对我们来说意味着什么。

父母：如果是资源性的——内在父母，我们富有关爱、给予滋养的部分（内化的积极的榜样）。如果是非资源性的——内化的所经验的父母的负面意象。

伴侣：他们可能代表内在的妻子（女性的、母性的、接纳的特质），或者内在的丈夫（男性的、阳性的、行动的特质）。他们也有可能代表我们从伴侣身上所看到的投射出来的特质。我们都有阳性和阴性的部分，所以，我们都应当注意这些部分在我们的梦中是怎样表达的。男性或女性总是一种指示。

孩童：通常代表我们的"内在小孩"，我们需要疼爱、关注的那一部分，代表我们有限制的模式、我们还不成熟的特点。

婴儿、新生儿：通常代表新生活、转化的人格、新的潜力等我们生命中正在出现的部分。

老人：可能表示我们内在的智慧空间，或者有经验的地方（根据感受）；也可能代表任何年老对我们的意义，比如衰弱、疾病、对死亡的恐惧等。

人们（许多人）：他们代表着很多种次人格。依据感受不同，他们可能代表着对"我"视角而言是保护性的存在或者是威胁性的存在，"我"寻找自身宁静空间可能遇到的困难。这表示缺少内心的中心感、复杂的内心世界的混乱、内心和谐的缺失……

老师：代表我们有智慧、有知识的那部分，相对其他次人格来说据有主导或指导位置的部分。

医生：代表内在治疗者（内在资源或外在资源，如果与"外在"有联结的话）。

老板：代表内在领导，我们自身引领、采取主动、掌控的那一部分。根据情境和感受，可以检核出其所投射的特质。

同事：代表他们对我们而言的任何特点，包括努力工作的部分、评判的部分、幽默的部分……

管道工：修理水管的工人，我们将会看到这与情绪有关。

电器工：能量专家，对能量系统进行工作。

电话技工：沟通专家，对你的沟通能力进行工作。

银行职员：管理钱财，管理资源，有能力提供财富资源。

邮递员：可提供信息，提供联系。

警察：可实施法律，代表盲目的权威力量。

战士：代表杀人者、威胁的力量、侵入性的暴力。

小偷：代表侵入者、威胁性的存在。

2. 自然元素

水：是经常被梦见的元素，因为水与情绪有关。我们有情绪的存在。水是组成我们身体的最重要的元素。我们居住在一个充满水的星球上。情绪与水的关系可以通过在我们身处情绪体验时，身体所释放的水（泪、汗，有时候甚至是尿）得以观察。我们的梦也类似地通过水这个元素表达我们存在的情绪能量。当我们去看梦中的水元素时，必须去具体查找它所代表的含义。是有点渗漏还是巨大的波浪，是倾盆大雨还是地面潮湿？在所有个案中，水或多或少代表了某种难以应对的情绪能量，这要视与之关联的具体感受而定。溺水当然表示梦者完全无法应对，完全迷失在强烈的情绪中的感受。污水表示负面的情绪，那些被认为是"肮脏"不洁的感受……海洋也可能与（敏感的）阴性能量、母亲、子宫相关。河流、湖泊、游泳池、跳水、在水下游泳等，不论是怎样的画面，把它看作你与你内在情绪池关系的一种表达。河流是一个流动的水元素，游泳池是一个相对静态的水环境。如果你深深地潜入水中，这意味着你在探索深层的情绪记忆。如果感觉安全自由，这反映出当你完全沉浸在你的情绪能量里的时候，你感觉有多安全和自由。如果感觉害怕，你很可能害怕你自身的情绪……

雾、雪、冰：表示情绪元素在冰冻的温度中，这意味着寒冷或缺乏爱。

寒冷：与缺乏温暖或关爱有关，这是梦者所经历的他或她的内心世界。爱的感受会表达温暖、舒适、光亮、阳光和色彩……

冬天：表达的是缺少舒适、温暖、关爱的感受的时间。夏天表达的则刚好相反。

黑暗：代表发生在隐藏的氛围中、在无意识中的事情，我们看不见，事情不清晰透明。这也意味着任何发生在晚上或在地面以下的事情，只要是黑的，我们就是在处理潜意识的一些事情。如果你发现在黑暗中你可以看到，这表示你对你潜意识记忆中的那部分有了认识和理解。

光：与黑暗相反，表示一些事情与意识相连，开放明亮。如果有明亮的阳光，氛围就会轻快些。明亮的光也可能表示一种存在，我们尚未识别的更高维度的存在。光的存在总是有益的、积极的、美丽的。相反，负面的、威胁的或丑陋的存在都将看不到光，会是阴影或黑暗。

风：与思维能量有关。有风就是有想法或念头、认知模式、强迫性思维。如果风把你吹开，也许表示你的过度思维把你带走了。

暴风雨：表示强烈的情绪宣泄和冲突。地平线上的乌云表示暴雨即将到来，小云彩也许表示一些小摩擦。灰色阴郁的天空表示同样的内心氛围，当然这同样可能表示严酷的外在环境。

天气：晴朗或雾蒙蒙、下雨或刮风、温暖或寒冷，这些都有其特别含义。雾蒙蒙的环境显然表明完全缺乏对生活的看法（至少是在梦中相关的问题上）。

火：一个净化的元素，所燃烧的是需要转化的。不过也有可能表示威胁，这可能与先前的经验有关，要视具体感受而定。

地球：滋养、母性的元素。一块被犁过的农田表明被梳理过的内心空间，得到平稳的转化，为新种子做好准备。

地震：表示更深层的转化，根据发生的具体情况而定，可能是平稳的，也可能是痛苦的。

风景：表示外在环境（与内心的建筑相对，这与"内心环境"相关）。从这里我们可以看到对生活的理解——是开放的、狭隘的、模糊的还是丰富多彩的？是平坦的还是坎坷不平的？

森林：同风景，森林也表示外在环境。不过这里我们面对的是有局限的视角和不明确的可能多少有些威胁的存在。氛围可能是黑暗沉重的，视野狭小，也可能有阳光透过，稍微亮些，视野开阔些，这些都反映了梦者如何看待其外在环境。森林和风景类似，都反映了梦者的看法是开放的还是封闭的，是危险的还是安全的。

田地和庄稼：可能表示梦者需要进行工作的领域，他对生活所期待的结果，他所指向的目标。是小是大，是小麦、水稻还是花朵？

树：表示生命力（如果是绿色的、健康的）。它们是可以成长和结出果实的，它们也代表有具体特征的风景要素——巨大的、有威胁的、黑暗的、强壮的、平缓的、有保护性的、曲折的……

果实：工作的结果，是从内在工作中得到的收获。

沙漠：贫瘠荒凉的内心空间，是被遗弃的。

山脉：依据具体感受而定，可以是引起威胁的、恐慌的，也可以是在山顶上，表示高的视角、高的成就，与最高的资源联结。顶点预示着神圣的内心空间是最高的，从那里可以对生活进行更为开阔的观察。

沟壑、悬崖：根据具体的危险的感受，可能代表着任何你不想陷入的困难。

山谷：位于山脉之间，看起来可能肥沃，舒适，但是缺少开阔的视野。

高：轻盈愉悦，灵性的提升，爱，智慧，生命闪亮的一面……

低：沉重艰难的情绪，生活黑暗的一面，痛苦难受的记忆，不平静的欲求，我们想隐藏的……

坠落（在坚硬的地面上）：表示从舒适的高处跌落到不舒服的、可能痛苦的低谷。

飞翔：与探索体验某种态度、变得更轻松、隔开一段距离（在某个特定的情境下）有关，要开阔视野，感觉更自由。不过飞翔同时指内心空间受思维（空气、风）主导。一个生活在头脑中的人可能会偶尔有在空中遨游的梦。

3. 地点和物件

房间：我们居住的地方，我们内心生活的舞台，其中包括所有复杂性——不同的房间、不同的层次。它反映了我们的内心环境，可能与我们真实居住的房间完全不同。它给你怎样的感受？你在房间的什么部位或在看房间的什么部分？它是宽敞的还是狭小的？富有的还是贫穷的？干净的还是肮脏的？……

家：也表示我们内心空间感觉的"家"，在此我们感到与本性、内心安全空间的联结。它也许个目标，是我们想要去然而还未到达的地方。

地下室：房屋中最黑暗的地方，客人一般不会去，是隐藏的地方。这是我们与自身的坏习惯、秘密的想法、未解决的情绪、困难接触的地方。可能还有一些秘密通道或闭锁的门，在这背后可能有一些等着要探索和释放的无意识的记忆。

高层：轻松、资源性的空间。可能得益于开阔的窗户，更明亮，视野更好。不过阁楼可能非常脏乱，堆满了过去的杂物，尽管阁楼可能极其具有资源性质。

浴室、淋浴、冲洗：表示我们在进行内在的清洗，去除一些不想要的东西（负面的思维、情绪能量、有局限的模式）。这也是我们裸露自己的地方，我们变得透明易受伤。盥洗室与亲密、裸露有关。这是我们去除不想要的东西的地方。大便更多是我们自身的脏东西、坏习惯、负面的态度。小便是液体，更多与情绪有关。需要小便也可能与需要一个安全干净的领地有关，这就像大多数哺乳动物一样。因为周围太多人而不可能小便表示难以找到合适的、安全的空间，外在环境和内心空间都是如此。这可能是因为内化的父母模型没有足够的支持性。

厨房：我们准备食物的地方，我们得到滋养、满足需要、提供关爱的地方，我们与资源（滋养性的要素）联结的地方。

食物：任何滋养、养育我们，促使我们成长的事物。

烹饪：准备营养性的东西，养育、关爱，保持健康活力。

垃圾：废物，不必要的行李（或记忆），我们自身内在的垃圾，也许与负面记忆、创伤性记忆有关。

清洗、清扫，做家务或维修、保养：表示我们如何关照自己的内心环境。污垢和臭味表示需要有许多要做的工作。

卧室：你个人私密的住处（或任何你认为卧室对你而言的意思）。卧室肯定只是发生私密事情的地方，可能与性经历有关。

办公室：工作的场所，活跃的职业生活领域。

工作间：你工作、修理东西的地方。有什么样的设备？你在做什么？这个地方是生气勃勃的还是被遗忘的？

新房子：新的内心现实，新的资源。

老房子：依赖于过去的经验、智慧和资源。它看起来是富有的还是破败的？干净的、被好好照看的还是脏乱的、堆满了无用的东西？

豪华的房子：感觉有力量、有资源的地方。

破败的房子：感觉无力、无资源的地方。

父母的房子：如果与真正的童年住过的地方不相关，父母居住的地方则表示我们所渴望的或指向内心资源的所在，在此，我们可以找到内在父母。

与童年相关的地方：表示与童年记忆、家庭遗留的影响有联结。当梦是发生在我们童年生长的房间里时，我们是在与跟童年有关的事情联结。

搬家：重要的转化过程，新的内心环境。

重建、重粉刷、重装修的地方：高强度的内心工作。可能是完全的重建，推倒旧墙（旧的局限模式），打开新的视野，或者只限于新的粉刷，有个更明亮的氛围。

毁坏的地方：同样是深层的转化，是自我同一感被破坏的深层痛苦。

废墟：遭到毁坏的地方，深层的变化或者完全的混乱（如果与感受一致）。自我同一性的丧失，没有安全的地方可以待。

门：从一个空间到另一个空间、从一个经验或视角到另一个经验或视角的通道。门是开着的还是关着的，是容易打开还是难以打开，是锁着的还是设有路障？

窗：让亮光进来，同时提供了更开阔的视野、与外在的联结。窗户使得我们可以看到他人，也被他人看见。它们与环境建立了关系（这是封闭的墙所没有的）。通过窗户可以看到什么？

墙：切断与外在世界的联系，局限我们的视野。它们刚硬而难以移动。高墙——没有视野，没有看法，是盲目的。两墙之间狭窄的小巷——没有出路，陷在一条道里。

监狱：你感觉不自由的地方。被局限，被封锁，无法表达自己，卡在非常狭隘的模式中。

栅栏：任何局限或限制你自由的事物。

花园：在西方国家，这是和私人住宅有关的地方，是一个相对开放自由的空间，但依然可能由围栏隔开，比较安全。咨询者需要向梦者仔细地核实他对花园的具体感受。

邮箱、信件、包裹：与他人、要做的事情、信息、交流、礼物的联结，一大包信件就像一大堆未完成的事务。从朋友那里来的信件就是带来快乐开心的友谊或幸运的事情的信号。

商店、食品店：为内在提供大量滋养，富有资源的地方。

超市：更大的与资源的联结。

学校、教室：学习的地方，与学习过程有关的内心空间。

医院：我们接受治疗、得到照顾的地方，内心空间的治疗、治愈。

宾馆：转换的地方。根据具体的细节去理解——舒服放松的、不舒服的、杂乱的……

博物馆：我们保留个人或集体经验、记忆标本的地方。我们可能需要看看它们，不过它们已经脱离真实生活情景，不再"活跃"。

神圣的地方：感觉很重要的地方，感觉像"家"的地方。它们帮助我们与内心的安全、我们的本性联结。

教堂、寺庙：（依据感受）代表祈祷的地方、内心的避难所，或者古代举办宗教仪式的地方。

港口：安全的地方，目的地，安全抵达。

车站：离别、到达或中转的地方。

汽车、自行车等交通工具：大车、小车、豪华车、简陋车、受损车，你的交通工具可以是你的身体，或者更为宽泛地理解——是你的整个生活，你整个生命的经历和体验。你必须核实一些具体的状态——它在快速行驶还是静止的？在路上、在路边还是困在某个地方？……

卡车、公共汽车、货车：你的车可能是大的，载重量巨大，可能有可以放松的床或者联系他人的电话机……不论你在驾驶什么、在路上运载什么，这依然是你的"交通工具"，是你的体现。所有细节都是有意义的。

驾驶（任何交通工具）：你驾驭生活的方式。这与你个人生活、职业生活或两者都有关。你是否在驾驶，是否可以掌控？谁在驾驶？往哪里走？路况怎样？你被困住或不能够继续前行吗？路是泥泞的？下坡还是上坡？能见度如何？有障碍物吗？你在往回倒吗？……这些都需要隐喻性的理解，这正是你驾驭生活的景象。

道路：你的生活道路。它是怎样的？狭窄的还是宽阔的，平坦的还是颠簸的，笔直的还是崎岖的，下坡还是上坡？是否有开阔的视野？有浓雾还是晴朗的天气？路通向何方？你的目标在你的视线之内还是很遥远？你在看哪个方向？你要到哪里去或者你从哪里来？路上有些什么障碍？

桥梁：代表两个世界、两个空间、两个不同方面的连接。桥梁意味着朝向一个新情境的转折。这架桥是稳固的、危险的还是破损的？

汽油等燃油：代表能量、动力，让我们得以前行。

飞机：一个能够让你起飞的交通工具。更高、更自由、更快……进入新的项目，进一步地提升。可能回到"家"中……开飞机如同驾车——你驾驭你生活的方式。飞机是否在掌控中，是否比汽车更容易驾驭？它可以从高处看事物。不过，还是要检查一下飞机在怎样飞行，是否安全。起飞表示我们要隔开一段距离，能够开始做一些新的事情，变得更自由；降落表示回到真实的生活，回到确实的现实，或者到达了一个目的地；坠机表示有艰难的问题，感觉无法应对。从高处坠落，可能是在非常自由、无忧无虑之后，感觉到了完全的失败。

火车：沿着铁轨行进，没有真正的自由。整个旅程被全部设定，完全预知。你跟随主流模式——最为安全的途径。如果与之相伴的是积极的感受，可能预示的是安全的机会，准备就绪的计划，这会让你毫无风险，个人无须采取主动就可达到预定的目的地。如果对此有负面的感受，火车可能表示缺乏创造性和自由，一些事情受到限制，过于传统、过于主流，你并不真的想被此束缚。

铁轨：狭隘的思维、僵硬的认知，没有自由。这代表一套固定的课程、一条你不能选择转移的途径。

赶火车或飞机：利用机会，继续前进，开始内心的旅程。你可能有时间上的压力。我们也许要跑，我们也许要面对阻碍，生活为我们提供了机会，而我们经常抓不住。我们的梦可能在提示我们拥有的机会，提示我们内心的深层承诺，我们最隐秘的目标。

行李、手提箱：沉重的负担，过去的经验与记忆。在梦中，我们也许发现自己背负着各种不同的无用的行李。它们总是在邀请我们去看它们，放下它们。我们的梦在坚持不懈地提醒我们——我们需要轻装上阵。如果我们想要完全自由地前进，如果我们想要抵达内心的顶峰，我们需要信任——不论我们去到哪里，我们都将找到我们真正需要的。

工具和不同的设备：可能表示有价值的资源，有用的装备。从手机（沟通的资源）到刀或剑，它们表示我们所擅长的、我们可依靠的技能。仔细审视具体设备，它们是可用的吗？它们缺少什么吗？

枪炮：杀害、致死的工具。内心暴力的表达（如果在自己手中）、对暴力的恐惧以及曾经被暴力攻击的记忆。枪是阴茎崇拜的象征。

刀：也是阴茎崇拜的象征。刀是尖锐的、切削的工具，具有潜在的伤害性。应检查梦者的感受。

弓和箭：射中靶子、达到目标的工具。一种有力量的工具，表达你如何使用你的力量。弓可以与意愿、意志力相连，箭能够与思考或行动（投射在外界的）相连。靶子是目标本身。可以看见靶子吗？可以达到目标吗？

天线：沟通工具或资源。使人能够获得或发送信息或能量。

伞：保护性资源，使人感觉安全，可以避免情绪或其他任何威胁。不过这个保护的力量也是有限的，有可能泄漏。

船：被水（情绪）围绕，不过是个安全的地方，可以在水上漂浮，保持对情绪特性的控制。当然应该检查确认是怎样的船，在什么条件下、在什么样的水面上航行？是大而安全的，还是小而危险的、难以保持平衡的？……

身份证、护照：自我同一性，"我是谁"的感觉。丢失这些肯定表示丧失自我同一性，感受到内心的混乱。

衣物：外层保护，外在容貌，身份认定的要素。

新衣服：变化，新的身份，新的面貌。

旧衣服、小毯子：旧的身份，被忽略的外观。

伪装、打扮：变化，假装，伪造的身份。

鞋子：可以让你走动、自由，去你想去的地方，前进。

聚会、节日：喜悦，联结。团聚的时间，庆祝的时间。这表示内心的环境，不同的次人格聚集在一起，相互交流，庆祝它们为一体。如果气氛欢乐，还有食物，那是最好的。如果它们并不开心，你可能要继续去协调它们。

金钱：能量，通往财产与富有。内心富有的感觉。

钱包：资金来源。丢钱包可能表示能量的丧失，或者安全感的丧失，缺乏抵达内心资源的途径。

电脑：代表我们内心的"秩序系统"，我们最大的记忆存储资源，大部分都是无意识的。电脑屏幕显示的东西会来到我们的头脑里，不过电脑的存储器拥有无限的数据资料，而我们的梦只邀请我们去看与某个特定"问题"关联的图像。一位女士看到她的电脑屏幕上有着令她厌恶恶心的画面，她不想看，但无法通过点击让画面消失。这表示有些内容想要回到她的意识记忆中，然后才能够不再活跃。这与困扰她很久的一次创伤性经历有关，但是被她完全压抑了。她的潜意识想让她再次面对，但她有阻抗。

电影：有与电脑相似的功能，我们的潜意识邀请我们去看一些事情。我们可能会观察到能够冲击我们生活的某个场景，尽管它也许在我们自身经验之外。这可能是从更广阔的家庭背景中传递给我们的。

4. 身体部位与动物

出生：新生命，新的开始。

死亡：转换，放弃旧有的，面对崭新的。梦中某个人物的死亡表示他完成了在舞台上的角色。不论他代表什么，都已经离开了你的人格。这通常是一件好事，表示一种内在的变化，即使有与离别有关的眼泪和情绪。然而，如果死亡的表达包含了一些令人厌恶的细节，这可能意味着一些创伤性的、未解决的恐惧。

死尸：通常表示内在有被压抑的创伤性的内容。有需要被带到光亮中仔细观看的事情，以使情绪能量能够得到释放和转换。

肉体、肉：若强调身体的体验，可能表示有感觉相似的事情，如果有厌恶感，可能是性创伤。

血、流血：表示生命能量的丧失，与创伤有关联的剧痛，生命能量通过创口流失。

伤口：一般指心理伤害。我们必须关注是身体的哪个部位（关于身体部位更细致的象征意义，请看第十章）。

疼痛、疾病：谁生病了？我们的哪个部分需要关心和注意？感觉虚弱吗？是什么需要？各种症状都有其象征意义。

疤痕：表示旧伤（心理痛苦）部分愈合，但是对伤痛的记忆依然鲜活。

杀害：意味着"去除"我们所痛恨或恐惧的事物，这表示一种转换的体验，但是相当暴力的。这表示什么样的内在冲突？否定、忽略、害怕内心的什么部分？

牙齿：我们负责咀嚼，代表食欲、吸收能力和生命能量的部分。梦中出现牙齿是很普遍的，牙齿掉落可能表示虚弱感和躯体的弱点。不过，我必须在此提前声明，很多与牙齿有关的梦是由于我们牙齿里的金属导致身体对这种不舒服感觉的觉察。

眼睛：我们可以看、意识的那部分。

耳朵：我们可以听、觉察的那部分。

头：我们思考的部分，我们的思维、想法和观念。

手：行动。

腿：让我们往前走的部分，给我们自由，使得我们可以走向他人。

裸露：没有保护、容易受伤、透明的。我们内心现实暴露的真相，可能是不舒服的。

厚重的衣服：过度保护，太多的保护；保密。

动物：一般而言，表示我们的"动物属性"和特质。同时，具体的动物种类代表具体的特点。

鸟：自由飞翔，它们不被束缚在地面上。鹰表示敏锐的目光、洞察力和力量。猫头鹰表示平静的智慧。

狗、猫：常常表示我们的动物属性、欲望和性。这同样可能用狼（野生的、凶猛的）、巨猿、狮子或熊来表示。这个经过伪装的性元素可能与外在的元素相关——性伴侣、被强奸等。我的一个来访者有这样的噩梦——狼（或巨大的野狗）攻击她，并在她的背上留下伤痕。这清楚地指明她的童年曾有性虐待。咬和抓伤皮肤表明有性虐待或其他真正的伤害。

马：你发现自己骑在马上，这就是你的"交通工具"。马是活泼的、智慧的、有力量的（可能是）。注意具体的特点，一匹白马也许表示女性的力量、纯洁和智慧。

蛇：男性性器官。

鱼：可能与女性性器官有关（特别如果是整条鱼，鱼的腹部有切口），有时与钱和富有有关。不过，鱼同样是感觉在水里（情绪），就像在家中，至少在自由游水的时候是这样。

鲨鱼：危险，以你为食物、要吞噬你的事物。

昆虫（如蚂蚁）、蠕虫：小虫子经常表示负面的思维或认知模式——感觉有些事情在困扰着我们，很多小事情在干扰着我们；也可能只是"记忆"，任何唤起厌恶和拒绝的事物。

五、在咨询治疗中对梦工作

咨询师在对来访者的梦进行工作之前，需要做的第一件事就是对自己的梦进行工作，熟悉、了解、倾听梦所传递的信息。梦工作坊（定期对一个小组的成员进行工作）肯定是对积累经验最有帮助的方式。与朋友或家人分享梦，同样可以很好地丰富自己的经验，这不仅可以学习到更多关于梦的知识和技能，同时也使得彼此在信任、透明的关系中相互学习。我在此假设，咨询师已经对如何对自己的梦进行工作比较熟悉，并且富有信心。

1. 对来访者介绍梦的工作

在我与来访者进行评估性会谈时，我会问他们的睡眠质量如何。他们睡得好吗？他们的睡眠是不平静或不安稳的吗？他们记得自己的梦吗？他们以前有过噩梦或者任何反复出现的梦吗？……这通常会对来访者的梦境给予提示，使得他或她有能力与之联结。不论他们是否记得梦，我总是邀请我的来访者格外注意他们的梦，把梦记下来。我建议分四步来做，当然他们可以自由选择是否这样做。如果有梦，那很好；如果没有梦，也没有问题。

·意愿和注意最为关键。晚间在睡觉前，准备好自己的状态：我想记住有意义的梦。

·在床边准备好纸、笔，在早上做任何事情之前，记下你的梦。

·在睡醒时不要急于起床，用点时间重温一下你的梦。

·当整个画面清晰地回到意识中时，立即把梦写下来（即使是在半夜，不要等到第二天早晨，那时可能早就忘了），尽可能把细节都写下来。

2. 梦里的故事

我经常以问来访者近期的梦开始我的咨询或治疗："你有什么有意义的梦吗？"如果有，在感觉到是探索梦的时机时，我会让来访者把梦的故事读出来或讲给我听。只讲梦本身，不涉及与真实生活相关的任何信息。我坚持让来访者只说梦，避免在讲述过程中混淆梦与现实。也就是说，按照时间的顺序叙述梦是怎样发生的，在什么地方开始的，场景是怎样的；以"我"的视角，我有怎样的行为，人物、画面、感受是什么……没有其他的评论。在必要时我会提醒他们，之后可以提供另外的信息。不过在大部分情况下，我感兴趣的问题不会是来访者想到的那些问题，因为一般的倾向是认为梦指向现实生活，然而我们知道不是如此：有一个原则，梦阐述梦者内心世界的一些事情，而非外在环境。我们知道有一些例外，但是在我们对梦有所了解之后就知道这是我们的第一选择。

在来访者讲述梦时，我总是记笔记，以便记住细节，并勾出关键要素。这会帮助我把握基本内容，在后期，我需要回过头来再看这个梦时，这也可以作为记录被加以使用。

让我们逐渐深入地探索一个梦。梦境是这样的：

晚上，天已经有些黑了。我坐在车的后座上，车快速地在蜿蜒曲折的山路上奔驰。有另外三个人和我一起在车上，好像是朋友，不过我无法认出他们。车开得特别快，我感觉紧张，一点都不安全。我担心会出事故，一切变得越来越令人害怕，我决定不再看着路了。我闭上眼睛，等待最糟糕的事情发生——我们肯定要翻车了！在某个时刻，我感觉车是在用两个轮子跑，完全失去了平衡。我感觉"就是这样了"，但是车又再次变回了四个轮子，依然快速行驶。我想我不会再坐汽车了，下一次我要坐火车。然后我就醒了。

我通常会复述一下我记的笔记，核对我是否记录了完整的故事。这是把梦映射回去给来访者的第一个机会，这使得他可以听他的梦，开始敞开地面对梦中的感受。这同样可以使得来访者提供更多细节，或者澄清一些刚才没有完全表达清楚的事情。我会确保来访者的梦境完整准确。

在有些个案中，来访者会有很多梦，我会邀请他们把梦境通过电邮发送给我，从而我可以选取并加以准备，为咨询节省些时间。

3. 澄清梦的前后情境

当我感觉到一个梦有潜在的意义值得探究，需要找出其中的信息时（并不总是如此），我会花些时间探索：来访者做这个梦时的情境是怎样的？什么时候做的这个梦？在做这个梦的前一天有没有发生有意义的事情？这与真实生活情景有关吗？什么情况对理解这个信息有帮助？

在我们的案例中，来访者在三天前做了这个梦。她已经花费了很长时间寻找新工作，她在犹豫，考虑几个不同的选择，但是还没有做决定。她不能确定她想要什么。在做这个梦之后的几天里，没有发生什么特别的事情。

4. 识别讯息

当基本信息都清楚了，我会问来访者他自己对梦的讯息有什么感受："你对这个梦的讯息有着怎样的感觉？你有怎样的想法？"我从来不会立刻转入解释当中，告诉来访者这意味着什么。我们一起渐进地探索其中的意义。

如果这个梦非常明晰，不需要进一步的解释（这同样会发生），我们可能会立即进入下一步，探索、体验、感受。如果不是这种情况，如果我们需要澄清这个讯息，我会和来访者逐一探索其中的不同元素，识别出梦发生的地点，这可能预示着梦所关联的主题、"我"的视角、梦中的其他人物（其他的视角或次人格）、感受、行为、结果或结局。

我自己经常不能立刻抓住梦的意义。我必须借助识别元素来核对梦者的感受，通过这个过程去感受梦。然后，我进行转述，提供不同的语词，运用象征性的元素解码、释义，进行镜射："你的那一部分看起来像这个人或那个人……做了这个或那个……你内心空间的这一部分看起来像……你生活道路的那一部分看起来像……"通过对梦的转述，可以得到更多线索，我可以检核出来访者的感受。我也许会继续问一些补充性的问题，澄清细节或感受。我可能询问一些梦中的特定元素，诸如姓名、地点或人物的记忆。"这让你记起来什么吗？""这对你意味着什么？""在你眼里，这个人有些什么特点品质？""你在这里投射了什么？""你在这个情境里确切的感受是什么？"……

只有尽可能核对完梦中的要素，我才会复述整个梦，对梦进行简化，把梦的情境带回到日常语言，镜射出来访者的内心现实。到了这个时候，事情对我来说变得异常清楚。当然，如果来访者还没有明白，我会给予更多提示。在查找梦的元素的象征意义时，我会提供个人的经验和感受，但我总会予以核对："你感觉这样对吗？这是有意义的吗？你是怎么想的？你有怎样的感受？……"

然后，我会进一步与梦者探索他的梦的深层讯息，直到他获得完全的启示：这告诉你关于你自己的什么呢？这在向你做什么邀请呢？

范例

检查不同元素，然后进行重写。

我坐在我生活的后座上，我不很清楚是我的哪部分在驾驭它，但可以肯定的是，我没有感觉到我自身的力量。事情进展得太快，一直都在变化方向。我不再想关注那些事情，也不想搞清楚我在哪里。在某个时刻，我的生活看起来完全失去了平衡（只靠两个轮子）。我蜷缩到我的小角落，感觉到无能为力，期待着最糟糕的事情。幸运的是事情稍微好转，至少有了些平衡（四个轮子）。不过我依然感觉事情会完全失去控制。我终于做出决定——选择更加安全的道路，选择更为舒适的生活，不再冒险，我只是必须要让自己去抵达我的目的地（火车）。

——你怎样感觉这个梦的讯息？

——嗯，我可以看到我没有驾驭生活，我没有感觉到它完全在掌控之中。我并不真的知道我要去哪里。我愿意拥有一个更简单的生活，少些冒险的生活……

在探索梦的讯息时，我需要觉察梦者特定的"视角"、那双"眼睛"、那个"我"。梦者把自己认同为那个特定的角色，那个"视角"表示了什么呢？梦者没有认同的其他视角——仍然存在于他内心世界——又表示着什么呢？资源性的元素在哪里呢？

如我们所看到的，不要忘记把梦者引领回到他自身。梦告诉他关于内心世界的一些事情，而与他人无关。梦中涉及的人物必须被理解为他自身的"次人格"。梦是一面镜子，梦者可以从中发现他未觉察到的自我的某些方面。当然，梦可能指向"外在"的情境或关系，但是你要确保不要过快让步于外在信息。完全认可梦中元素的物主身份总是更有启发性的。当你识别出外在方面时，应与来访者共同探索可能指向的人或物，确保梦者为自己的感受和选择负全责。

　　梦者梦中的姓名、词语、颜色、写下的地名或听到的讯息等，这些都需要与他的感受或过去经验进行核对。例如，一个梦者看到路标上有个具体的地名。这个地名也许与梦者的某些记忆有关，或者通过联想指示某些事情。然后，很重要的是要领会那个标志的意义，梦者具体如何识别那个元素。在梦中出现名称或词语并不罕见，这在开始时看起来神秘，与已知的经验有很少的关系或没有关系。在这种情况下，只需要倾听发音，体会它所暗示的力量。梦中的词语通过联想携带含义。梦使用的是直觉性的、以感受为基础的右脑的语言，它们不是通过逻辑工作的。我记得一个母语为法语的来访者的梦发生在马来西亚，而他从来没有去过那里。在法语中，"malaise"的意思是"不舒服"，所以，这很清楚地表示了那个他感觉糟糕的内心空间。

　　梦者在梦中可能有一些"想法"，显然这是游戏的一部分。例如，梦者在寻找新房子，她找不到适合她的房子。在搜寻了很久之后，她决定（想）把这件事先放下，晚些时候再说。梦就这样结束了，"我晚些时候再做"应当得到反映。这样的决定可能表示缺乏清楚的意愿和坚定性，但也可以表示放下和接纳现状的能力。检查一下，梦者有怎样的感受？是平静的、开心的，还是挫败的、难受的？对梦者有什么意义？

　　咨询师应尽最大可能避免提供准备好的解释。梦者不需要对他的梦的聪明的分析，他需要的是"洞见"。洞见来自"内在"。所以，考虑多花时间来做这项工作，即使提供小的线索也能够帮助梦释放其意义。

　　咨询师不应忘记有不同类型的"梦"，有些号称是梦的可能不是真正的"梦"，而是真实的"体验"。这些所谓的"体验"可能是交流性的，甚至可能包括离开身体的体验。

　　它们有两个方面可以表示其真实性：

·它们不是"情绪性"的。它们的确留下了美好的、开心的印象，使梦者感觉到了灵感。

·它们没有充满画面或关于地点、人物或行为的细节。

如果来访者感觉到他与某人有着真实的交流体验，而且这些信号的迹象还在当下，这就可以被看作有效的、真实的。这的确有意义，可以带来欢乐和提升。如果不能，但是你感觉这又不是一个有意义的梦，看起来更像是一次经历，你只能够提供线索，邀请来访者从更开阔的视角去看待我们生活的现实。但是不要把任何解释强加给你的来访者，只是邀请他敞开地去看更复杂的现实就好。

咨询师不知道如何理解梦的讯息的事情会时有发生，这是可以接受的。我们应当清楚我们不是无所不知的。我们只是倾听，把拼图的不同碎片拼接在一起，去看那个画面。你也许丢了一片，恰好是理解讯息的关键所在，那就把梦放在一边，不要责备。但是如果能够理解部分讯息，那就看看资源要素，觉察出其中的感受，不要跳过它。

5. 处理感受

当我们处理梦中强烈的感受时，再次回到梦中的氛围联结那种感受是妥当的做法。梦可以被用作一种快速有效地与来访者受伤的内心空间联结的方式。即使情境和画面看起来不像是真的，梦中的感受也肯定不仅是一种幻想。它们代表的是未能处理和释放的情绪能量。我们进一步对来访者的情绪能量进行有意识的工作，这会推进转换过程并使变化稳定下来。

梦总是反映了不同的内心空间，不同的视角，以及由此带来的不同的感受。"我"视角是梦者最容易联结的，因为这是他已经认同的。所以，"我"视角的感受当然必须首先得到认可和表露，当然，你要带着让来访者去除对它们的认同这个目标来进行。梦的神奇之处在于邀请我们同时探索其他视角，打开其他内心空间，联结多种多样的感受。这正是角色扮演成为魔法工具的时候。

＊ ＊ ＊

我们可以扮演

梦中各种各样的人物，

探索可能存在的资源性的视角

以及不同的感受。

＊ ＊ ＊

我们应当从梦者的感受开始，确定这些都充分被重新联结，受伤的内心空间被认可与打开，被识别为能量。来访者去除了对其的认同，并对其进行转化，将其带入光亮，带入内在父母的存在之中。

——只是感觉，敞开地面对感受。吸入这种感受……让它更大些……这只是能量……

范例

咨询师：你可以重新回到你在梦中的感受吗？把眼睛闭上一会儿，回到梦中。在车上……感觉完全不安全……太快了……感觉你的身体……你可以具体指明感受在什么部位吗？

来访者：我的胸是紧绷的。

咨询师：很好，吸入这种感觉，让它变大……完全对那种能量敞开……只是一种感受……只是能量……只是呼吸……你可以做吗？

来访者：嗯。

咨询师：很好，现在，你可以对你有这些感受的那部分说话，感觉无力的那个小女孩。告诉她你在那里……感觉她的感觉……你们一起呼吸……一切都很好……

当这一体验被检验并完全整合，我们可以去看梦中不同的人物。还有谁在那里？有没有某个有情绪感受的次人格在那里，但梦者却没有识别出来？打开这一觉察会有意义吗？

范例

咨询师：你现在能够转换到驾驶员的角色吗？想象你是那辆车的驾驶员。你驾驶着那辆车，有怎样的感受？

来访者：我感觉不到自己能完全控制。我无法很好地掌控。我开得太快，我不确定怎样把事情控制好，我有些恐慌……

咨询师：好，只是感觉。看，你有车轮，脚下有踏板，有刹车……你还可以做什么？

来访者：我可以放慢一些，我也可以停下来。

咨询师：很好，想象你把车停在路边……怎么样？

来访者：我已经停下来了。是条山路，我们都下车了。

咨询师：很好，用些时间来呼吸和放松……感觉这种差异……

扮演未被认同的内心的某部分会帮助来访者联结未被认可的感受。只有在联结之后，情绪能量才会被认可和转化。一位女士梦见自己用勺子喂她还在婴儿期的孩子，但是婴儿不喜欢、不高兴。然后，她意识到自己有母乳。她把婴儿放在胸前，婴儿开始贪婪地吮吸母乳，好像饿了很久。婴儿如此猛烈的行为让她感到恐惧。突然之间，结束了，婴儿吃够了，甚至吃太多了，看起来不开心。她把婴儿的头靠在自己肩膀上，让他打嗝，但是婴儿把奶全吐了，一片混乱。

我们认为婴儿是她变化的部分——从过去几个月开始出现的新的存在。但是她没能充分注意到自己的需要。她的某部分已经非常需要适当的滋养，但是她在开始时自己否定了。她认为她可以很好地满足自己的需要，却用了一种不平衡的方式。结果她的生活变得有些混乱。我让她角色扮演那个婴儿，以联结这些感受——因未得到适当滋养而产生的挫败。之后，她可以呼吸放松，微笑面对整个情境了。

6. 资源在哪里？

大多数梦中都有资源性的元素。我发现，实际上总是有一个积极的视角，某人或某事显示出一个解决办法，或者至少是看"问题"的方式使解决办法凸显。确定你帮助梦者进入了那个联结。

范例

咨询师：梦中积极的元素在哪里？梦对你发出了什么邀请？

来访者：最后，我决定下一次坐火车。

咨询师：嗯。花些时间感觉一下这个决定……你做出了一个清楚的决定，这让你感觉到力量……

来访者：是的，这感觉像是个新的希望。这给了我一些信心。

咨询师：感觉这个信心……你有另一个选择，你不需要在那条路上开下去……

当梦中有一个资源性的次人格时，你要把它识别出来，并且让来访者对那个视角进行角色扮演。梦中资源性的人物代表了内心中在场且活跃的资源性的空间，而这是梦者还没有识别或倾向于不认同的。视角的变化会帮助来访者锚定他可以获得的资源空间。可以问："想象你是那个人，在梦中那样的情境下，你看到了什么，感觉到了什么，想到了什么？"

例如，一位年轻的女士报告说：

我必须要爬一架很陡的梯子。我已经爬了一半，梯子很难爬，也很吓人，我几乎不敢动了。我仰头向上看，注意到有个女人在梯子顶上。她弯下腰，伸出胳膊来帮助我。我能够抓住她的手，幸亏有她，我才可以安全地到达顶部。

在探索了梦的元素后，梦被重写：

我目前面临着一个挑战，这让我害怕。我感觉我无法再前进了，停滞了。但是我注意到一个新的资源，我的一部分已经到达了我设定的更高位置。看起来我可以依靠某些内在技能，这可以帮助我，使我感觉更有信心。那个内在资源空间可以给我某些新的力量。事实上，我的确在往前走，在那个资源的帮助下达到我的目标。

我让她扮演那个"资源性的人"，那个在梯子顶上的女人。从那个视角，她可以"体验"已经在顶上看着攀爬的女孩是怎样的感觉。她能够认同在她内在的强壮的部分，并澄清了她想成为怎样的人的意愿，同时也可以对她内在的感觉害怕和无力的部分说话。

让我们再看个例子，梦者也是一位女士：

我和一个好朋友在一起，她带我去旅行。我们在火车站的月台等火车。突然，我的朋友意识到她把手机丢了，还有她的钱包和里面的身份证。在我们回想到底是在什么时候、在哪里丢了东西时，我把我的手机号给了一位火车站的工作人员，告诉她如果她发现了就给我打电话。我从口袋里拿出我的手机，是个崭新的诺基亚手机，外面有层透明的保护套，看起来非常漂亮。

我们识别出那个朋友是她温柔甜蜜、很会关心照顾他人的那部分，能忍受，有耐心。为了发现和整合新的技能（与她一起旅行），梦者亲近自身的这部分（那个朋友）。但是她那甜蜜而充满关爱的部分无法与他人沟通交流，她没有沟通的工具（没有手机）。她也没有明确的自我同一性（丢了她的身份证），没有足够的能量（丢了她的钱包）。换句话说，她富有关爱的那部分还没有被清楚地识别，只有一点点能量来表达她自己，无法与他人沟通。相反，梦者在她主导的人格特质里拥有所有这些。她有良好的沟通技能，但是无法把她的亲切柔和传递给其他人。她抑制她的关爱，无法轻易地表达关心。在这里，她的朋友是一个被她视作外在于她的人，她没有认同自己为她，但是她的朋友确实拥有这些品质。在获得对这个梦的讯息清楚的洞见后，我邀请来访者扮演那位朋友，成为她，感觉她的品质，感觉她与他人联结的需要，以及她要表达自我的愿望。我让来访者与她的那部分联结，并进行内化和整合。"呼吸进入你富有关爱的、亲切柔和的那部分……让她有完完全全的空间……"然后，我邀请她想象她可以用那个漂亮的蓝色手机传递她的热情和温暖，表达她对他人的关爱……

当来访者的梦表现出与资源空间的联结时，确定让来访者感觉到并且整合内化进身体里。让他呼吸并进入这个资源空间，增强这种能量，然后让他从这个空间向他的全身心呼出能量。锚定并巩固这个资源空间，充分利用这里的资源和能量。这不是在脑的水平上做的事情，你无须思考或谈论。这完全关乎感受。尽全力让来访者认同那个内心空间，确定让他知道在任何时间，只要有意愿，他就可以回到那个空间。

当梦留下了负面的感受时，邀请梦者设计出一个新的梦的场景，想象一个不同的结果，探索其中的感受，这也许是有帮助的。这一点是你可以富有创造性地通过意愿、积极和消极的认知模式以及正面的肯定来进行工作的地方。当你有来访者要联结资源性视角时，你可以用这些问题进行探索：

那个人（资源）会怎么样做或怎样说——对这个情境或问题，对这个负面的认知模式？你能够想象到什么其他的结果？用些时间感觉那是怎样的感受……吸入这种感受……

把梦中的元素画出来，也可以帮助来访者重新联结不同的视角和感受，这在对儿童进行工作时尤为奏效。一个10岁的女孩因强烈的焦虑问题而咨询，她的一个梦是这样的：

我在黑暗的海洋中，有鲨鱼从黑色中出现，朝我游来。我极为恐惧，我找到一个巨大的岩石，我可以藏在下面，但是我不知道怎样才能逃出这里。然后，我看到一只海豚，它来救我。海豚把我带到海滩边，我安全了。

这个梦显露出强大资源的存在。她在海里，完全沉浸在她的情绪（水）里。水是黑的，这说明与她的无意识记忆有关。她看到一个危险且有威胁性的事物（鲨鱼），恐惧从她的潜意识里冒出来。她找到可以藏身的岩石——她有地方（她的内在）可以让她感觉相对安全。这说明她有资源让她觉察她的恐惧，把这些只看作恐惧。随后到来的海豚是救援的要素，让她可以脱离危险，离开她的情绪空间（海）。我让这个女孩把她的梦画出来，把她自己以及鲨鱼、海豚都画出来。然后我让她扮演不同的元素，与所有的感受进行联结，小女孩的恐惧害怕、鲨鱼的饥饿、海豚的力量……她还有其他一些记得很清楚的有影响力的梦，这使她取得了快速的进步，在几个月之后，她的感觉好了很多。

7. 识别相关的"真实生活事件"

一旦梦的讯息得到识别，我们也许就要找出梦所指向的真实生活情境。梦中遇到的问题通常不是抽象的问题，它们与非常实际的事情有关。有可能是内在的问题，也有可能与外在的问题有密切的联系。在一些个案中，这种联系在我们开始对梦中元素进行解码后，变得非常清楚；在另外一些个案中，却并不明确，我们还必须继续探索，如"你发现你现实生活情境中的什么方面可能与这个梦有关"。我们也许还要去看看梦前后的环境。在做这个梦之前，有什么

事情发生吗？之后呢？

范例

咨询师：你可以找出这个梦所指向的真实生活情境吗？

来访者：我想这个主要是指我处理职业生活的方式，我就是无法做出任何清楚的决定。我一直在改变方向。我有很多机会，我起初很兴奋，但过后想法改变了。我并不真的采取行动。我等待更好的事情。我已经有超过两年的时间没有工作了，但是我现在有几个选择，我不清楚要选哪个。

咨询师：火车的选择会是什么？

来访者：可能是那个大公司，可以让我安静和舒适，一点都没有风险。我在犹豫，不过我想我应选择这个……

咨询师：对你而言，具体实际的下一步是什么？

来访者：我应该与他们联系……买票！

如果来访者不能识别梦所指向的具体生活问题，我们的提问应当帮助他尽可能地做出澄清。这里没有什么规则，也许梦所指向的一件非常具体的事情会发生在第二天，或者有更为广阔的重要意义。

当有的问题在咨询师看来非常清楚，但来访者并不知道时，一些小的提示线索是有帮助的。这可以是个巧妙的提问。我们必须保持在尊重的镜射的位置上，避免把我们的解释强加给来访者，因为他可能会不同意或者并没有准备好去这样看。在个案中，我们会根据具体情况对此进行工作。

与我们进入现实生活问题这项工作有关的另一重要方面就是"意愿"。因为在任何咨询情境中，让来访者表达意愿是一种基本的治疗行为。识别出一个问题就必须要找到一个解决办法。解决办法通常是从内心选择开始的："你想要什么？"希望其他人或环境做出改变的解决办法是无效的。那么，什么样的积极变化是由来访者在他的生活中创造的，从他的内心生活开始的？我们必须设定清晰的目标，澄清意愿，识别具体可行的步骤。像我们所看见的，梦常常提供了有价值的、具体的指导："具体来说，梦对你做出了什么样的邀请？"

8. 弄清与治疗进展有关的指示

有时候，我们会从来访者的梦里发现一些表明治疗取得进步的清楚的迹象，或者是来访者个人成长方面的进步。

在前面的例子中，来访者正处在开始觉察的特定阶段。她想要改变，她决定采用另一种方式。但是梦结束的时候，她还在车里。也有可能她的另一部分确实通过坐火车，到达了终点。在这里只是一个意愿，还不是一个清楚的行动，只是一个过程的开始。随后还必须通过设定清晰的目标和具体可行的步骤来达到。如果意愿依然比较薄弱，可能还要进行强化。改变的整个过程必须密切监控，包括探索阻挡她在生活中做出决定的深层的障碍。

让我们来看看其他一些事例。一位抑郁的女士已经连续做了数月的治疗，她有这样一个梦：

我刚生了个孩子，一个很小的女孩，她看起来非常虚弱。一台机器在测量她的心跳。我害怕失去我的孩子，但是医生对我再三保证一切进展良好。

这个梦谈论的是咨询师以及来访者在治疗中的进步，既准确又很明显。婴儿代表新生命、新开始。在这里，来访者的进步不是非常稳定——婴儿很小且很虚弱。但是"医生"再三肯定：放心，你做得很好，会好起来的。医生看起来很显然与"治疗师"相关，尽管这个元素同样可能与内在的治疗师（即来访者内心的资源空间，可以进行指导并了解进步的地方）有联系。我当然会强调已经取得的进步。积极的方面是这里有个婴儿，医生也说一切都好。我邀请她对她的孩子说话，再次保证，打消疑虑。当她角色扮演，认同自己为婴儿时，她惊讶地发现婴儿并不害怕，而是想活下来，感觉非常乐观。

另一个例子：

我站在有些像我以前住过的房子里，一个大的阁楼，一片混乱，完全被遗弃了。几个乞丐——看起来脏兮兮的人在那里晃来晃去，告诉我他们打算做些清理修缮工作，但是我没有见到任何切实行动。

这告诉我们一些关于来访者的内心空间的信息：非常不高兴，感觉混乱。他对此有觉察（"看"并识别出），并有模糊的意愿对此进行工作，但是这意愿需要提升并转化为实际的行动。

一位女性来访者说：

我梦见站在租来的房间里，在度假胜地，抱着个婴儿（我的第一个儿子）。我站在窗户边，朝外看。天气晴朗，环境宜人。我看着外面游玩的人们。我旁边有条狭窄的走廊，一些工人过来了。他们把走廊改成了一个大一些的房间，把它变成了一家食品店。

这里有很多积极的元素：她抱着她的内在小孩（照顾他），她朝外看，有新的、愉悦的、明亮的视角（尽管她还没有联结上），她内心的空间由狭窄转化为"开阔"。之后，新的地方变成了食品店，这表明滋养的内心有充足的资源。所有这些积极的资源都必须得到承认和接纳。咨询师有了来访者进展良好的指示，她联结她所需要的资源的通道，她的内在进程良好，不过她仍然无法完全联结到那种快乐和自由的空间，只能去看看并渴望获得。尽管她离那里已经很近了，但她仍然投入很多在她的内在小孩身上。这是下一步要去关注的。

另一个来访者发现，他自己在一个到处是粪便的臭烘烘的房间里，他立即决定打扫，开始擦洗地板。这个意愿的表达十分明确，令人印象深刻。而且，在梦中的这个阶段，他已经做了90%的工作！这当然需要得到认可和肯定。

我买了一栋新房子，与一座看起来像废墟的旧城堡相邻。新房子更欢迎我，温暖而舒适，还有一个花园，在这个房子里我感觉很好。

这是另一个非常积极的表示。一个新的自我身份已经出现，是一个完全崭新的内心空间，清爽而振作，感觉很棒。然而旧的依然"存在"，非常近（城堡的废墟），看起来已经被遗弃了，但是来访者必须确定它们不会变成游览胜地。还有进一步"放下"的工作需要去做。

咨询师也许会出现在来访者的梦中，不论是经过伪装的还是没有伪装的，应以看待梦中其他人物一样的方法来看。就是要询问梦者把什么"特质"投射在人物上。你总是要反射回到某些内心空间。一位女士在经过数次抑郁症治疗之后，进步甚小。她做的梦是：

我有个问题，因为漏水，浴室里到处都是水，我在等水管工人。我担心听不到他敲门，所以下楼去找他。我看到了他，但是我忘了告诉他我的问题。他离开了，我不知道他是否做了修理。我上班迟到了……

水与情绪有关，水管工人与管理情绪问题的人有关，即咨询师。梦透露出问题的具体原因还未表达出来，更没有解决（"我忘记告诉他我的问题"）。不过，并不一定要对此进行评论。我会把这个情况镜射回去让她看到，有个漏洞，情绪能量在泄漏，使她私密的一部分空间（浴室）都进了水。但是我注意到可能有一些无意识的信息她还没有呈现出来，这通常表明是一段被压抑的记忆，这是我们继续要做的工作。在此，资源性的元素是水管工人。来访者可以扮演这个角色，想象一个完全不同的梦的结果：她想告诉他什么？水管工人会采取什么方法去修理？……

9. 总是对梦信任

有人提出质疑，梦到底有多值得信赖，因为人们一般会误解他们的梦，认为梦与真实生活有关联，他们认为这些讯息只是幻想，大部分时候看不出任何意义。但是一旦梦的信息被完全"掌握"并理解为梦者内心世界的一种反映，那么讯息就完全可信。梦不会欺骗我们，它们总是真实的，揭露出最深层的问题，给予最妥当的指引。这并不是盲目的信仰，这是一种感受。如果梦者很好地处在他内心智慧的空间，就不会在梦的讯息和他认为正确的事情之间产生冲突。

梦者可能要做出选择，梦也会提供清晰的指示：要做出怎样的选择。它们通常代表梦者最富有创造性的选择。

范例

来访者：我怎么能够肯定这个新工作就是正确的选择？

咨询师：用些时间感觉一下你的整个梦，它是你深层内在资源的表达。你能够认识到这是你当前情境真实可信的镜子吗？放松，感觉这个讯息……你决定坐火车……选择生活中更安全的方法……已经结束了这段冒险的、不可靠的驾驶……这是你真正想要的吗？

来访者：是的，感觉是。

咨询师：现在，用一些时间感觉梦在对你发出怎样的邀请……非常具体的，在你目前的生活中，更安全的方式是什么？花些时间来确定你认识到的更妥当的选择。

来访者：除了这家公司，我没有看到其他可能性。这的确可以给我一个长期的安全稳定的工作。少了些风险，不过我也少了些自由，少了些创造性。

咨询师：你喜欢自由并且要去拥有一种冒险的生活吗？

来访者：是，也不是……

咨询师：嗯，你是这样的。你的梦表现出你犹豫不决的倾向。它告诉你，你做出了一个清晰的决定。如果你不确定，就等等看。事情将很快会变得更清楚。

可能会发生这样的梦：梦向梦者发出警告，某些事情将会在他的生活中发生。一旦被清楚地识别，这不仅仅是内心的呈现，也是可以信任的一种预言性的能力。不过应当铭记，梦只是对梦者自身提供讯息。任何与另外某个人相关的讯息都绝对不可能是一种警告，不要轻易放弃这一点而去看梦的外在现实。警告性的梦是很少见的。我们必须确定，梦者完全拥有他所投射的梦的元素。

对梦进行工作，最主要的挑战显然是获取讯息。当事情被清楚地识别和认定时，它们能够被内化并使梦者采取行动。当然，梦自身已经是一个积极的过程了。绝对不应忽视的是，做梦这个事实本身就已经是内心工作的一部分了，是能量的再平衡，是情绪问题的处理。记住梦，识别出梦的讯息，这是额外的一步，可以更深层地内化和整合内心的变化，因为多了意识思维的加入，并伴随行动。不论来访者之后做什么，都是锦上添花。我总是对我的来访者和工作坊的成员所做的工作表示欣赏，他们把梦记下来，进行报告和处理。在这样做的过程中，他们展示出他们的美，展示出他们内心最深层的真诚。

六、个案研究

个案一

我愿意对这个特别的梦进行特别具体的分享，因为这个梦很圆满地展示了梦如何反映我们深层的混乱、存在的各个方面及此对内在问题的不同视角，显示出我们的不平衡。通过对这些信息的适当理解，内心的成长和转化有了巨大的潜力。

这个梦者是我的梦工作坊的成员，年近30岁的男性。梦里的故事是这样的：

　　我看到的好像是一个很大的体育竞技场，人们在观看一种特别的水上冲浪比赛。我看到这一切，但并没有直接参与其中。我见到一种好像立起来的巨大的波浪，是人工的，水在持续地流淌，但波浪不会向前移动。他们只是造出那样的浪来比赛，不过就是更大一些。很多观众坐在正面升起来的看台上，位置甚至比那个波浪还高，他们俯视赛事。两名赛手拿着他们的冲浪板沿着浪旁边走上楼梯。他们走到顶上开始冲浪的角落。这两名赛手相差甚远，一个肌肉强健，很有男子气，另一个则是瘦瘦的，看起来有点苍白。

　　当他们进入水中，准备开始时，那个强健的赛手开始殴打那个瘦弱的赛手的脸。瘦弱的赛手却并不试图反击，他只是无助地接受殴打。我看到自己在观众中摇旗呐喊，很喜欢看，并为此感到激动。强健的赛手开始冲浪，他是一个很有能量、很有闯劲的冲浪运动员，技巧相当熟练！一切尽在他的掌控之中。瘦弱的赛手被打之后，其鼻子和脸流着血，落入浪底。他试图离开这场竞赛，他顺着浪底的木板走，穿过裁判，想要溜掉。我看到自己把那个瘦弱的赛手推回到比赛中，他又回到裁判的另一边，无路可逃。

　　那个裁判不知道如何是好，仰头看着坐在波浪之上的一个小亭子里的总裁判。总裁判什么也没有说，他只是点头，我理解他的意思——瘦弱的赛手必须要继续参加比赛。强健的赛手意识到了所发生的一切后，赤裸地走下台阶。我注意到他有着强壮的后背，臀部略小。他抓住瘦弱的赛手，把他拖到了台阶上，回到了比赛中。瘦弱的赛手依然什么也没有做，他没做任何抵抗。强健的赛手把他推到水里，开始再次打他。强健的赛手变得越来越有攻击性，他抄起一个白色的、平滑的木板狠狠地抽打那个瘦弱赛手的脸，打得极其猛烈，让我感觉到脸部都变形了，血流得到处都是。我看到自己在人群中变得愈加激动，叫喊着："好！好！……"

　　然后，我醒了。

1. 梦中的人物

我们列出梦中的元素，逐个探索，澄清梦中人物的含义。

强壮的赛手——

额外的信息："他看起来好像是我不很熟悉的一个人，是我以前同事的一个朋友，这个人是他们经常谈起的，是一个真正的男子汉。"这个人物代表了梦者行动中像梦里出现的"真正的男人"的这部分，而这是与他的情绪生活相关的。他"识别"出他知道的某个人，这表示他可以认识到他内在的那个次人格。

瘦弱的赛手——

额外的信息："我不认识他，他是一个保守内向的人，完全没有攻击性，非常被动。他只是想冲浪，对输赢没有兴趣，更多的是想要参与。他绝对不会为了赢得比赛而打斗。"这个人物看起来代表的是梦者更容易受伤害和情绪化的一面。这不是他"认可"的一部分，他还没有清楚地、有意识地识别出这个次人格。

梦者的自我（自己的特性）——

额外的信息："我看到自己坐在人群中。我显然喜欢暴力和攻击，因为某种原因，我真的很想看到这个瘦弱的赛手被打败！我好像是人群中叫喊声音最大的人之一，想要看到更多的血，积极地参与，创设一种更疯狂的氛围！"这个人物代表了梦者的外在人格，是他所呈现在外在的。

梦中的我的视角——

额外的信息："我更多是一个没有情绪的观察者，不过我可以看到自己在正面看台上为比赛感到激动，非常激动！我完全被那个强壮的赛手极其猛烈地用木板抽打那个瘦弱的赛手所迷住了，我看见自己依然兴高采烈，好像这是他活该的。"梦者的这一部分跳出来，看到整个画面，与更高的自我密切联结。

他看到这一切，但是不予评判。他接触到启示，并予以内化整合。

裁判——

额外的信息："他看起来很公正，他试图尽可能不掺杂任何情感地做好他的工作。他看起来不像是我认识的任何人。他只是遵从规则，当他不知道怎么做时，他就抬起头看在更高位置上的总裁判，寻求认可和支持。"这个人物代表了梦者"遵从规则"的那个次人格。这是长期内化的局限的认知模式、观念和习惯。在这个案例中，这个特点似乎不是非常"强烈"地存在，他还依赖"更高的裁判"。

更高的裁判——

额外的信息："他什么也没有说，只是高高地在那里坐着，并不犹豫。我不认识他。他的决定是最终的，没有任何争执和怀疑！"梦者的这一部分显然是指他的"更高的自我"，这是超越他的生活经验的那个维度的存在。他的这一部分看到每一件事情，知道每一件事情，表达最高的智慧，最好的指引。在这个个案中，梦显示出梦者在与这个指引相连，认可并遵从这个指引。

人群——

他们代表了梦者的次人格，梦者存在的不同方面，只是观看，没有积极地参与。

2. 场景与情节

有"一个巨大的、人工的、封闭的体育场，水不停地流淌，但是浪并不会往前挺进"。这显示出是一件"内在的事情"（封闭的体育场），与在水上冲浪有关。我们知道水是代表情绪的元素。我们在此有个场景画面，梦者是如何处理他的情绪生活的。波浪"不会往前"，是静止的。梦者的情绪存在也是如此，情绪能量在一个密闭回路里循环流动，很好地平静地被包容在里面。

两名赛手之间有暴力竞争："强壮"的那个（有着宽肩膀和小臀部；他很能炫耀，但是基于较小的内在力量）以很不公平的方式痛打那个"瘦弱"的人，不认可他具有参与和表现技能的权利。裁判（遵从一般的可接受的规则）不知所措。更高的自我说：表演必须继续。这表示更高的自我认识到经历有其意义，他没有直接地干预，但是认可发生了一些事情，还没有结束。更高的自我相信这个过程，他知道最终的结果。

3. 重写

我有个内在的冲突，与我把握自己情绪生活的方式有关。这件事情阻碍我的情绪能量自由地流动，也妨碍我的生活变得更加开阔。这是我喜欢的完全控制自己情绪并表现力量的那部分我，和敏感脆弱、温柔而没有攻击性的那部分我之间产生的冲突。这第二个部分没有表达自己的方式，它很是无助，以至于想要完全放弃存在。在我整个人格的共谋下，这部分完全被否定，只能沉默。在意识层面，对于我强有力的部分占主导，我很高兴也很自豪。我不想让我的情绪出来表现自己。我对这件事情的本能的态度是，鼓励那个我内在的强壮的男子占支配地位。结果，敏感的那部分我倾向于消失，离开赛场。但是我的深层内在知道这样不对，我知道比赛并未结束。

4. 对梦的处理

咨询师：现在你怎样看这个梦的讯息？

来访者：有一个大的转化正在发生。也许我必须放下控制情绪的需要……

咨询师：什么是你处理你敏感、情绪化特性的更好的方式？

来访者：更好的方式是允许我的情绪存在。那个瘦弱的赛手看起来有他自己的技能和力量。

咨询师：对，探索一下这个敏感脆弱的情绪。情绪是美丽的。当你对你所感受的负起责任，你便可以敞开地面对你感受的能量。只是让这种能量出来，流动……这只是能量，是美丽的。

来访者：是的，我同意。不过在梦的结尾，每个人都很开心，那个瘦弱的赛手被打，好像这都是正确的。这让我烦……

咨询师：这可能是你在做这个梦的那个特定时间里的"感受"。你是什么时候做的这个梦？

来访者：三个星期前。

咨询师：那个时候发生了什么让你感觉受到情绪冲击，而你完全压抑了这种情绪？

来访者：是的，大概……是与我情感关系有关的一件事情……

咨询师：你自己去探索。你的一部分自己把脆弱的那部分自己打得粉碎，你那时对此感觉良好。如果你现在后退一步，你确实可以看到你脆弱的部分受到了深深的伤害，而这是你的自我当时不愿意去承认的。好好看一下，做出一个新的选择。

来访者：嗯，这对我很有意义。

咨询师：现在，让我们来扮演这些不同的人物角色。回到你的梦里，把自己放在那个有男子汉气概的男人的位置上……想象自己在那里……打那个人……狠狠地打……你可以做吗？

来访者：是的。

咨询师：敞开自己去感受……现在，你想要做些不同的事情吗？

来访者：是的，我们可以公平竞争，我可以让他冲浪。

咨询师：很好，感觉这个新的选择……并开始做……看看你是怎么做的，作为那个强壮的人……看看那个敏感的人是怎么做的……也看看观众……

来访者：观众在等着……就是在观看……

咨询师：现在请你成为另一个赛手，进入那个人的视角。他在做什么？他感觉到什么？

来访者：嗯。

咨询师：呼吸进入这个新的现实，确保让自己完全整合内化。"我很好……我可以成为自己……我可以表现自己的敏感脆弱……"

在探索了其他几个视角之后，即人群中的主要角色、裁判、总裁判，我们以片刻的静默、整合和感谢结束了这次体验活动。

个案二

在下面这个个案中，我想分享梦是如何在持续近6个月的心理治疗过程中发挥作用的，这些是其中最有意义的部分。

这是一位33岁的女士，为了多种症状来咨询，都与非常不稳定的情绪状态有关。她经常哭，感觉非常紧张和敏感脆弱，为了一点小事而勃然大怒。在她最关心的爱情生活中，她同样也是极其情绪化的。她最近换了伴侣，但一点也不确定自己做得对不对。她很快显露出她的童年相当紧张，与父母的相处总是有困难。她在18岁的时候离家出走，而这是她很久以来就想做的事情。

大多数咨询会谈都是在眼泪中度过的，她受害者的模式很强。她抱怨现在的爱人，为离开前一个感到后悔惋惜，想要回去。但这是不可能的——那个男人现在和另一个女人在一起快乐地生活。她一点一点开始担负起责任，开始审视自己。她梦见：

我发现自己在一个大厅里，是一个两层楼的商业展览会，两边有楼梯到二楼。我站在楼梯上，可以俯视一楼的展览。看起来像是"露天市场"，五颜六色的店铺，漂亮的帷幔，各种各样的物品。我转来转去，想找一件漂亮的裙子。我在一家到处都是不同样式和尺寸的镜子的店铺里，花了很多时间照镜子。我喜爱镜子！我在找一个完美的镜子，我在这里变得兴奋，因为这里有很多镜子看起来很棒！但是当我凑近拿起一个又一个镜子时，所有镜子都有某些方面让我又把它们放下了——太窄了，太小了，镜框不好看……我找不到我想要的。我想要的是一面非常简单的大镜子，在我早晨装扮好以后可以照见我全身的镜子。

这个梦的讯息很清楚：她准备好"审视她自己"。她仍然在搜寻可以让她"看"清楚自己的适当的方法的进程中。后面的梦果真就把这样的图景展露给她了。

我不知道我是怎么到这里的，也不知道我在做什么，我正在通过半开着的浴室的门看我前男友的父亲，偷窥他的隐私。我知道我不应该在这里，所以我默不作声。一切都静悄悄的，一点声音都没有，好像时间都凝固了。我必须溜走，因为我感觉那个男人的女儿随时都可能来。不能让她看到我在这里！

这里透露出侵入长者（尽管被掩饰成为其他人）隐私的感受，隐藏（她梦中反复出现的元素）可能有的内疚自责的感受，时间静止（这可能表示与被压抑记忆的联结，因为被压抑的事件就好像时间停止了）。

我不得不违法为某人掩藏毒品，比如大麻。我站在毒品贩子一方。我为之掩藏的那个人好像是我的男朋友。我受到警察的怀疑和搜查，我把东西藏在很偏远的一个密闭的小屋里，很小的空间，也许就是个帐篷……我与一个毒品贩子在一起，我不得不亲吻他，假装是他的女朋友，这样便没有人看清我的脸。与他的关系不知为何让我看起来清白天真……

这里有引发恐惧和罪恶感的某些违法或错误行为的元素，需要隐藏某事，有被发现的危险，这都与隐私亲密有关。不恰当的、虚假的亲密。

我必须与一些坏人作斗争，他们穿着太空服让人认不出他们。我可以通过高度注意摧毁他们，只需要牢牢盯住他们的眼睛即可。他们好像被分解了，消失了。但是我必须连续做两到三次，一次是不够的。这样很累，让我精疲力竭。这也是个危险的工作，因为我可能会把自己给赔进去。这事关生死。在我摆脱这些坏人时，我拼命奔跑，到处躲藏，不得不用尽办法来保护自己活下去……然后，我醒来了，浑身是汗。

重写：

任何威胁我的东西都是掩藏着的，我无法识别。这要求巨大的思维努力把危险与我隔离开。有什么事情在我的潜意识中神出鬼没，它们想要出来抓住我，但是我在尽可能地抵抗着，这是一场疲惫不堪的战斗。

在第一阶段的治疗中，来访者说得很多，我分享了她的处境和感受，与她一起探索了不同的方法，使她可以完全为自己的感受负责，从她的头脑转换到她的身体，学会如何吸入感受，转换其中的能量。我们花时间扎根资源，敞开地面对内在小孩，受伤的内心空间。两三个月之后，她梦见：

我和我的女同学在一起，其中一个女生很漂亮，和男孩子很玩得来，但是我认为她很招摇、自私、好控制人。在这里，我惊讶地发现那个女孩变了。她浑身散发着平和安宁，透露着和谐成熟，我知道这是因为她有了孩子（虽然不在这里，但是我知道孩子在某个地方，我好像能感觉到他的存在）。她善意地对我微笑，与我招手再见，然后离开。

这里可以看见清晰的变化，只是来访者还未认同。那个她用来投射自身坏脾气和负面特质的同学有了一个孩子：新生活已经来临。深层的变化显而易见，但是梦者仍将之视为她自身之外的。她看到变化，但还没有认为这是自己的。

即使梦已经被解码，讯息已经被识别，但我知道来访者还未完全整合已经在她内在发生的改变（有趣的是，梦以那个朋友挥手"再见"而结束）。

我和我的姑妈在一起，她总是那样抑郁。她的生活一塌糊涂，她抱怨她的儿子和丈夫……然后，依然是在和她说话，我发现我被嘴里的头发干扰。我边说话，边试图把头发搢出来，那是一种非常难受而可怕的感觉。越来越多的长头发从我的喉咙冒出来，恶心至极。我继续搢头发，感觉从胃里都呕吐出了头发……这是我所经历的最恶心的体验。我哭着醒来，完全处在伤心难过中。

梦者的潜意识在释放痛苦和令人厌恶的东西，一些不能消化处理的创伤性经验不得不露出来，这让人极其痛苦难受。梦者的意识思维敞开地面对这个"东西"，把它们搢出来，但还不能清楚地识别。不过，这次"释放"是走向打开和解除被压抑的情绪的一步，这是深层疗愈过程的一部分。

我碰见我先前的"最好的朋友"（几年前和她在一场吵架后断了来往）。她抱着孩子，看起来不像以前那样怒气冲冲，总是带着攻击性。她的微笑很温柔。她靠近我，把孩子轻柔地推到我面前，孩子就在我和她之间。我很惊讶她这样做。我感觉到安宁和谐，甚至有新的信心在我们之间萌发。

再次有了平和和深层变化的感觉。新的生活依然属于另一个人，没有得到认同。但是新生活已经离得非常近。她可以"感觉"到——"变化"被温柔地推到她面前。

之后，来了这个重要的噩梦：

我在一个村子里，这是某个秘密组织做坏事的地方。这个组织里有男有女，我不是一个人，有一些朋友在我身边。好像我就住在这个地方，没有别的地方可去。但是有些极其可怕的事情正在被密谋策划和执行，除了我之外没有任何人有所觉察。我意识到这个组织、这些人要悄悄把人杀死，用这些死尸进行身体器官的交易。气氛十分恐怖。除了藏起来，我什么也不能做，我也不能表现出已经发现了这个阴谋。我努力给我的朋友一些暗示，但是他们没有明白，他们只是大笑，我知道我们都会被杀，无处可逃。

我还知道他们并不是把人"完全"杀死，他们只是让人半死，让人脑依然保持活着的状态，这样就可以实施他们的试验。脑不会死，这意味着被处死的人能够意识到发生的事情。这实在太恐怖了，我完全沉浸在悲痛和压抑之中。

我无法相信这也要发生在我的头上，但我知道没有出路。很多细节加剧了恐怖：我看到人们浑身是血，我听到可怕的声音，就像一大块肉掉到地上，人们在号叫，到处是血迹……我想躲到一边，但是毫无作用。就要轮到我了。

我被逮起来带到岩石间一个封闭的场地，与村子有点距离，没有人会看到。我没有哭，因为我知道哭没有用，但是我完全处于恐慌中。突然之间，我认出来，我（现在）的男朋友在坏人中，他不是他们中间的一分子，但不知为何他装作身属其中。他知道我即将被处死，他只是无能为力地看着……然后我感觉到背部一阵剧痛，就像被匕首刺了一刀，刺穿了我的身体。我几乎不敢相信，我想"就是这样了，轮到我了"！我感觉身体变得越来越虚弱。然后，我被拖到另一个地方，更远一点的地方。我意识到地上有些雪。我回头看见雪上有很多血，我知道那是我自己的血。我的天啊，流了这么多血，他们一定刺了很大的口子！

然后，我到了一个地方，有两个丑丑的小女孩站在那里。她们六岁左右，看起来像是双胞胎，长着丑得像猪一样的脸。在她们后面站着一个拿着枪的男人，在那个男人身后我再次看到我的男朋友，他看起来非常惊恐。我说"等一下"，然后我与我的男朋友说话，我叫他转过身去，在他们杀死我时不要看着我。我不想让他看到我的头被搬家，他答应我不看。他自己显然也处在巨大的恐慌之中，不可能为我做任何事情。我准备好，等待着被枪毙。很快我听到枪声，同时我感觉头部一股剧痛。我倒下了。这个时候，我在床上醒来了，但是我的梦还在继续——我躺在地上，我的右眼可以看到我的左眼从眼眶里脱落出来。我意识到他们的确没有完全杀死我，因为我依然有意识。然后，我看到我的男朋友极为恐怖地在看着我，我痛恨他没有遵守他的诺言。醒来时我极为焦虑，那是在半夜……

这个故事被重写后是这样的：

在我居住的地方（或"在我的内心世界里"），我处在某人（或"某段记忆"）的威胁下，这个力量完全掌控了我。我无法逃脱这个威胁。我知道是怎样的威胁，但我不能告诉任何人。尽管我有一些个人的资源（朋友），但他们没有用。我被逮住并要被"处死"，我的身体被杀死，我的意识依然保持活跃。我感觉到极端的焦虑和无能为力。被捕后，我被带到一个偏远的地方，没有人能看见或听见发生的一切。这一"处决"好像是个匕首穿过我的身体，尽管我看不清发生了什么（是从背后"刺穿"的），但我能够感觉到那种痛。后来，我注意到更悲惨的后果——我感觉所有的能量都流走了（血迹，很多血）。这一切发生在毫无关爱的气氛下（雪，冷）。只有残酷的暴力施加在我身上，我仍然无法看清楚到底是谁对我做了这些。我所能看见的就是一个拿枪的男人，还有"两个丑丑的小女孩"与这个事情有关——那是我"参与"这个行动看起来丑陋的那部分，大概在6岁左右。我感觉她们是双胞胎，像我"分离"出的两个人，一个参与其中，一个处在震惊之下。这个事情同时与我所爱的某个人有关，而这个人好像背叛了我……也许是父亲般的人，也许是母亲般的人（我的男朋友经常让我想起我的妈妈），无论如何，这个人都在看着这一切，但不能够进行干预。我痛恨那个目击这一切的人……我依然存在的很小的那一部分（一只右眼）看到了整个场景——我的记忆中有这个，我现在可以看见它了。

梦中的感受极为强烈，有绝望悲痛，有"被杀而未彻底死去"的焦虑。当然，从脑海里出来的意象是童年时期被强奸或性虐待。梦描绘出一系列非常典型的在家庭环境中遭遇性虐待的元素。

尽管意象会经过改装，但梦中的感受（总是如此）肯定是确确实实的感受，梦者联结到这些情绪感受，真实地体验这些感受。这不是幻想。在这个阶段，有两种可能性：这些感受和梦潜在的讯息，要么与集体（家庭）记忆有关，处于梦者当前生活的情境之外，要么是梦者个人的，可能与被"压抑"的经历有关。

现在，这个来访者没有关于被性虐待的意识记忆，但是很多症状都显露情况可能的确如此。我们知道儿童能够很容易地在他们的意识记忆中抹去此类事件，即使是一连串这样的事件……但是恐惧模式和情绪不稳定必然会由此发生。我在与这位来访者处理了她梦中的感受后，把这个事情提出与她详尽地商讨，作为一个开放性的问题给她，只有她知道她内在的真实情况。不过有件事情是可以肯定的：她背负了这些记忆，以及与之关联的内在于她的诸多感受。不论这些记忆来自哪里，都必须要加以处理、面对和转化。不论她背负的是自身的创伤还是她家人或者她前生（如果她对这个概念持开放态度的话）的创伤，这个记忆始终就像一件烦扰人的行李。这是她受伤的内在小孩，她可以关心并照顾好它。最终，这是真正至关重要的事情：不论是什么，不论来自哪里，对这些进行转化，然后放下。

这个梦打开了一扇门，释放了很多情绪能量。这个梦是痛苦的，但是又让她得到了安慰。转化在这个进程中发生，她对情绪问题更深层的洞见使得她现在可以从不同的视角看待自己。她的疗愈过程在不断推进。几个星期后，她又做了这样一个梦：

我与一大群人在一起，大多数人我都熟悉——朋友、家人，包括我的父亲。好像我们当中有个人对家里的孩子进行了性攻击。我知道其中一个被攻击的孩子是个小女孩，就是三四岁时候的我。我非常爱那个小女孩，因为她真的非常可爱。她微笑着，让人们拥抱她。我的父亲也爱她，把她抱在怀里，他看起来对她非常关心。

现在，我们中有些人在找强奸犯，我们必须找到是谁犯了这样的暴行。我的一个朋友和我一起在搜寻，突然我们知道了这到底是谁干的，是一个叔叔。我们必须抓住他，但是我们必须保持警惕，不能让他发现我们知道了这件事。这是一种复杂的感受，有意外、惊讶，有害怕、恐怖，还有厌恶。我们一边等待，一边观望，寻找时机把那个男人逮住。

当然不必把这个梦的字面意思当作准确的信息来看，也许它一点都不准确，但是这没有关系。我们依然是从梦的视角来看：梦者梦到自己，其中涉及的人物都是她自身的次人格。这个梦至关重要的是，她开始具备有爱心的成人的视角，在整个过程中，去帮助澄清她所关爱的受伤的内在小孩的事情。性攻击得到确认，有某种创伤性的记忆，这是我们知道的。获得这个洞见使得这位女士敞开地面对她遭遇过性虐待的可能性。内在小孩得到认可，得到关爱照顾（可爱，得到所有人的拥抱）。来访者已经有力地扎根于内在父母空间，现在可以释放出更多的情绪感受，内心的结被解开，深层转化的过程在良好地进行，疗愈在发生。

这个来访者的大多数的梦都包含着强烈的愤怒和被压抑的暴力的释放，完整看待她整个情绪的问题被提上议事日程。在之后的几次会谈中，我们处理了这些感受，进一步加固了她与内在父母的联结。几个星期后，她感觉痛苦得到了巨大程度的减轻。她内心达到了平和信任，可以重新出发，建立自己的生活、爱情关系，职业生涯，并开始考虑要孩子……

这个变化在两个月之后得到了确认，在经过一段时间较好的睡眠之后，她梦见自己怀孕了，可以透过薄薄的几乎透明的皮肤看到怀着的孩子，她可以看见他的脸，他在肚子里，已经有个人形……她欢迎他，新生活来到了她的面前。

一年之后，我得到机会跟进她的状态，转化提升的过程深入而稳定，她快乐而阳光。

七、讨论

问：为什么我们要把梦看作我们自身内心世界的一种表达？为什么在我们梦中出现的人不是指我们现实中的人？

答：当你花时间去真正理解梦的语言时，你就会观察得越来越清楚，梦是在谈论梦者的内心世界。实际上，不仅对梦而言是真实的，对生活中的每一件事情都是如此。当我们密切注意外在环境时，我们可以看到它们也是我们内心状态的反映。不论什么事情发生在我们身上，不论我们经历任何所谓的"真实"生活，这都是在告诉我们——我们是谁，我们处在内心世界的何处。但是人们经常不想看到这些。他们想把生活看作一些事情发生在他们身上，而不是他们要对事情完全负责任……这对梦而言是一样的：人们倾向于把梦认为是"真实生活"的表达，是发生在他们身上的一些事情，而非由他们创造的事情。可以理解，在梦中出现的人物与我们的真实生活中的人有着密切关系。但是大多数梦中出现的人物只代表我们投射在他们身上的评价，他们是我们自身的创作。至少，这应当是我们的首选方法。像我们所看到的，这可能有例外，但是我们应当非常谨慎地去考虑例外。让我们首先认真看看我们梦中的人物，他们只是代表了与我们投射在他们身上的那些特质或评价相关的我们自身的某些部分。我可能梦见我的一个朋友死了，感到非常伤心难过。那个朋友在现实生活中很可能完全不同，他感觉良好，无忧无虑。这个梦的意思是我梦中的这个人代表了我从这个朋友身上所看到的与我自身的某部分相关的特质，这个特质在衰亡、消失、变化，在经历深层的转化。这可能是焦虑、可笑、总被人忽略等任何倾向……这些都需要你找出来：我把什么投射在他身上？梦给了我什么其他的线索？

如果你梦见你的丈夫，这意味着你触及你男性特质的那部分自我。不论在梦中发生什么，都与他的现实不相关，这只是告诉你自身的一些事情。基于他在梦中的表现，梦可能告诉你投射在你伴侣身上的基本特质的一些事情。如果你的丈夫生病躺在床上，可能是你的男性部分感觉不太舒服。而在现实生活中，你的丈夫很可能感觉良好。你的梦是在对你说话，而不是他。即使你的丈夫是真的生病躺在了床上，我仍然会建议你把这个看作梦要向你表现出什么……我们肯定应该避免走向某个人并告诉他："我梦到你了，你在……你要发生一些事情了……"我们可以说："你的形象出现在我的梦中，我现在理解为我把这个或那个评价投射在你身上，这让我对自己内心的一些事情更了解了……"应从梦是你自身内心的剧场这个视角去探索你的梦。你很容易观察到你的梦并不给予关于其他人的有价值的信息。例外比较罕见，如果有例外，可能也有人质疑这是否还应被看作梦。

问：所有梦都是有意义的吗？

答：不是。就我所知，梦的功能是极其复杂的。梦似乎同样有纯粹的生理功能，在睡眠状态下，身体执行的智能清理，使得脑对存储的记忆可以移动、重组，排出优先次序。这有点类似硬盘的"磁盘碎片整理程序"——把记忆的片段重写进一个更好的地方，以便我们内心的平衡和功能实现最优化。在这个过程中，有些梦可能不是很有意义，甚至我们的线性思维完全不能够理解。通常，在这时，我们几乎无法回忆起来。它们就是毫无意义的……此外，没有传递任何具体意义的梦的实例是在我们睡觉后或半睡状态下，那些继续在浮现和运转的画面。这种情况可能只是头脑中的意象，经常与过去24小时发生的事件有关，我们的深层存在忙于其他事情，因此我们的头脑单纯漂浮着一些想法和念头。而重要的梦进入我们的头脑中就像箭射中了靶子——啪！在瞬间发生，之后它们打开这个讯息，但发生的一切并不遵循我们在觉醒状态下习惯的时间线索……这些是我们想要倾听的梦，也是我们最容易记住的梦。不过我们不应为给每件事情赋予意义而受到困扰。有些梦也许会保持它们的神秘，在倾听我们的梦时，我们应运用我们的直觉智慧。无论何时，只要我们对梦境有着清晰的记忆，只要我们识别出感受，就可能有一个讯息存在。让我们去看看，是否可以把它找出来。我们投射了什么？它要告诉我们什么？尽你所能去关注梦。可能存在一种倾向，因为有时我们无法立刻找到讯息之所在，所以我们就把那些梦看作无意义的而放下它们。但显而易见的是，不理解并不意味着没有意义、没有讯息。你的直觉会告诉你一个梦有多么重要，注意倾听就好。当然，如果有感受，敞开地面对感受，面对你的内在小孩，就可以转化其中的能量。

问：我在想梦多是不是情绪不平衡的一种表达，难道梦少的人不是问题更少，睡得更好更深吗？

答：我们睡眠的质量和我们是否做梦没有直接关系。我们有深度睡眠周期，在此期间观察不到脑的活动。在比较表浅的睡眠中，可以观察到脑的活动和眼动。梦发生在睡眠过程晚些时间的较浅层睡眠时间（所谓的快速眼动睡眠）。据我所知，每个人都是在那个睡眠周期做梦的。而在最深度睡眠周期，我们的脑究竟在做什么，却不很清楚。应当指出的是，梦并不仅仅是情绪性质的，它们也可能是鼓舞人的、开心的、平和的、启发人的……不过，有些人的情绪或思维过于不平衡，从而难以触及深层睡眠，难以与他们可以重新注入能量并平衡的内心空间联结。他们可能在起床时感觉完全不像真正睡过觉，而像战斗了一整夜。他们的睡眠是紧张不安的，他们的梦当然会反映出这一切。我们确实可以观察到那些深入密集处理内在问题的人们会有更多的梦。所以，可能看起来的确是拥有非常平衡的内心生活的人们会有安宁平静的睡眠，也就会少些有意义的梦。我不知道是否真是这样，我更倾向于猜想他们可能是不习惯去注意梦。可以肯定的是，他们较少情绪化；但同样可以肯定的是，认为一个记不住自己任何梦的人是情绪更平衡的人，这是不正确的。我认为，我们必须把睡眠、记忆和情绪不平衡这三者分开，尽管它们多少有些相互联系。

　　问：我们怎样肯定一个梦的元素有一个特定具体的象征意义呢？这不是非常个人化的、与文化紧密相连的事情吗？任何预设的解释是否妥当呢？

　　答：我们已经触及这一点了。有些人说梦的象征是普适通用的，也有人说梦的象征是个人化的。我的经验告诉我，这两者都存在。人类大家庭的每一个成员都有相似的深层内在驱力和发展模式。人类感受中的相似之处比不同要多得多。我们在参与同一场大冒险，都在瞄准我们深层内在的相同的目标。同时，我们可以自由地选取不同的路径，探索不同的经历和体验。所以，在我们核实与梦的元素关联的个人感受和记忆时，它们之间仍然存在共同的语言。象征语言是我们"集体智慧"的一部分，这是非常显然的。黑暗和光亮，寒冷和温暖，高高飞翔或像个虫子一样被卡在狭窄的洞穴里……所有意象都将与相应的感受呼应，它们总是意味着类似的事情。没有人会在梦到关爱温情的时候感觉冰冷。想想火车的象征意义。任何有过火车旅行经验的人都会用这个经验来表达一个具体讯息：它是容易的、直接的，相对而言也是快的、安全的。火车沿着既定的轨道走。你被送到目的地，没有任何半路停歇的自由，也不可能在午饭时间去田野里野餐一下。对不同的人而言，这个元素代表着不同的事情，但是都会基于这个相似的现实。一个人梦中的火车元素可能代表着狭隘的思维，缺乏自由和创造性，另一个人则可能将之视作安全旅行的一个正当选择。所以，你必须去核实梦者的感受，不过你会通过具体的画面或情境得到一些线索。

问：为什么梦不以清晰的、直截了当的语言告诉我们呢？

答：梦是超越于我们理性思维的那一部分的表达。它们通过我们的右脑进来，而右脑擅长以画面的形式进行思考，感知肌肉运动知觉。为了能够理解，我们必须要用左脑抓住并领会这些信息，左脑是运用语言和概念进行线性思维的系统。我们倾向于只用左脑来看我们的生活事件，但其实也可以更多地运用直觉性的右脑，这可以使得我们以更平衡的方式去认识事物。这也让我们看到事情是如何相互关联的，可以获得更全面的图景。从右脑的视角，我们能够从每一个地方看到事情象征性的价值。我们生活中任何一个事件都在告诉我们一些事情。不论我们是陷入一场汽车事故中，还是丢失了重要的东西（钥匙、护照、钱包、照相机等），不论我们是被偷了、撞着头、踢着脚、碰着膝盖了，还是掉到陷阱里、从楼梯上跌下来或者是任何别的什么，总有非常特定具体的讯息值得我们去解读，就像我们解读梦的讯息一样。语言是一样的，用的是同样的、基本的象征符号。倾听讯息的方法也是相同的，基于觉察力和直觉。各种事情都在邀请我们与自身同在，关注我们自身，明白一直是我们自己在创造我们自身的现实。

八、本章概要

（1）对来访者介绍梦的工作。

（2）倾听梦的故事。

（3）澄清梦的前后情境。

（4）获取讯息。

（5）处理感受。

（6）寻找资源。

（7）扮演梦中不同的角色。

（8）与"真实的生活问题"关联。

（9）检查个人进步的信号。

（10）相信梦。

第十章
身体语言：获取身体信号的讯息

一位30岁左右的女性因复杂的理由来见我。她感到抑郁，觉得无法与男性维持和谐的关系，在生活的多个方面都不得不面对一再重复的失败。我从评估性会谈中了解了很多信息，她在出生时锁骨断了，后来很快愈合，并没有造成更多的问题。当然，这些都是她听来的。她从来没有想到过她生活中的这个小细节可能会有什么重要性，却激起了我的兴趣。即使婴儿受到的伤害是来自于帮助她获得新生命的医疗器械，此事的发生也传递着一个信号。我在书中找到与锁骨相关的信息，并把相关段落读给这个来访者听：

锁骨连接肩膀和咽喉，肩膀是行动的闸门，喉咙是说话发声的器官。换句话说，锁骨是连接声音与行动的。让肩膀与喉咙彼此分开，就使得行动和言语成为两个独立的自我的表达。如果锁骨受到伤害或者其他形式的影响，则表明行动和言语表达之间出现了困难，言语转化成行动方面出现了失败。当锁骨折断，经常表明行动的不可能性，这会使人产生某些强烈的内在冲突，对表达自身产生反抗，言语在内部受阻，既不能行动，也不能说话。

我的来访者听到这里，本能地叫起来："天啊！我就是这样！我的妈妈也是这样！她总是完全被我爸爸控制！"

我说："这不奇怪！如果你出生就带着这样的问题，必然是她以某种方式传递给了你。"

后来我们回头探索了这个受伤的模式，感受它，并对其进行转化。

一、身体表达的，是意识还未能识别的

身体的各个部位的确是整个系统中的一部分，每个组成元件都有其位置和意义。我们身体的形态、功能、障碍、疾病、化学和生物方面的不平衡，所有这些都与我们具体的内在状态相关。我们的身体在持续地映射出我们是谁，我们怎么样，我们的生活中发生了什么。身体所表露的一些事情甚至经常是我们没有觉察到的。实际上，觉察与意识的缺席好像与身体信息相关：我们觉察得越少，身体就会越大声地对我们说话。

西医完全没有注意我们生理维度整合的意义，把身体分解为许多不相关的部分，把心身分开。我们今天目睹了强烈的一体化的健康方法的回归，很多人再次把身体看作一个完整的生命体，包括情绪和思维、意识和潜意识、能量和环境的状态，甚至是来自前代遗传的模式。从这个视角看，我们的身体是一串不同维度链条的最后（也最密集的）一环，它们相互贯通，彼此密切影响。

由此产生的结果是，所有的疾病，所有的身体症状，无一例外地都可以被看作传递了深层意义。这些躯体表达源于我们内在某一部分根据潜意识的情绪和思维对以往经验所赋予的意义而产生的投射。当咨询师面对任意一种躯体症状时，为了简单易行，可以探索这样的问题：这个症状的深层意义是什么？这个症状符合对其目的的更广泛意义上的理解吗？例如：一个来访者哭诉她大腿的肌肉疼痛。腿是用来行走的，腿上的肌肉使得我们可以前进，走向他人，与他人联结。腿上的肌肉疼痛可以理解为我们在与他人的关系中感到痛苦，这种痛苦让我们陷在自己的位置上无法动弹。小腿表示各种关系中与心灵较远一些的部分，一般指向外在。大腿表示关系中与心灵较近的部分，比如亲密关系。

在这个具体的个案中，来访者的疼痛确实与她的恋情中出现的一个大的危机相关。在大多数情况下，一个症状的实际影响是使某个机能增强或减弱。什么机能？机能变化的意义是什么？在这个有关腿的例子中，来访者出现了行走困难。症状表明："我难以前进，难以与人联结。我站在原地不能动弹……"

当我们仔细审视躯体症状时，能够发现非生物学维度上的意义。这与探索心理意义、社会意义以及象征或深层的心灵意义等相关。我们可以在不同的现实和理解的水平上发现意义。意义的识别将引发洞见和理解，而理解将会给我们带来疗愈的钥匙。

这个主题庞大而复杂，我不打算深入探索，这也超出了我的能力所及。但这个主题是吸引人的，它在超个人视角对生命和健康的理解方面占有一席之地。我们的来访者总会不时出现一些表达他们内在冲突和未解决的情绪感受的躯体症状。咨询师的部分工作就是要觉察出这些信号，引导来访者觉察并内化整合症状潜在的意义。

1. 解码躯体讯息

传统中医很久以前就认识到存在于躯体及其能量系统和意识之间的紧密联系。最近几十年，西方研究者扩展了对这些联系的理解。精神生物学、精神能量学、生物学解码[①]等是新出现的科学名词，尽管这些是不同角度的表述，但都极有意义且相互补充。

这些新视角对发展我们倾听身体信息的能力非常有帮助。但是，就像对梦一样，我们仍然需要倾听："我的身体想要对我说什么？这个症状的生理目的是什么？"任何病理都需要带回到来访者个人的历史中：是什么导致这个生理

---

① 见Rossi，Sabbah，Athias，Fleche，Brebion，Dransart等人的参考书目。

反应的启动？咨询师在目的的探寻中，当然需要去探究症状的根源。具体是什么时候发生的？来访者的生活中发生了什么？不过，当前的情境也很重要：是什么使这个症状得以维持？在这个工作中，查阅相关信息资料可能会有帮助，但是资料不一定会提供正确答案。我会在下一节简要呈现身体的主要功能，但是我要提醒大家，这些要点绝不是完整的，甚至也不是在所有情况下都准确的。这主要是邀请咨询师进一步探索身体部位与其潜在意义之间的联系。

当面对一个身体症状时，我们要做的第一件事情是清楚地识别身体的哪个器官、哪个部位受到了影响。然后，我们必须识别出那个器官的生理功能。它在整个系统中的目的是什么？当把这个功能表述出来，就可以进一步外推，从狭隘的生理机能转换到更"社会"或"心理"的功能。让我们看一个例子：右手不能动（不论什么原因），手指僵硬疼痛。手的功能是抓握物体、做事、行动……下一步是识别这个症状的生理目的。这个原始的功能有什么改变？在这个个案中，手无法再抓握物体，症状强迫所有的行动都必须停止……在这个基础上，我们可以探究来访者的感受，核实这个观察结果对当前生活条件或可能有的内在冲突的适切性。这对他有着怎样的意义？这个症状是什么时候出现的？怎样出现的？是如何影响他的生活的？这告诉了他什么？这显示出哪一类型的潜意识的生理投射？……这个工作的最后一步是要敞开去面对这个问题，对我们的情绪能量和认知模式进行处理。把整个问题带到内在父母的能量中以后，在清晰的疗愈、平衡和安宁的意愿基础上，我们可以对身体说话，表达适当的信息。

2. 探索象征意义

在生物学意义之上，我们的身体部位和症状还拥有"象征意义"，如同我们生活中的任何一个事件都有其意义。

看待象征意义的视角略有不同，但一样令人好奇，并能提供帮助。在这里，我们需要找到身体部位及其症状的隐喻意义：这个症状通过这个类比或意象，想要告诉我们什么呢？和梦一样，我们还是需要核实一下来访者的感受：这个身体部位对你有什么意义？你怎么给它命名？它让你想起了什么？……

　　探究关于我们身体形态的象征方面的知识也许是有帮助的。我将与大家分享Hilarion[①]的著作《身体信号》里的一段话，以此作为例子来说明这是怎样的意思：

　　人（在其"人形"的维度）有三个方面：思维、情绪和身体。我们可以从某个人身体的很多部位找到在这三个维度上存在的三角形，特别是在足部三角形里，身体的这个部位把人固定在大地上。这个三角形不是等边的，这有着重要的意义。足部的三角形最长的一边即脚底落在地上，这一面与个体的生理维度相关。这条边是最长的，因为它反映了一个常规的事实：人作为生物的存在到目前为止对大多数人而言都是最重要的。脚背（从脚趾到腿的部位）是这个三角形当中长度居中的一条边。这条边代表了人类经验的思维方面，头和其他器官都与脚趾或者其周边相连，这个地方也是生理方面（脚底）和思维方面（脚背）结合的部位。这个三角形的最后一部分从脚后跟开始一直往上，代表了人类关爱的能力。这条边直直向上，显示出情绪经验在向更高的维度提升，更准确地说，是真正有效的情绪，即爱（居于心灵中心的情绪）。这也是这个三角形中最短的一边，这表示对大多数人来说爱的能力——这个词语的真正含义——依然处在初级阶段。

　　去探究希腊神话"阿喀琉斯之踵"的深层含义是很有意思的。历史告诉我们，他的脚后跟是最柔弱、最容易受到伤害的部位。在他的爱的经验中，他太脆弱了，很容易遭遇痛苦，因为他还没有学会如何"自由"地去爱。

---

　　① Hilarion, *Body Signs*（Marcus Books, 1982）.

这一段引文让我们一瞥人体结构是如何用其所有细节回应象征意义的。神圣的几何学及象征的力量是生命发展其形态的基石。特别是三角形，它在我们的生理结构中占有一个主导的位置。倒三角（顶点向下）代表了我们人体化的维度（人格或"内在小孩"），它的底部（位于上方）位于我们肩膀及展开的胳膊这条线上，而顶点抵达大地。它的能量是阳性的，能够穿透物质，承载生命的重量，代表着父亲……另一个三角形，顶点朝向天空，底线在脊椎的底部——腰线位置。它代表了我们更高的自我，我们的内在父母。它的能量是阴性的（母亲）：它（通过子宫）给予生命，它是开放的、欢迎的、接纳的……当这两个三角位于心灵中心（此时此地）时，它们相互赋予力量，形成六角星。从这个视角来看，就很容易理解脊椎在天地之间、在父性和母性能量之间保持正确距离与灵活性方面扮演着重要角色。

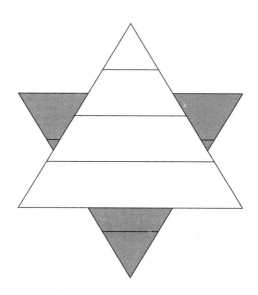

我提到这些关于象征的洞见只是为了让你稍微感觉一下巨大而深奥的象征意义。这方面的知识引人入胜，为我们理解躯体症状的意义提供了钥匙。

不过，症状的象征意义可以与所有类型的联想关联。我们必须倾听症状对来访者意味着什么，对他有着怎样的提醒，对他有着怎样的意义……我会提供一些不同躯体症状意义的信息，但目的是要把症状的信息带回到来访者的心理环境中，由此才能打开与内在问题更为密切的联结。

3. 提升潜意识的程序

咨询师的工作是尽可能帮助来访者把潜意识内容带入意识层面，以提升潜意识。疗愈是能量转化的过程，也是潜意识提升的过程。意识在转化，意识让事情得以重构，"各归其位"。当我们在症状（疾病）和潜意识的"意义"（生理意愿）之间建立起有意识的联结时，我们就可以解除内在的冲突。大脑不再需要找到生物学的解决办法。内在压力得到释放，这需要"意识"包含"感受"，并且扎根于内在父母。这时深层的自我得到疗愈，而非仅仅是思维。不过，"理解"也是这个过程中的一部分。理解和觉察、敞开地面对内在的真实，重塑潜意识并转换能量。

我们都看到过敞开地面对内在小孩的重要性，通过把内在小孩带到内在父母的能量振动中，转化未解决的情绪能量。躯体症状的治疗遵循同样的途径和方法：身体和不同的生理过程是内在小孩的一部分。它们需要内在父母在场，需要内在光亮和引导，以达到完全的自由和谐。我会在本章最后一节回到这一点上进行阐述，从内在父母的视角，做一些内在工作以有意识地满足我们身体的需求。让我们首先看看不同身体部位的象征意义。

二、身体部位的象征意义

让我们再次明确地申明，以下内容并非绝对真理。身体部位像梦一样，依据个人的感受和潜意识的感知，可以有不同的象征意义，也可以因为语言差别或文化常识存在文化差异。我们需要倾听目标身体部位的声音。这个声音给来访者带来什么？来访者有什么联想、类比或记忆？……

我在此所做的是提供一系列可能的视角。我的目标更多是为读者打开对这个方法的兴趣，而非提供一个完全可靠的工具。读者可以搜集很多方面的资料去进一步探索这个有趣的领域。作为咨询师，主要的目标是培养一种开放的意识，知道所有的身体症状都可以是信号。

任何对身体部位适用的东西，当然也对身体的生理方面适用，如身体的形态、维度、比例和可能的不平衡。人们行动的方式、身体态度、身体姿势都携带了相似的意义模式……

身体地图简引

症状是内在的还是外在的？如果是外在症状，就更容易被看见，我们更可能将其带到我们的意识与觉察中。症状是在身体的左侧还是右侧？我们的左侧身体与我们大脑的右半球相关，这与我们的深层自我、潜意识记忆关联，这一部分比较不容易联结、更偏直觉、更敏感、更偏阴性，与超越我们意识逻辑思维的东西有关。我们身体的右侧与我们大脑的左半球相关，即我们的逻辑思维、基于实际的想法、阳性能量和意识。扩展开来，身体左侧可能总体上与女性关联，如母亲、妻子、女儿、姐妹……在社会水平上，与家庭、团队、公司（母性元素）有关系。身体右侧可能与父亲、丈夫、兄弟、儿子等男性，及权威、等级、政府等关联。左侧与右侧间的任何不平衡都可以从这个视角来看。一个症状经常会与其出现在哪一侧有关。症状出现在左侧经常表示症状还未被有意识地认识觉察，而出现在右侧则表明个体已经意识到了。

症状出现在上半身还是下半身？我们的头是个人的内在领地，胳膊与腿是我们与外在世界相联系的部位，用胳膊来行动，用腿来联结与他人的关系。肩膀和上身与我们的潜意识思维关联，肚脐以下（包括手）倾向于与我们的意识思维关联。我们的这两个维度通过这些不同的能量点彼此关联（请记住双三角形）。

骨骼代表了我们的基本结构，即我们的整个生命所依赖的承载我们的所在。它表达了我们确定的信念、深层的认知系统，及原形、自我同一性和基本的自信。不论是什么撞击到我们的骨骼上，都是撞到了我们是谁、我们的心理结构这个最为私密的问题。抵触改变，难以接受变化，可能会影响我们身体的某些部位（可能会骨折）。我们的关节代表了改变方向及适应环境的能力。

脊椎是允许我们保持直立与内在力量的骨骼。椎骨分为三个部分：最上面的颈椎与我们的思维有关，中间的胸椎与我们的情绪有关，下面的腰椎与我们的身体有关。每一节椎骨都有其特别的功能、联结和意义。某个椎骨出现问题，就表明与之关联的器官或身体部位出现问题或缺乏某些东西。7节颈椎是向上身发送信息的中心：头部（第1颈椎），眼睛和耳朵（第2颈椎），脸和牙齿（第3颈椎），鼻子和嘴巴（第4颈椎），喉咙（第5颈椎），颈部、肩膀和上臂（第6颈椎），肘和小指（第7颈椎）。12节胸椎是向身体的中部发送信息的中心：胳膊、手腕和手（第1胸椎），心脏（第2胸椎），肺部和乳房（第3胸椎），胆囊（第4胸椎），肝脏和腹腔神经丛（第5胸椎），消化系统、胃和腹腔神经丛（第6胸椎），脾脏和胰腺（第7胸椎），横膈膜（第8胸椎），肾上腺（第9胸椎），肾脏（第10和第11胸椎），小肠、淋巴系统（第12胸椎）。腰椎是向下身发送信息的中心：大肠（第1腰椎），腹部和大腿（第2腰椎），性器官和膝盖（第3腰椎），坐骨神经和腰部肌肉（第4腰椎），坐骨神经和小腿（第5腰椎）。最后，骶骨与我们的骨盆、臀部和整个椎骨轴心都有关。

脊椎侧弯（脊椎侧凸）可能是由于骨盆（与母性—阴性能量相关）与肩膀（与父性—阳性能量相关）之间的冲突导致的，源于对进入生活或成为成人的恐惧。儿童拒绝从以母性为基础的儿童期进入以父性为基础的成人期，脊椎在这两者之间受到压制。

肌肉代表了我们的驱动力、动机、身体能量和行动的意愿决心，这些都与努力有关。如果肌肉紧张，则反映了我们的压力。如果肌肉虚弱无力，则反映出我们抑郁或缺乏动机愿望。所有的紧张压力都会以某种形式影响我们的肌肉。仔细甄别肌肉紧张的具体部位，去探索其心理根源。

后背和肩膀背负了生活的重担。后背还与我们的尊严有关，感觉到丢脸或羞耻会影响到后背。僵硬的后背可能表示个体自我形象与其社会环境之间的冲突，反映出缺少灵活性。如果我们必须担负很多责任，感觉无法应对，后背上方会让我们知道。后背下方则与我们的深层资源、我们面对生活的能力、我们笔直站立的能力相联结。

髋部是我们运转的基础，它们是与我们基本的认知模式、安全感相关的最为关键的点。如果髋部无法支持我们，我们也许被迫要放弃一些对我们来说很基本的东西。被亲人遗弃或者背叛可能导致髋部有一定症状。

腿能够让我们移动，或者走向他人并建立关系。腿部有症状可能与生活进展有困难或担心恐惧有关，表现为抵触变动。膝盖提醒我们需要灵活、谦卑和接纳，它们反映出我们低调屈服的能力。脚踝表示出我们应当选取哪个方向，这可能与坚定性或承诺有关。脚后跟与我们的过去，还有个人、社会和文化背景有关，代表我们所要依赖的。它们同时帮助我们开启运动，可能与我们的计划有关。

脚表达根基的稳定性，代表我们存在的特质。它们与我们站立的能力有关，把握我们在生活中的位置，保持我们的立场，维护我们深信不疑的观念。

它们也可能表达无法移动的感受，感觉陷在某种情境中。从这个角度来看，我们行走的方式同样表明了我们如何把握自己的生活。脚趾使得我们可以适应具体的环境。它们让我们知道我们可以把脚放在哪里，也让我们具体感知站立的土地是怎样的。五个脚趾与五个手指蕴含着相似的意义。

腿使得我们可以移动；胳膊使得我们可以行动，拥抱生活，敞开地面对人们。在胳膊上的躯体症状可能与采取行动困难、受到抑制以及对阻碍的恐惧有关。肘关节是我们的愿望与实现愿望的能力之间的主要联结，我们必须在可以达到的与无法达到的之间保持灵活性。肘关节疼痛可能表明在达成我们想要的目标方面有困难，或者我们在寻找生活中理想的位置时碰到困难。肘关节同样可能告诉我们关于野心或懒惰方面的信息。腕关节与权威和灵活性有关系，它告诉我们这两方面特质在我们行动中的平衡性以及生活的正确节奏。

手使得我们可以命令、指挥、进行交换、拿取和给予、驾驭生活、操作具体的事情。它们显示出我们与占有物之间的关系，我们是怎样抓住或放下事物的。右手与我们的阳性力量、意志力量有关，与我们敢于站出来采取清晰的立场有关，是给予的手。左手与我们的阴性力量有关，是接受的手。手指使得动作精细，可能会告诉我们一些出错的小地方。如果手指变得僵硬，可能表示我们在以僵化的方式把握日常生活。拇指与权力、力量及压力有关，与我们掌控事情的能力有关。食指可以命令、批评、指方向。中指拿取占有，与创造性、愉悦和性有关。无名指与我们的爱情关系、联结感相关，也有观点认为它还与肝脏、过滤清洁功能相关。小指与直觉、洞察力及内在倾听相关。指甲（我们的"爪"）是指我们自我保护防卫的能力与安全感，咬自己指甲的人基本上是在表达一种潜藏在深层的不安全感。

皮肤是我们的身体与外在世界接触的部分，皮肤要么是在保护我们，要么显示出我们缺乏保护。皮肤也是显现在表面以及有关自我形象的东西。我们的皮肤可能表达与触摸、不想要的亲密、感觉肮脏等方面相关的创伤，缺乏爱、害怕拒绝、被抛弃的焦虑等也可能导致慢性皮肤病。超重可能是发展延伸保护的一种方式——添加额外的保护层以保持距离。

头（脑）与我们的思维、意识中心和意愿关联。我们的思想通过颈部下行与心联结，通过喉咙表达，通过胳膊行动。如果这个联结受阻，就会有紧张感和疼痛感出现。皮肤提供了与外在世界联结的界面，而脑是与内在世界以及我们其他层面维度（情绪、思维、灵性）联结的界面。

头发表现出我们的生命力和活力。尽管头发有明显的遗传特性，但同样也与我们的自我形象、内在力量、决策能力和说服能力有关。某些头发的症状可能与自我存在、自我同一性表达方面的困难有关。

脸是自我身份、自我形象最清晰的表达，它是我们的"面具"。脸部的变化改造，不论什么原因导致我们的脸变得不同（甚至是因为一场事故），这都可能显示出我们自我形象的深层改变，我们需要以新的眼光来看待自己……

面部的不同器官，如眼睛、耳朵、鼻子、嘴巴和舌头等，都明显与它们特定的用途有关，如视、听、嗅、味、说等。这些部位的症状可能表达了这些方面与外在世界的关系出现了挑战。远视、近视以及其他方面的视力变化告诉我们，我们看待生活及他人的方式在发生变化。耳朵问题也许显示出抵触倾听、抵触接收和接纳。舌部的疼痛可能与我们无法言说及正确地表达有关。

唇在言说我们的愿望，我们如何品尝生活，我们如何敞开自己进行亲密的接触或者可能的拒绝。嘴唇易干可能表示在敞开他面对情绪（水）方面有困难，情绪在身体里受阻，出不来。嘴唇干裂（或任何部位的皮肤干裂）表示生活的断裂，被分割的痛苦。

牙齿与全身有着非常复杂的关系，每一颗牙齿都与特定的器官相联结，与生活的具体领域相联结。一般而言，我们的牙齿表示我们如何咀嚼生活，我们的生命力如何表现自身。它们表现出我们拥有力量或缺乏力量。

喉咙可能会表示内在的某些东西在没有得到表达时持续受困的状态。压抑或潜意识的愤怒会影响喉咙，与喉咙相关的症状也可能表示某些"难以下咽"或难以应对的事情或经历。喉咙也是我们可以停止和拒绝那些必须"吞咽"的事情的地方，它在谈论着我们的防御机制，象征着我们感觉到的保护或者匮乏。

消化系统告诉我们，我们自身在如何吸收经验，如何加紧和抵抗，我们如何从自身经验中得到滋养，如何保持或去除。可能的厌恶或渴望同样可以被看作一种象征：我们想要拒绝的或我们所渴望的。我们更喜欢甜的或咸的，还是辛辣的或自然口味……对甜食或巧克力的依赖显然表示出对温柔与爱的渴望。

胃是我们消化食物的地方，与我们如何应对外在环境特别是工作情境有关，这对我们的收入、生活方式、物质资源都有影响。很多胃方面的问题都与物质层面的担心、焦虑有关。不过，不要忘记胃与"腹腔神经丛"这一情绪能量中心密切相关，胃位于它的右前方。

因此，任何情绪都会对我们的胃口以及消化食物的能力造成冲击。不要混淆"腹腔神经丛"部位的疼痛（情绪痛苦）和胃部疼痛（医生甚至也经常做出错误的判断）。尽管在同样的部位，但是这两种疼痛有着不同的性质。

脾与怀旧有关，与未处理完的痛苦悲伤有关。悔恨遗憾会影响到脾，耻辱蒙羞也会对脾有所影响。

胰腺会调节控制我们的胃口。它可能会告诉我们，我们自身对匮乏与不安全的恐惧是因为我们缺乏爱及用来支持自身和快乐生活的东西。

肝脏的复杂功能主要是把食物转化为"生命存在"，它调节拥有和存在之间的平衡。所以，它会告诉我们自身关于匮乏的恐惧和关于占有的愤怒和憎恨。肝脏还与自我形象和身份有关。

胆囊去除肝脏过滤出来的毒素，它显示出我们的战斗精神、征服的欲望以及憎恨、攻击性和愤怒。感觉不公平、憎恨、报复的欲望都会影响胆囊。

肠显示出我们如何吸收并处理当前的经验。大肠去除废物，与放下有关，显示出我们前行、摆脱过去束缚的能力。便秘表示一种抑制阻止、收紧的倾向，害怕放下。这与过度的害羞有关，担心丧失，害怕被评判。这也可能表示在日常的生活节奏被打乱后，生理上的不安全感，比如你在旅行当中可能会便秘。

肾脏调节体内的水，我们知道这与我们的情绪经验有关。肾从我们不想要的情绪障碍中净化我们的存在。因而，肾脏与做选择、平衡和智慧有关。水也代表着中间媒介，通过水，我们彼此相连。肾脏可能在言说我们与祖先或后代的关系，可能是我们所缺乏或缺失、感觉到不连贯的一些参考点。

膀胱和泌尿系统在我们识别自我的界限中扮演着重要的角色。这些与我们对空间的安全感有关。哺乳动物用尿来划定它们的领地界限。在尿液调控方面出现困难，清晰地显示出与不安全的家庭环境的压力有关。童年时期遭受的侵犯、强奸或任何威胁性的事件，可能会导致泌尿系统容易发生感染发炎等慢性症状。这也会发生在那些在婚姻中难以找到适当位置的女性身上，她们感觉无力，就像受到侵犯。

生殖器显然与性的特性有关，代表女性对她们自身母性的感觉，男性对其自身父性的感知与认同。子宫是巢或家，与一个人在家里的位置有关，如果受到威胁，会出现不平衡。女性的月经周期显示出对其女性特征的接纳或拒绝。卵巢与种族的永存、幸存及繁殖有关，丧子或相关的愧疚感会影响卵巢。乳房同样与女性特征和母性有关，乳房方面的病症表达出在女性角色即母亲或者爱人方面的挫败感。女性通过阴道取得和接受（或拒绝），通过乳房给予、提供和喂养（或未能如此做）。

男性生殖器（睾丸）与男人的雄性力量相关，与他作为一个爱人和给予者的信心相关。勃起或射精有困难可能显示出缺乏信任、担心失去控制、害怕被拒绝。

心脏反映出我们整个身体与我们参与的活动之间的关系：适当的节奏，工作与休息的平衡。心脏与我们作为一个整体有关，向我们全身其他部分传递和分配能量。

血液是我们整个身心存在的真正精髓，它携带必要的元素以及维持良好机能需要的所有信息。它就是生命本身，是渗透在每一处的本性。因而，血液与我们的同一性相关，表达我们与深层内在资源的联结。与血液相关的疾病可能显示出这种联结的丧失、意义感的丧失以及希望的缺失。血液循环与发送、给予和接受有关。

肺与外在交换能量有关，不仅在生命力（气）方面，也通过讲话表现出来。任何我们未能表达的都将在我们的呼吸器官上留下痕迹。咳嗽是从我们的系统中去除愤怒的方式之一。引起咳嗽的根源越深，与之关联的愤怒也就越深（可能是潜意识的）。

三、对我们的身体说话

我们需要倾听我们的身体，但同样重要的是，我们也需要对身体说话。亿万细胞在倾听和等待我们的指令。它们在听我们的认知模式，在感受我们的怀疑与恐惧。当"内在小孩"掌控我们的生活时，我们整个身体都在回应和表达镜射的信息。如果相反，我们的"内在父母"——我们的本性掌控我们的存在，用清晰、值得信任的信息，有力地锚定在我们的内心，我们的身体也会有所回应。

　　具体来说，这是什么意思呢？犹如慈爱的父母对亲爱的孩子说话，我们需要去到内在，以我们内在的光亮为中心，以我们内在的平和、安宁、有信心的空间为中心，清晰地表达："我在这里，一切都很美好。我知道这个症状与什么有关，我听到了这个信息，我现在可以整合这个变化。让我们回到安宁与完好的平衡中，现在……"一起呼吸，把光亮吸入伤痛点，把光亮吸入到郁结在身体里的紧张与恐惧中，放下恐惧，表达内在的力量与信心，进行能量的转化。

＊　＊　＊

我在这里，一切都很美好。

我知道这个症状与什么有关，

我听到了这个信息，

我现在可以整合这个变化。

让我们回到安宁与完好的平衡中，

现在……

＊　＊　＊

　　我们自身的疗愈力量是没有限制的。我们自身的内在资源实际上是我们拥有的最为有力的工具。我们自己可以比任何医疗器械更好地治愈自身。事实上，如果我们没有自身疗愈与改变的意愿，医疗设备是非常无力的。我们的内在光亮能够治愈并转化，给予任何我们想要的。我们只是需要知道我们想要什么。

　　日本研究者Masaru Emoto①证明了水会回应我们发出的思维和想法。在水

---

　　① 　Masaru Emoto，*Messages from water.*你可以很容易从互联网上搜索这方面的资料，很值得这样做。它是水的智能以及我们思维力量的科学证据。

309

做回应的时候，它的品质会有巨大的变化：在冷冻条件下，我们可以观察到晶体显示出完全不同的形状，它们可以从丑陋、无规则的形状变成平衡完好的曼陀罗形。所以，我们也可以改变我们所喝的水以及吃的食物的振动频率。我们知道我们的身体90%以上由水组成，对我们内在的体液说话看来是保持健康的一个最为重要的条件。水所表现出来的特性，对组成我们个体生物世界的细胞同样有效，它们需要有意识的引导和启示，指引我们本性的存在。

对我们的身体说话是一个能量传递过程，而非言语表达过程。无须说什么像"疾病走开"这样的话，这样是在把能量聚集在疾病而非健康上。我们需要更多的观想而非言语。我们需要把自己带入光亮，进入完好的、健康的世界。这是我们的细胞可以听见并与之保持一致的信息。我们也不需要指出具体的身体部位或症状，而是把身体作为一个整体来对待。纯粹而清晰的意愿是关键所在。我们必须知道这取决于我们自身，我们有力量观想我们的细胞结构回复到生病之前的状态。让时光倒流，注入新的现实。这是我们真正的力量所在，这会改变我们的生物体，甚至重设我们的DNA程序。

为了有效，有必要重复做这项工作吗？不需要。一旦做了，一次就是永恒。有个要求，那就是意愿的纯粹和清晰。相信自己可以做出明确而有力的内在决定。深入扎根于我们的本性。不过，我们需要始终如一，避免向我们的身体发送与之矛盾的信息，如维持负面的观念模式、有害的习惯和无力的态度。

对身体说话：一个引导练习

舒适地坐好，呼吸放松，敞开地感觉你身体的感受，特别是你要对它说话的那部分（观察到症状的部分）。

释放围绕着感受的紧张，让感受在那里……吸入你的感受，让感受打开，让能量流动……

敞开自己去感觉保护你的光圈的存在。吸入那个光亮，让光亮流入你的整个身体……

确认（在内心默想或大声地说出）：

"平和。

我是康复的光亮。

我听到症状的信息，

我现在可以注入安宁和康复，

我所有的器官都可以回到完好的平衡，散发着健康的气息。

我的整个身体现在都在康复的光亮中，

现在可以释放出所有的恐惧和担心。

我放下所有的恐惧，过去所有的伤痛。

没有担心，

完全的自由，

只有完好的健康，

痊愈和转化。

解除所有局限的模式，

解除过去所有的束缚。

我现在决定放下所有限制的模式。

我现在决定更新我所有内在的程序，与我最高的目标保持一致，即完好的和谐安宁、爱与信心……

我现在决定让我所有的身体功能保持和谐一致，恢复活力。

我感觉很棒，

我充满能量，

我每天都感觉更年轻一些，

我是无尽的关爱、力量与完美、平和的化身。

就是这样，

一切都很美好。"

现在，花些时间吸入并向你的全身心辐射出光亮。

对这一时刻的疗愈、美和力量给予感谢。

按照你自己的节奏，结束这段时间的积极冥想。

四、讨论

问：在我们希望治愈身体症状之前，我们必须识别症状的具体信息吗？不理解症状的意义就不可能进行疗愈吗？

答：这是一个很好的问题，但并不容易回答。我想回答"不"，并且确认我们总是可以疗愈自身。我相信最主要的因素是"意愿"，而非理解，这样我们就可以决定重设我们体内的任何失败模式，不论是生理、情绪还是思维方面的。我们的本性、深层的意识、自身的疗愈力量肯定远远优于我们的"生理"机制。但是这要求我们充分地联结内在力量，表达出我们所有水平上存在的适当信息。当我们这样做时，我们同样拓展了对我们内在世界所发生的事情的觉察……然而，我们可以观察，就像荣格那样，"任何没有带回到意识的都将以疾病、症状、事故或事件等形式出现，而且这些看起来是我们不幸命运的一部分……"吸引律在发挥作用，显然生理智能在我们的系统中设置了无意识的程序。"病毒"更多是思维或情绪性质的而非生理性质的。我们观察到，疗愈要求把事情摆放在正确的位置上，清除我们内在的冲突和未解决的情绪模式。在很多情况下，用药物治疗症状好像管用，但是我们经常看到的其实只是症状转移到了其他地方或其他时间。如果康复真的起作用，可以观察到病人的态度也会改变……所以，我邀请你相信康复总是可能的，同时邀请来访者澄清意愿，联结他们内在的力量，识别他们的内在冲突或限制性的模式。在任何情况下，咨询师的角色都包括帮助来访者敞开地面对身体症状的信息和潜在的问题。这个敞开面对并非指知性的理解或分析，而是释放思维和情绪能量并使其转化。只有这样，我们才可以肯定，生理机制可以被带回到完全平衡的状态，各方面的机能得到新生。

第十一章
呼吸、放松与观想

一、自我提升的工具之一：有意识的呼吸

呼吸是显化我们对物质世界的意识与意愿的最强有力的工具，呼吸是一个将我们的本性与我们的物质实在即身体联结起来的强有力的工具。呼吸显然比吸入氧气的意义要深远得多，它是生命最基本的律动，这一向内向外的节律运动代表了我们在不同水平上的复杂存在之间的沟通交流。我们的能量（身体、情绪、思维、灵性）在此得以联结和滋养。这是一个很有威力的工具，我们的意愿可以指引这种力量采取行动。实际上，我们的身体用很多不同的方式呼吸，通过很多不同的入口、能量中心吸取和散发能量。我们不仅通过我们的头、手、皮肤呼吸，也通过我们的脚等呼吸。我们的整个身体在呼吸，我们的每个细胞在呼吸。当我们有意识地呼吸时，加深我们呼吸的节奏，为我们的整个身心存在滋养生命力，即汉语里的"气"，梵语里的"prana"。

我们可以通过脑"观想"并引领呼吸的能量。我们可以：

· 联结一个不同的内在空间。

· 让自身扎根于大地，坚实地与生命联结。

· 放松并掌控身体，放慢其节奏。

· 呼出紧张，呼出有害的能量。

·吸入光，吸入更高（或更适当，更具滋养性）的能量。

·进入感受，使其放大，以便郁结在感受中的能量能够自由流动。

·进入心灵，使其更为开放，拥有更多能量。

·把能量从我们身体的一个地方引领到另一个地方。

·把我们心灵的力量（或温暖、平和）引向有疼痛的身体部位。

·把我们心灵的能量指向外在的任何事或任何人。

·把不舒服的能量（痛苦，情绪能量）引向我们的心灵。

·把性能量引向我们的心灵（转化成创造性的力量）。

·呼出过去。

·吸入当下这一刻的自由。

·为我们整个身心存在注入平和安宁的感受。

……

把我们的注意力集中在自身的呼吸上，这是最好、最简单的使我们的思维静止的方法，这使我们可以重新回到"此时此地"，回到我们的身体，回到我们本性的存在，回到我们内在的力量空间。我们怎么呼吸并不紧要，紧要的是我们引领自身回到内在的存在，聚焦于更深的呼吸，把能量植入大地，与我们周围的整个生命体相联结。只要我们如此做，我们的内在、我们的细胞里的某些东西就会被唤醒，我们的整个身体感觉也会更好，有更多的光进入……

＊　＊　＊

"有意识"的呼吸是

回归身体中心的有力工具，

回到"此时此地"，

敞开感受，

面对本性，

转化感受。

* * *

我并不倾向于关注具体的呼吸"技巧"。当然，技巧可能也有其价值，但据我个人的经验，感觉呼吸要比思考呼吸显得更为重要。通过"感受"，我对更开阔的知觉敞开，更开阔的存在的特质随之而来，这一切并非只是空气流过我的鼻孔的躯体感知。当我专注于感觉我的呼吸时，我本能地放慢节奏，加深呼吸，并保持舒适自然。这个放慢似乎是一个关键，它使得呼吸的能量更深地流动，渗透到我的整个存在。我注意到我本能地倾向于在吸气和呼气之间有个小小的停顿，尽管因为能量在继续流动，我几乎感觉不到这个停顿[1]。

观想呼吸深入大地会有帮助。这建立起与大地的有意识的联结，对加固与扩展都有帮助。这对放慢节奏以及观想和感觉能量的流动都有好处。

你可以很容易地把呼吸法介绍给来访者，几乎无需其他介绍，只需要让来访者把注意力集中在呼吸上，与呼吸同在，呼吸时感觉身体。这是最自然的邀请来访者回到当下的方式。

有一些来访者呼吸比较短浅，特别在胸部或心窝处有紧张压力时，情绪体收紧，这样呼吸只有很小的空间。这些来访者甚至可能抵触深呼吸，因为这样会释放感受，短而浅的呼吸通常是回避感受的一种方式。而我们的目的是要让来访者觉察到这一点，但无须强迫。不论怎样呼吸都没有问题，只要这是敞开面对内在现实的一个通道就可以。

---

[1] 对那些不熟悉深呼吸的人，需要对他们进行指导，学习建立稳定自然而舒适的深呼吸节奏。我建议他们放慢每一次吐气的节奏至4—5次心跳（也可以延续到7—8次），应当自然地跟进吸气。通过练习，这可以变成非常自然的节奏。

二、引领内心工作

呼吸可能会促进放松，不过放松并不是目的，让我们澄清这一点。在治疗中，我可能会提供一些特定的"引导放松"的练习。实际上，我提供给来访者的大多数练习并非"放松"这个词语严格的字面意义，而是带领来访者走出他的紧张。我用"放松练习"这个术语表示任何一种指导性的"内在练习"。理由在于我们没有一个更好的常见词语，人们一般对这类工作不是很熟悉，所以重要的是不能用一些带有神秘或奇怪意味的术语吓唬他们。"冥想"也不适当，任何与"催眠""恍惚"或"变换意识状态"等相关的词语也不妥当。"放松练习"这个词比"内在工作"更容易被接受，可以被任何一个来访者认识。不过，咨询师必须要清楚，放松并不是目的，甚至根本不是想要的结果。

我们都知道邀请某人"放松"意味着什么。放松是"释放紧张"。放松练习指放松我们的头脑，深呼吸，让我们全身放慢节奏，让我们的肌肉和其他器官里的紧张得到释放。这些是有益的，把人们带入舒适的空间，而在治疗里并非如此，我们要找的是什么地方不舒服。

只要有情绪问题，首先就是要认可并处理相关的情绪感受，受伤的"内在小孩"以及情绪能量都需要得到识别与面对。如果邀请来访者"放松"、感觉舒服一些，而把不舒服的感受掩盖起来放在一边，这将是一个错误。来访者可能会下意识地把你的讯息理解为："只是放松，你的问题不是一个'真的'问题，不用在意，忽略它就好……"相反，我们会指导来访者与他的感受接触，回到身体，离开想法。通常无须把来访者引领到其他任何内在空间，在当下他所在的内在空间就好。如果来访者有痛苦，请他与这个痛苦在一起，进入这个痛苦，让这个痛苦变得更大些，使这个痛苦的能量流动起来，让任何与之关联的事情显露出来。通过这个工作，这个痛苦可能最终会离开，但不希望是通过"避免去感受"而得到这样的结果。甚至在我们引导来访者去联结内在父母时，我们也并不是想让他更少地感觉他受伤的内在空间。

真正的"放松"作为释放紧张和管理压力的一项技能，是很有帮助的。在有些个案中，我们或许会想到帮助来访者发展这个技能，但这不是我在此想要关注的，因为我想避免在"内在工作"和"放松"之间有所混淆。初学者应特别在这个事情上加以注意，因为存在这样一个倾向：引导有情绪的来访者进入感觉好受些的状态，但是并没有真正去处理情绪能量。这会造成已经帮助了他们的假象，而实际上，深层的工作被放在一边延误了。结果，在应当专注于放大感受的地方，我们反而回避运用某些练习。所以，我们要对每一个练习的特定目的和适用时机保持觉察。

＊ ＊ ＊

大多时间，我们不想
让来访者"放松"。
而是邀请他们"进入内在"，
指导他们做一些
具体的"内在工作"。

＊ ＊ ＊

三、实操技巧

在你引导放松练习时，要确保在以下三方面做得合适恰当：

- 声音。
- 语速。

・暂停或静默的时间。

你的声音应当清楚有力。即使你说得慢，或者进入一种更为亲近柔和的语调，也不需要低声耳语。一些人把缓慢说话与低声相混淆，你要让你的声音大到足够让听者可以舒服地听清楚。

你的语速应当比你日常的言谈明显慢一些，以便使来访者的身体节律变慢，伴随着放松状态的产生。语速既不应过慢，也不应过快。如果你的语速和你日常说话一样快，这会使来访者难以离开头脑进入身体。他将会"听"你说，而非体验感觉。所以，你要确定比你通常的说话节奏慢一点，觉察出来访者的需要，找到合适的节奏。

暂停或静默使得听者可以真正进入你引导的体验中。每一句至少都应有与其重复时间相当的静默，这意味着，你要在头脑里听你刚才说出的话的回音，有时候需要更长的时间，要确保给予来访者充分的时间体验你所邀请做的练习。检核来访者的状态："你可以看到吗？你可以做吗？……按照你的时间来做，做完后示意我一下……"你应该总是对来访者的需求保持觉察。

来访者的姿势应当是舒适地坐好，双臂和双腿平放，没有交叉，脊椎挺直，头也是以平衡的姿态抬好，眼睛闭上。如果是一个不舒服的姿势，头拧着，身体斜靠在一边，这些都将使得适当地呼吸和联结"内在父母"变得极为困难。站立是一个可以接受的替代选择，但是不如坐着舒服。一般不建议躺着做这些练习，尽管躺姿也可以，特别是对那些生病或有残疾的没有其他选择的来访者。

四、创造性的观想工具

有各种不同目的的丰富多彩的引导性练习。我这里想要分享的是与我们前面章节探索的主题相关的练习，主要是关于扎根本性、探索自我、联结内在父母、面对内在小孩、识别和转化情绪能量方面的。

还有些观想练习没有包括在这本书中，如"剪断脐带"这一具体仪式、处理依赖性问题、帮助联结潜意识记忆、观想达到设定目标的成功等。

通过不断地实践，你将会对提供的练习驾轻就熟。深入透彻地了解这些练习更好，这样你就可以由内心言说，紧跟着来访者的节奏。引导性的观想练习一般都会有帮助，但是应当强调必须要严格关注内在目标的要求。不要忽略、忘记你想要达到的目标，你想要给来访者提供的体验，要确保让来访者尽其所能地去体验。不断地检核，保持密切地跟进，从中获得启示和洞见。识别认可新的技能，邀请来访者自身不断去更新体验。

除了在前面章节①中已经提到的几个指导练习之外，我推荐的最为有用的练习有以下几个：

· 有意识地呼吸。

· 探索存在。

· 我是谁——与本性的联结。

· 联结内在父母，会见内在小孩。

· 倾听身体。

· 由心呼吸。

· 联结内在信心状态。

· 走出深渊。

这些观想工具应当在咨询或治疗过程中的适当时刻加以妥善运用。我会简要说明每一个练习的目的和运用的时机。在看这些具体的练习之前，让我们看

---

① 见第二章的"实操工具"和第十章的"对我们的身体说话"。

看相关的疑问。

问：你总是让来访者做放松练习吗？

答：只是在感觉时机适当的时候用。请记住，我在外在工作和内在工作之间做了一个划分，即"焦点问题解决咨询"和"心理治疗"。只要来访者需要聚焦在当前的挑战上，我们就在澄清问题、设定适当的目标、识别沟通交流和适当的行动策略这些方面进行工作，这是外在的工作。在这些工作中，不大可能需要用这些引导的练习，这些练习更多的是用在聚焦于内在工作时。只要我们识别出内在问题、局限的认知模式、感受和痛苦，显示出要做一些内在工作、要去审视并放下一些重负，这个时候我就会提供做这些引导练习的选择，这是"治疗"。我们识别、探索和敞开面对内在小孩，也要识别、探索和敞开面对内在父母。在这一工作中，我用各种不同的方法使来访者可以打开内心并进行探索，同时密切跟进来访者的状态和他准备好要做的。

问：如果来访者只是想探索外在挑战，并没有兴趣探索深层原因、童年伤痛等，我们该怎么把握？

答：这样的个案很多。你不可能勉强任何人去做内心工作，你首先要去回应来访者的要求。不过，你当然可以把这一切镜射给来访者看，邀请他去看真正的问题所在。你只可以发出邀请，他们也许没有准备好开始去看。你只需要和他们一起去他们准备好要去的地方，做出适当的镜射，但是应避免把来访者置于失败的境地。一些来访者在咨询的开始阶段抵触去做"内在工作"，他们也许发现这很"困难"，他们也许只是需要更多倾诉。无论如何，如果我感觉那是他们真正的需要，我会反复为他们提供进入感受的机会，回到"此时此地"。这是第一步，这就像学习一项新技能。一点一点，他们会做到的。所以，请不断地尝试。

问：我引导来访者做一个放松练习，可是他睡着了。我怎样可以防止这样

的事情发生？

答：在你手边可以放一杯凉水，在他睡着的时候，泼在他的脸上，或者是准备个喷头，也非常有效。我当然是在开玩笑！的确，对放松练习不熟悉的人倾向于进入睡眠状态。当你引导他们闭上眼睛，放空想法，他们将会进入某种梦境状态，开始入睡。当我们只想"放松"时，这是可以的，但这不是我们想要他们做的内在工作。我们所感兴趣的内在工作与睡眠相反，它需要高度处在当下的特质。因而，要尽可能提醒来访者保持完全觉醒的状态，与他的内心世界同在。你可以引导来访者停下思维，意识保持高度的清明。实际上，思维和意识不会被混淆，它们是不同的。我们的思维可以很好地静止，完全地处在当下，保持觉醒、听、注意、觉察……对我们所观察到的不予任何"思考"。一方面，减少思维活动是极其有用的技能，这使来访者处在当下的特质更好地显现，你可以先行探索体验，这样在需要时你可以传授给来访者；另一方面，当你引领来访者做内在工作时，保持与他的密切联结。询问他是否可以做，不时检查他的状态，这可以帮助他保持觉醒和在场。

1. 有意识地呼吸

目的：通过基本呼吸联结、探索存在。

时机选择：团体或小组极好的热身练习，也可以是调整得简短一些的练习，用于需要引导进入呼吸或扎根在当下的个体。

引导语：

舒服而放松地坐好……闭上眼睛……

把注意力集中在你的呼吸上……只是呼吸……完完全全和你的身体在一起……

观察你可以怎样让你的思维静止……只关注你的呼吸……

让呼吸更深一些……让身体放松下来……

慢慢地吐气，直到你的肺部清空……

再让它们自己慢慢地填满……不用太满，保持舒适……

关注吐气……

让节奏慢一些……尽可能慢，但你依然可以保持完全舒服的状态……

找到适合你的节奏……

在你吐气的时候，看到能量从你的身体流出，深深地进入大地……很深很深，进入地球的中心……

在你吸气时，看到地球的能量进入你的身体，活力充满你的身体……

能量注入大地……

看到能量的流动……

吸入，呼出……

当你进入舒适的深呼吸的节奏中，试试看你可以怎样在吐气之前憋一口气……

只需要一点点……在你再次吸气之前也憋一口气……

看看你在吸气和吐气之间短暂停止时，能量是怎样依然在流动……

找到你自己的节奏，舒适地呼吸……吸气……吐气……

在你吸气时，看看能量是怎样从你脊椎底部流向你的头部的……吐气时，又是怎样从你的头部流向你的脊椎底部的……

你看见能量在你的面前上升，在你的背后下降，形成一个能量循环……

看看在你呼吸时，你可以怎样把注意力集中在"平和"这个词语上，向你的全身散发出"平和"……

吸入"平和"……呼出"平和"……

看看你可以怎样完全在这个呼吸中放松，让你的思维完全静止……只是呼吸……只是存在……

根据你的节奏，现在准备回到这里。

2. 探索存在

目的：扎根于当下的觉察练习。

时机选择：这个练习对团体和个体咨询均适用，特别是对在觉察和关注方面有困难的来访者，这是一个探索内在的工具。

引导语：

现在，你在经历着一些事情。请你回到你的内心，觉察你的感受，你身体的感觉……识别出你周围的声音……让自己敞开地面对它们，不用任何思考……看看你可以怎样把注意力集中在你的呼吸上，敞开地面对这里可能存在的任何东西，放下任何想法……选择完完全全在这里……放下任何不是在此时此地的事情……

只是听你周围的声音……（停顿10秒钟）注意如果你真要听到，你需要停下思考……所以，探索一下怎样可以比较容易地停下思维，只接收声音……所有的声音，有的近，有的远……也许有些在你的身体里……（停顿10秒钟）

只是在这里，只是接收……（停顿10秒钟）也许有些声音你喜欢，有些你不喜欢……觉察你可以怎样接收所有的声音，放下你的一切想法……没有阻抗，只是声音……（停顿10秒钟）

现在，把你的注意力放在这个房间里……不用想，只是觉察周围的其他人（如果有），感觉他们的存在……觉察这种感受……只是觉察，放松，感觉……尽可能打开……感觉你在这里……（停顿10秒钟）

注意，只要你在描述你的体验，你就已经开始外在于它。当下不在你的想法里，当下在倾听中，在觉察中，在开放中……观察你可以怎样完全处在当下发生的事情中，放下所有的想法……让你的想法走过……不给它们任何能量，不给它们任何关注……只是让它们走开……

探索一下你可以怎样保持在有意识的呼吸中……在你敞开地面对周围的声音时……觉知，但不陷入任何想法……

探索一下你可以怎样敞开对周围的人和生命的觉知，超越这个房间……把他们包容在你的存在中，只是感受，没有思考……感觉这整个楼房中的能量和存在……

敞开地面对更为开阔的地方的生命……城市……国家……

依然关注你自己的呼吸，敞开地面对这整个星球上的生命……

观察你可以怎样延伸你的存在、你的觉知……

在当下这个时刻，把整个生命体包容在你的呼吸中……在此时此地……没有思考，只是存在……呼吸……融于一体……

现在，按照你自己的节奏，准备结束这个练习……

睁开眼睛，活动一下身体。

3. 我是谁——与本性的联结

目的：澄清我们的真实自我——我们是什么，不是什么。最为重要的是，去除对感受、想法和身体的认同，找到并扎根于我们的内在资源空间，找到本性。

时机选择：适用于需要探索深层自我、"我是谁"问题的来访者。只有在你有充分的理由确定你的来访者准备好探索这个问题时，才可以使用这个练习。理想而言，在问过来访者（或小组成员）"我是谁"这个问题，并在他们回答之后，再做这个练习。

引导语：

舒适放松地坐好……闭上眼睛……

把注意力集中在你的呼吸上……只是呼吸……完全与你的身体在一起……不用任何思考，只是呼吸……让你的呼吸加深一些……让你的头脑放松……

注意你身体的感觉，身体与椅子的接触，双脚与地面的接触……

让自己进入内在舒适的空间……你只是呼吸放松……不做任何思考，没有任何担忧……一切都很美好……只是呼吸……在这里……在现在……

在呼气时，你可以呼出到大地的深处……

在吸气时，你可以感觉到大地的能量进入你的身体……

呼气……吸气……

大地的深处……感觉到联结……没有想法……只是呼吸……

感受……你的思维是静止的……你可以完全与你的身体在一起……完全地觉醒……同在……

现在，觉察你身体里的感受……只是呼吸……没有思考……

你的身体放松……进入对身体的觉知……

你有一个身体……但你不是你的身体……

你体验你的身体……你在你的身体里体验生活……从你的身体体验生活……

只是体验，与它在一起……呼吸……

这个身体不是你……

你也许有感受……你也许有想法……

你可以觉察它们，你可以让它们走过……

它们一直在变化……

你不是你的感受，你不是你的想法……

你有一个姓名，有过去、记忆、角色身份、特点、技能、习惯……所有这些都会变化……所有这些都会离开……你不是这些……

任何你可以看到的都不是你……

"我是谁？"……

现在，你在当下……觉察你的内心，放松……呼吸……

保持觉醒，完全处在当下……

你是这个在问"我是谁"的存在……

不需要思考这个问题……无须解答……

感受一下只是简单地说："我是……"

吸入这个简单的确认："我是……"

"我是……此时……此地……"

无须添加其他任何东西……

"我是……"

体验当下这一刻……呼吸……

这个纯意识的内心空间，简单的存在……

"我选择体验平和安宁……"

"我是平和安宁的存在……"

"把平和安宁注入我整个身体……平和安宁……平和安宁……"

确认并感受："我是平和安宁……"

"我是……一切都很美好……"

继续探索……敞开这个"我是"……这个开放的空间……你的本性……

与你无尽的爱、光亮、智慧资源联结……

在这个内心安宁静止的空间，你可以敞开地面对喜悦的感受……

感受信心……

感受爱……

探索确认这是怎样的感觉："我是无尽的爱的存在……"

"我是纯粹的喜悦的存在……"

"我是无限的力量的存在……"

"我是完全的信任与信心的存在……"

敞开地面对这些感受……

注入其中……

感觉到与大地的深深的联结，与太阳星辰的联结……与生命整体的联结……

"我是……一切都很美好……"

一切都十分美好……（停顿10秒钟）

只是存在……

没有想法……没有担忧……散发出平和……

继续确认……保持开放……在这个存在中……

在这个内心空间，你与你真实的内在本性联结……

你的本性……

只要你决定回到这里，你就可以回来……

你可以从这个空间来过你的整个生活……

由这个存在来引导……

与你的全部的内在力量联结……

对你的整个身心呼出喜悦的光……

把这个光呼出到外在世界，给你周围所有的生命……（15秒钟）

现在，当你准备好，按照你的节奏，回到这里……

睁开眼睛，感觉神清气爽，充满力量……

活动一下身体。

4. 联结内在父母，会见内在小孩

目的：识别内在父母（资源空间，深层的自我），去除对受伤的内在小孩的认同。

时机选择：这是一个对大多数来访者都适用的主要工具，使用时一般要对内在父母和内在小孩概念予以适当介绍。这可能在治疗过程的前期就进行，这个练习也是对识别和转化情绪能量的一个支持。在治疗后期，只要接触到"受伤的内在小孩"，不论是要加固与内在父母的联结，还是要对内在小孩说话，都可以以简化的形式再次做这个练习。

引导语：

舒适地坐好，坐直，放平双臂和双腿，不要交叉……闭上眼睛……

把注意力集中在你的呼吸上……只是呼吸……完全与你的身体同在……让你的想法走开……

舒适地呼吸，感觉空气从你的鼻孔流入你的肺部……吸入，吐出……让呼吸加深……

在你放松并进入你内在舒适安全的空间时，感觉你身体的节奏在变慢……

现在，你看到大自然中一个美丽安宁的地方……

绿意葱茏，阳光明媚，有很多树……很大很漂亮的树……

你选择其中一棵树，一棵粗壮美丽的树，有着干净的可以让你靠近的树干……（你可以看到这样一棵树吗？）

你可以走近，抚摸这棵树，感觉它的力量……花些时间感觉这棵树充满力量的存在……（你可以感觉到吗？）

现在，你转过身，背靠在这棵树上……

呼吸，感觉与这棵树的联结……

你感觉后背几乎与树干融为一体……你就像是在树里，与树合二为一……

坚实地扎根于大地——温暖、有力、关爱的存在……

你处在安全的空间，完全的放心……

在呼吸中，你可以感觉到树根在往大地深处蔓延……吸气时，你感觉到大地的能量进入你的身体，给你注入生命活力……吐气时，你把能量发送回大地……（停顿10秒钟）

你也可以感觉到树枝……枝叶繁茂，伸向天空……

吸入太阳的光芒……

吸气时，你可以感觉到光亮照射下来，进入你的整个身心……

保持与天空和大地相联结的呼吸……（停顿10秒钟）

呼吸……感受……打开这个力量……内化这个存在……

你是这个存在……

你在安宁和谐中……

与大地联结……与天空联结……

你是知道"一切都很美好"的存在……

不论你的身体感觉到怎样的不舒服，不论你的头脑中出现怎样的想法，让它们在那里……你在这个存在中……坚实地扎根于你内心的力量与信心中……知道"一切都很美好"……

现在，你保持在这个存在中……

你看到在你面前，有个和你小时候一样的小孩形象……那是你自己的内在小孩……背负着所有伤心痛苦的那一部分……

注意看看他是什么样子……是开心，还是不开心……

也许在你的身体里、胃里，你可以感觉到他的情绪……

他携带着你过去所有的记忆……

也许他总是得不到需要的关注……

不论你现在感觉到什么，都属于这个孩子……你的孩子……

他需要你的关心和照顾……他需要你的爱，你在场……而你就在那里……

叫你心爱的孩子进入你的怀抱……

拥抱他，把他贴在你的心上……

告诉你的孩子，你可以感觉到他的感觉……

不论他经历什么，你都和他在一起……

你可以吸入这些感受，不论是怎样的感受……

这些只是能量……你可以吸入并进行转化……

把所有的感受吸入内心……

告诉你的内在小孩，你在那里……

告诉他你会一直在那里……

只要他感觉到痛苦、害怕、缺少爱，感觉到伤痛，你就会在那里和他一起感受……

并吸入内心……（停顿10秒钟）

花些时间让你的内在小孩进入你的快乐信心之中……

用笑声和舞蹈庆祝这个相聚……（停顿10—15秒钟）

当你准备好时，深呼吸几次……

吸入在你周围散发的阳光，呼出到你的整个存在……

疗愈……信任……平和……关爱……（停顿10秒钟）

按照你自己的节奏，准备回到这里，精神振作，充满信心。

5. 倾听身体

目的：引领来访者与感受接触。

时机选择：这种类型的练习非常基础，在很多场合下都有帮助。在感受并不是很强烈时，这个练习可以加长；当感受非常强烈时，这个练习也可以缩短，只作为一个简短的提示。你可以根据具体的需要，进行适当的调整。学习随机地邀请你的来访者从上到下探索体验身体不同部位的感受……（见第六章的"识别身体里的感受"。）

引导语：

闭上眼睛，把注意力集中在你身体的感觉上……

只是呼吸，感觉……

（现在，你注意到有任何具体的、特别的感觉吗？）

和这个感觉在一起……不论是怎样的感觉，让它们在那里……加深你的呼吸……敞开你身体里的所有感觉……不用想，只是感觉……

现在要请你把注意力集中放在身体的一些特定的部位，从咽喉开始。喉咙部位有什么感觉？是收紧的还是敞开的、自由流动的？舒服还是不舒服？

（给来访者时间回答；如果有某些感觉，邀请来访者呼吸，进入并打开感觉。）

现在，请你把注意力集中在胸口部位……感觉沉重还是轻松？寒冷还是温暖？舒服还是不舒服？

（给来访者时间回答；如果有某些感觉，邀请来访者呼吸，进入并打开感觉。）

现在，请你把注意力集中在心窝部位（腹腔神经丛，横膈膜部位，在胃上方）……是紧张还是放松？舒服还是不舒服？

（给来访者时间回答；如果有某些感觉，邀请来访者呼吸，进入并打开感觉。）

现在，请你把注意力集中在你肚脐下面一点的地方……感觉沉重还是轻松？寒冷还是温暖？感觉舒服吗？

（给来访者时间回答；如果有某些感觉，邀请来访者呼吸，进入并打开感觉。）

现在，请你把注意力集中在脊椎的底部，性器官的部位……感觉沉重还是轻松？紧绷的还是放松舒适的？寒冷的还是温暖的？

（给来访者时间回答；如果有某些感觉，邀请来访者呼吸，进入并打开感觉。）

还有什么其他的感觉引起你的注意吗？

（给来访者时间回答；如果有某些感觉，邀请来访者呼吸，进入并打开感觉。）

继续呼吸并放松……不论你有怎样的感觉……把这些感觉看作能量……只是能量……让它们流动……让它们在那里……吸入能量……你知道一切都很美好……你是完全安全的……只是呼吸……让它们流动……把注意力集中在那些不太舒服的感受上……看看你可以怎样呼吸进入这些感受，让这些感受变得更大一些……（停顿10—15秒钟）

现在准备回来分享体验。

现在是怎样的感受？

6. 由心呼吸

目的：转化已经识别的情绪能量，把能量带入内在父母空间（见第六章的"转化情绪能量"）。

时机选择：来访者在花时间识别身体里的感受"只是能量"之后适宜做这个练习。另外，在有充足的理由表明来访者可以联结其内在父母时，提供这个练习更为明智。这个练习是转化情绪能量的支持。

引导语：

333

舒适放松地坐好……把注意力集中在你的呼吸上……

完完全全与你自己同在，在你的身体里……

现在，把任何困扰你的，你身体的不舒服的感受识别出来……身体的感觉……与这个感觉在一起……敞开地面对……吸入这个感觉，放大它……允许这个感受占有自己的地方……

这只是一种能量……

你不是那个能量，你不是那个感受……它在那里，你允许它在那里……你是那个在观察、在经历体验的……你知道你可以把握这个经验……你选择呼吸，感觉……转化……

现在，当你继续敞开面对这个能量时，你同样可以觉察到围绕着你的光圈……你自身本性的存在……你的疗愈之光……

在你深深地呼吸的时候，你可以敞开地面对那个光，让它充满你的整个身心……（停顿10秒钟）

在你敞开地面对这个光时，也许你感觉你的内心（你胸口部位）变得越来越温暖……

感受你可以怎样呼吸进入你的心，敞开地面对光的存在……（停顿10秒钟）

就像火焰发光……每一次呼吸都让它扩大一些……让你的光圈更亮一些……

从大地深处吸气……然后呼出回到那里……

从宇宙苍穹吸气……然后呼出回到那里……感觉到联结，与宇宙合一，打开喜悦和信心……

你内心的火焰扩展到你的全身……

现在，回到你的身体中，觉知痛的能量……就像一股黑烟，一个痛的黑点……

把这个痛的能量吸进你的心灵……从你的心灵向你的全身呼出平和的、关爱的能量……

吸入疼痛，犹如为你的心灵之光添加燃料……

呼出光亮，疗愈的力量……

用你的呼吸循环这种能量，直到这种不舒服的感受全部消失……吸入疼痛……呼出平和安宁……（停顿20—30秒钟）

当痛点被清除时，深呼吸几次，呼出过去……

吸入当下，新的可能性……

呼出把你和过去束缚在一起的任何事情……吸入当下这一刻的自由……

呼出过去的限制……

吸入现在的自由……

当你准备好，按照你的节奏，准备结束这个练习。

你有怎样的感觉？

7. 联结内在信心状态

目的：实际上是与"我是谁"相关的一个更简单的替代选择，使来访者可以接近内心的资源空间。

时机选择：适用于需要探索访问内心力量和安全空间的来访者。如果来访者接受这种类型的练习，可以在任何时间做这个练习。在做这个练习之前，最好先探索体验诸如有意识的呼吸或倾听身体等练习。

引导语：

舒适地坐好，坐直，双臂、双腿不要交叉……闭上眼睛……

把注意力集中在你的呼吸上……只是呼吸……完全与你的身体同在……让想法走开……

舒适地呼吸，感觉空气从你的鼻孔流入你的肺部……吸入，呼出……让你的呼吸加深……

当你放松地进入你内在舒适安全的空间时，你感觉身体的节奏在变慢……

只是呼吸……感觉能量流入……流出……

平和安宁，安心安全……一切都很美好……

现在，请你想象你站在一大群人面前，为你获得的成就接受奖励……（停顿10秒钟）这是一个重大的成功的时刻，是一个获得赞美和奖赏的时刻……你确实为自己感到自豪……（停顿10秒钟）你取得了重要的成绩，人们为你庆祝……你是一个杰出的存在，受到所有人的认可……想象你在那里……（停顿15秒钟）

你周围的人美慕你的才能和特点，为你鼓掌……祝贺你……拥抱你……这是对你和你做的事情的爱与支持……你完全享受这一时刻……（停顿10秒钟）

即使你知道你还有很多东西需要学习，现在你也能够完全认可你自己的价值，你自己的美……允许这种感受出现在你的内心……（停顿15秒钟）

注意这是怎样的感觉……你的整个身体充满了幸福与信心……你的呼吸深沉而轻松……你处于力量中……你处于十足的信心中……用些时间注意这究竟是怎样的感觉……

你的肩膀放松了，你的头抬起来了……你的想法静止了……你的内在在微笑，散发着信心……你知道每件事都很好……你可以感觉到你的心扩展开来……（停顿10秒钟）

吸入这种感受……让它进一步扩展开来……

你完全处在安全、平和、温暖的内在空间……（停顿15秒钟）

这是你内在的信心空间……

这是你的，它总是在这里……只要你决定回到这里，你就可以在任何时间到这里来……这是你真正的自我，总是在这里的"存在"……

你可以在这个存在中放松……这是你最珍贵的财富，你内心的资源，力量，智慧，爱……

你不需要寻找它，你就是它……

确认这些话语："我是平和的、有力量和信心的存在"……（停顿10秒钟）

呼吸并确认："我是无尽的爱、完好的平和、无穷的力量"……（停顿10秒钟）

现在，深呼吸几次，把你的祝福传递给你周围的整个世界……

当你准备好时，按照你自己的节奏，准备回到这里，完全清醒、振作。

8. 走出深渊

目的：提供与受伤的内在空间分离的经验，对那些过度认同自己为受伤的内在小孩的人，这是寻找内在父母的另一个方法。

时机选择：只要来访者像是陷在深深的泥潭中，完全认同他自己的痛苦、无助和无能为力，就可以运用这个练习，可以将此作为情绪能量转化的支持。

引导语：

闭上眼睛，把注意力集中在你身体的感觉上……

只是呼吸，感觉……

现在，你看到自己深陷泥潭……（你能够想象出来吗？）

那就是你现在所在的地方……你感觉极为苦痛、无助……你周围一片黑暗……你是孤单的……一个人痛苦着……

花些时间清楚地识别这个痛苦的状态……只是呼吸和感觉……观察自己，

337

观察自己在什么地方……

这是你的内在小孩……现在，你完全认同自己为你的内在小孩……你几乎无法呼吸……寒冷、孤单……没有能量……

现在，在你之上有一个出口……泥潭也许很深，但是有一条出路，就在你的上面……你可以看到天空吗？

现在，有个人在那里，有个人看着你，有个人关心你……你可以看见那个人吗？你究竟看到了什么？

现在，想象你就是那个人，你在往泥潭下看……你看到有个小孩在寒冷中……

他看起来像什么？

你受伤的内在小孩……你可以感觉他的感觉……对你的内在小孩敞开心扉……对他说话，如同你是最好的父母在等待着……（停顿10秒钟）

用些时间吸入这个感受……只是感受……你受伤的内在空间的感受……你现在可以敞开地面对这些感受，你可以转化这些感受……你是内在父母……你知道你是绝对安全的……有明亮的光围绕着你，你可以敞开地面对这些光亮……（停顿10秒钟）

吸入光亮……让这个光亮充满你的身心……把光亮呼出到你的感受中……平和，疗愈，转化……（停顿10秒钟）

花些时间想象在你的怀抱中的受伤的小孩……给他温暖……让他知道你在那里……你和他在一起感受和呼吸……一切都很好……（停顿10秒钟）

当你做好这一切时，准备好回到这里，分享这个体验。

你现在有怎样的感觉？

结　语

创造性

有很多工具可以用来支持咨询过程，这种创造性是无限的。我们必须去审视被来访者内化的消极父母模型，引领来访者进入其内在自由之中；我们必须要对家庭系统工作，识别并释放可能存在的"症结"，这些问题可能与前辈有关；我们必须要引导来访者进行年龄回溯，打开隐藏的记忆，释放与之相连的未解决的情绪能量。我们可以教授沟通技能，调停解决冲突；我们可以通过写作、音乐、绘画、陶土、沙艺、动物、讲故事、戏剧、游戏、唱歌、叫喊、打斗、禁食、睡眠、跑步、爬山、跳水等方式来工作，任何事情都可以用来帮助来访者与其自身接触，与他的资源和感受联结。但是所有方法都要求咨询师具备同样的基本技能：扎根于本性，高度在场，积极倾听，镜射与赋力，探查并锚定资源，澄清意愿，联结内在父母，敞开面对内在小孩，转化情绪能量，重构局限的认知模式。不论你是对个体还是对夫妻、家庭或团体工作，咨询的要求以及内在的过程基本是一样的，只是具体的策略可能会有所不同。

多样性

超个人范式为人类发展与问题解决提供了可能的最开阔的视角。这一视角把个体置于最神圣的位置，完全尊重个体的存在，不论这个人是谁。这个视角同样让咨询师联结其自身最深层的资源。这意味着对任何与超个人范式不兼容的治疗方法的评判吗？我不愿意进入这场辩论。我认为的确存在一个可以让所有人受益的概念体系，因为这个框架从更宽泛的意义上去理解我们是谁以及我们要走向哪里，但是我尊重多样性。毫无疑问，不同的视角和方法都有存在的空间，它们相互补充，因为总是有多种不同的需要。不过，就像科学在朝着更深入地理解生命这一方向发展一样，心理学和让人类更幸福的科学在共同进步，我希望这将逐渐成为共识。

内在自由

任何一个咨询治疗工具都需要咨询师做一面最好的镜子，让来访者可以从中看到真正的自己是谁，从而做出选择：回到内心力量中，或继续陷在痛苦无力中。不论来访者做出怎样的选择，都是他自己的选择，咨询师不卷入其中，不给予评判。人们有受苦的自由，如果这就是他们想要的；人们有自杀的自由，如果那是他们的选择……归根结底，咨询师不关心他工作的结果。他只是信任他的来访者，他在场，他微笑，他知道"一切都很美好"，知道每个人都有自己的节奏，每个人都有自己的恰当时机。

谦　卑

咨询师自身的内在工作就是要擦拭他的镜子：对内心的自由进行工作，对扎根本性进行工作，知道自己究竟是谁，知道自己从哪里来、到哪里去。这是我们主要的责任。实际上，咨询不仅是我们对自身限制进行工作的良机，也是我们认可接纳自己的力量与美的最佳时机。这是一个人可能拥有的最美好的工作，但这要求有谦卑之心。不论来访者获得什么都要归功于他自身，而非归功于我们。他得到成长，他需要得到祝贺。甚至有人说不管咨询师的特质如何，不管使用什么策略，都无关紧要，来访者只走他决定要走的路。有人拿咨询师与安慰剂做比较，也许在某种程度上确实如此，安慰剂只是在你认为它有帮助的时候才起作用。因此，应当信任，应当有信心，我们才能回到当下的存在。

感　恩

的确，咨询师只是来访者安全前行的铺路石。来访者拉着我们的手往前走几步，然后继续独自前行。我们感谢他们的信任，与我们分享他们的内心世界。不论结果如何，他们都是我们的镜子。实际上，来访者和咨询师之间几乎没什么差别。他们只是扮演不同的角色，一个说话，一个倾听；一个付钱，一个收钱。他们都既是各自路上的学生，也是老师，彼此映射。

附录一：术语表

访问内在空间（Accessing Inner Spaces）：通过有意识地选择，我们可以创造不同的内在经验，进入"内在空间"、自我状态或"次人格"。进入我们想要的内在经验被称为"访问"，即进入某个空间或状态（第一章，第五章）。

确认，肯定（Affirmation）：表达积极意愿的有力量的词语。确认和肯定使得我们与内在力量相连，确认我们扎根于本性。这种确认以正面表述才能有效——确认可能性（而非确认问题不存在）。确认应是个人的，用"我"陈述。你只能确认、肯定你自己，而不能代他人确认。确认不是愿望，也不是希望，而是确认"存在"。正面的肯定在当下而非未来有用……不过可以确认学习的过程，可以确认成长、学习、发展新技能的意愿。这种确认充满强烈的意愿、力量以及与之相连的强烈感受。确认、肯定应当更多被"感受"，而非只是在言语上表达一下。感觉你的肯定性的断言，进入其中，认同它们，不断地重复它们，把它们注入你想要的内心世界之中（第七章，第八章）。

记忆缺失（Amnesia）：意识记忆的缺失，无法连接有意识的思维。这可能会有生理的原因，但也可能是纯粹的心理原因，且后者这种情况发生得要比我们认为的多。特别是对那些遭受过性虐待伤害的儿童，他们有能力在自己的有意识记忆中抹去目击或被害的事件，这就变成"被压抑的记忆"。所有的记忆都在潜意识思维中保持活跃，它们被压抑后变得更为活跃（第七章）。

放大，增强（Amplifying, Making Bigger）：得到洞见非常重要，可以通过呼吸进入身体的感受和情绪而将之放大，增强感受常常会导致能量再次流动（第六章）。

锚定，扎根（Anchoring, Grounding）：更深地进入体验之中，使得某种体验更为确定、真实。这一般意味着关注感受，避免所有的想法（第一章，第五章）。

欣赏（Appreciation）：欣赏是对所看到的人身上积极的东西进行真诚地表达，给予欣赏是赋予力量与支持的一种方式（第八章）。

关注（Attention）：关注某个想法便是给予其能量，这是试图不想某事却不起作用的原因，因为与某个想法抗争时依然是在给它能量。媒体对负面事件的广泛关注不可能解决任何一个与之关联的问题或冲突，而是在不断强化问题。对个人的事情同样如此，对更可取的思维模式和特质的关注，才能创造出更可取的现实的条件（第七章）。

吸引力，吸引律（Attraction，Law of Attraction）：是我们的内在世界创造了我们的外在世界，而非相反。我们的内在世界一直都在传递着讯息，宇宙、世界、我们周围的生命是一个智能系统，它们在回应这些讯息。生命带给我们所寻求的。不过，这个寻求不是通过我们的愿望来达成，而是通过塑造我们现实的能量而达成的。我们周围的世界就如同一面镜子在回应我们，它会带给我们如我们所是，而非我们那些模糊的愿望。吸引律为我们提供了一个重要的启示，使我们充满力量，它把我们放在百分之百为创造自己的现实负责的位置上。我们只需要非常清楚，我们真正想要什么，我们如何去要，我们如何把想要的作为活生生的现实内化进我们的整个身心存在（第四章）。

平衡（Balance）：平衡是生命维持自身的基本要求，我们在每件事情里都需要寻找平衡。

认知模式（Belief Pattern）：我们的思维模式受到过去经验、恐惧模式、社会环境的强烈影响，所有无意识的认知都限制了我们接近内在的自由。因而我们需要去认清它们，识别并重构局限（第七章）。

身体，躯体-情绪-思维-灵性（Body，Physical-Emotional-Mental-Spiritual）：超个人心理学和大多数东方传统一样，一般认为我们有几重而非一个身体，而这些又是密切关联的（通过腺体和能量中心）。若情绪是能量，那么我们的整个情绪能量组成了我们的情绪体，这看起来比人们通常认为的要更有结构性，是个活生生的实体。我们的情绪体围绕我们的躯体延展大约0.3米，它也需要保持平衡和健康。同样，如果我们的思维是能量，那么我们的整个思维能量组成了我们的思维体。思维体围绕着我们的躯体延伸得更远。我们的灵性是光体，滋养我们"低层"的存在。它是我们真正本性的所在，我们的意识所在，它把我们与更广阔的宇宙相联结……尽管今天仍然局限于这些存在的物质"科学"证据（已有仪器装置拍摄和测量了躯体内和周围的细微能量），但这些概念在任何治疗和康复的工作中都是极其有用的。

身体语言，身体信号（Body Language，Body Signals）：我们的身体如梦一样以一种象征语言在与我们对话。身体的形状、疾病，甚至是传染病、病毒、细菌、化学和生物学的不平衡等，这些都是在回应我们特定的内在条件，这些显然是由我们的情绪和思维模式所掌控的。我们的身体在不断地反射我们是谁，我们在哪里，我们的生活中发生了什么（第十章）。

呼吸（Breathing）：把注意力集中在呼吸上是最好、最容易使我们的思维静止的方法，让我们重新回到"此时此地"，回到我们的身体，回到本性的存在，回到内心的力量中。怎样呼吸并不重要，重要的是我们可以把自己带回到身体，此时此地，聚焦于更深的呼吸，让我们把自身的能量与大地联结，与我们周围的所有生命联结。回到有意识的呼吸，更深的呼吸，观想能量随着呼吸到来，观想光亮随着每一次吸气进入我们的身心存在……记住这个首要而基本的回到本性的工具（第一章，第六章，第十一章）。

中心，置于中心（Centre，Centering）：我们的中心是那个我们"与自己同在"的内心空间，有平和信任、信心关爱的空间，显然这是我们想要如此生活的所在。不论我们何时"离开中心"，我们都会接收到应该回到中心的信号。具体可用的方法包括呼吸、放松练习以及所有在第一章、第二章和第五章中探讨过的工具。

改变（Change）：人类如同所有活的机体一样在不断地适应与变化。我们应对、克服、适应、学习、成长。我们通常能够很好地应对变化。只有在人们（或组织）抵抗改变时，改变才会成为一个问题。我们一遍又一遍地尝试了已知的解决办法，却不断地失败，因为我们没有开放地考虑其他（未知的）解决办法。在这样的情况下，我们依然可以改变，但是，我们可能需要来自某人的一双援手，他能够看到我们的盲点。改变需要意愿，无人可以强迫你改变。

选择（Choice）：我们总是有选择。无论我们做什么，不论什么事情发生在我们头上，总是我们自己选择在哪里，选择做我们所做的，选择看我们所看的，选择想我们所想的，结果是选择感受我们所感受的。没有人可以对我们做出任何事情，除非我们想如此，除非我们让他们做，除非我们给他们权力对我们如此。无力就是放弃我们自身的力量，这本身也是一个选择（第四章）。

沟通技能（Communication Skills）：恰当的沟通是任何关系的基础。沟通技能较简单，应当在教育项目中传授。内容包括为自己说话的能力（避免为他人说话），能够识别并沟通感受、需要、请求（开放而正面的），对人真诚而尊重，当然还包括倾听。

信心，信任（Confidence，Trust，Surrender）：信心是本性的一个基本特质，是一种可以联结到自身深层的"一切都很美好"的状态。不论发生什么，都有其意义，有其目的，事情应当如其所是（这并不意味着消极、被动或宿命）。信心是一种自由、喜悦、悦纳的状态，知道未来会是最好的。

冲突解决（Conflict Resolution）：可以帮助解决任何冲突的具体技能和程序。

意识（Consciousness）：意识是我们更高自我的最为关键的特点。在本性中，我们只是纯粹的意识。不过，大多数人都不能接触到他们完整的潜在意识，我们生活在被缩减的意识状态中。人类的进化无疑是在向更高水平的意识觉醒发展的过程。人类的脑并未"创造"意识，而是意识与我们不同层面的功能体（躯体、能量、情绪、思维）的一个交界面。不应把意识与思维相混淆。我们可以让思维保持完全的静止，但依然可以觉察和意识（见"思维""潜意识"，第一章）。

家庭系统排列（Constellation）：Constellation本义是"星座"，指一组群星在天空中组成的形状。治疗师借用这个词语代表给家庭系统排位，可能是一群人（在工作坊的设置中），也可能是一组小雕像（在个体咨询治疗中）。

咨询（Counseling）：咨询是两个人之间的协作，一个人（来访者）选择另一个人（咨询师）作为自己的外在资源、进步的阶梯，帮助自己在个人的成长和发展过程中取得进步。

创造者，100%创造者（Creator，100% Creator）：我们总是在创造我们的现实，不是创造部分，而是全部。这没有例外，即使我们可能认为我们在与周围的宇宙"共同创造"。我们为所经历的现实直接担负100%的责任，这总是能给人力量。吸引律引发了自我创造的现实，这个机理到底是什么呢？这可能是很微妙的，但绝对是可以验证的。我们的痛苦只来源于自身对联结我们内在力量的恐惧和犹豫（第一章，第四章）。

要求（Demands）：我们需要清楚地要求我们想要的。可接受的要求比施加压力有用得多。为了使要求可以被接受，要求必须是开放（可协商）的、正面积极的、清楚明确的、具体可行的。

维度（Dimensions）：我们生活在一个多维的世界中。我们的躯体、情绪、思维和灵性维度都是复杂系统中的一部分，都与完全不同的规律相呼应。我们同时还在二元水平上经历和体验生活，事物被看成分离的，有时空的限制，有始有终。但是我们有一部分超越二元性而存在，超越线性时空，超越线性思维。我们的那一部分视世界为一体，视所有为当下。我们的那一部分把握了内在力量、疗愈和个人成长的本质与关键（第一章，第二章，第九章）。

去除认同（Disidentifying）：见"认同"（Identifying）（第一章，第五章，第六章）。

分离（Dissociation）：分离是两个物体之间的断裂。联合是要连接结合，分离是分开。从外在看起来，"联合"可以用来指"访问进入"一个内在空间，"分离"可以用来指离开一个内在空间。如果不能深入资源空间，就会导致自我身份感的丧失，那分离就是病态的。

梦（Dreams）：梦是我们内心世界的表达，是我们对内心转化过程的参与。梦也是我们"更高维度"——我们的"本性"提供给我们指引的一种方式，向我们展示出我们在哪里、要到哪里去、资源在何处。关注我们的梦，并学习怎样理解梦的讯息，这会给我们的个人成长带来莫大的帮助。梦也是咨询治疗的一个重要的工具（第九章）。

情绪（"正"和"负"）（Emotion）："情绪"一般用来指与我们敏感特性关联的那部分体验，包括了多种感受，主要是与低（负）的一面关联的恐惧、愤怒或悲伤，以及与高（正）的一面关联的喜悦、关爱与热情。我们低的情绪特性涉及那些更"厚重"的、不平衡的情绪能量（以"心窝"为中心），而高的情绪特性涉及更高的能量，以心灵为中心。高低（或正负）情绪的划分是重要的，因为它们与完全不同的能量系统关联，我们可以在体验这些情绪时轻易地识别并确定具体的身体部位的感觉。我们的目的是让心灵安定，所以我们能够以心灵为中心，敞开地面对心灵更高的能量。我们在"情绪"和"感受"之间做了划分，后者是前者的感知。我们"感觉"我们的情绪，我们把它们视作我们内在的能量和感觉。我们会有与情绪无关的"感受"，比如受伤时会疼。为了使我们把情绪识别为身体里的感觉，而非包括了想法和行为的复杂体验（如"害羞"或"报复"），谈论"感受"是有用的。感受可以更容易地被识别为"能量"。从根本上讲，情绪就是能量，我们可以把情绪能量带入内心的振动中加以平衡，转化成愉悦的创造性（第六章）。

情绪智能（Emotional Intelligence）：是人类所需要的与自身内在和外在环境打交道的技能，是人类智能的一部分。在内在水平上，我们需要培养发展对我们情绪和思维的掌控，扎根于我们内心的力量，强化我们的自尊与信心。在外在水平上，我们需要培养发展适当而有创造性的沟通技能，以便与我们周围的人保持和谐。

赋力（Empowering）：生活中所有的挑战和困难都与无力感相关，我们只有进入内心才可能找到我们需要的解决办法。赋力是咨询的一个基本部分，意味着对个体应对和解决问题的能力给予充分的信任与信心。赋力要看个体的本性，每个人深层的自我不会把个体认同为他的行为、态度、想法或感受。赋力承认选择，不论什么发生在我们身上，这都是我们自己的创造。赋力认可所有积极的进步，认可所有努力，哪怕是很小的进步与努力（第三章，第四章）。

空椅子（Empty Chair）：一项咨询技术，请来访者对想象中的坐在椅子上的某人说话，这是对想象性的存在进行一种角色扮演。"空椅子"给这个想象性的存在以更为具体的实在。

能量（Energy）：过去几十年重大的科学突破之一，即认识到每件事物都是能量，而物质并不存在。当你往下细分到原子，你只会找到能量、光。情绪和想法也是能量。爱是能量，恐惧是能量。这不是抽象的概念，而是影响整个生命辐射在我们周围的波。这种认识不仅赋予我们力量（我们可以培养、发展、掌控这些能量的技能），而且给了我们很大的责任（我们也在持续不断地影响着我们周围的世界）。不仅对这个世界，同时对我们自身而言，我们都有必要把沉重的情绪和思维能量转化成光明的能量。

缠结（Entanglements）："并不属于我们的问题模式，它以一种无形的力量纠缠影响着我们，这些问题模式是两三代乃至更早以前的，是那些前辈无法在他们的有生之年解决而遗留下来的。"（海灵格，家庭系统排列创始人。）

本性（Essence）：超越"人格"的我们自身难以定义的部分。如果我们把人格定义为基于我们基因遗传、种族、家庭、个人记忆、习得的模式和技能，以及我们的生理、情绪和思维特点等，所有这些都是我们生活经验里不断变化、非永久性的特点……我们还有另一部分超越于此，较为恒定，可以观察和整合我们的生活经验。我们的这一部分超越身体，超越感受和情绪，超越思维（第一章）。

评估性会谈（Evaluation）：评估性会谈可以在治疗的初期进行，在来访者表现出情绪压力时进行。评估程序由一系列具体的问题组成，这可以让咨询师对来访者的个人背景和当前的症状有一个清晰的图像。我们在这个过程中寻找信号——有特定的创伤性模式吗？有任何信息显示出童年可能遭受过虐待吗？有什么类型的焦虑症状？如果有，是哪里引起的？家庭环境是怎样的？父母是怎样的人？父母过去是怎样的？……

例外式提问（Exception Question）：所有问题都有例外，问题从来不会在"任何时间"都存在。寻找问题的例外是把握解决办法的关键。什么时候会有所不同？会有怎样的不同？

这也显示出来访者的资源所在（第五章，第八章）。

家谱图（Family Tree，Genealogy）：画出家谱图可能对解决家庭问题及可能存在的纠缠状况有帮助。这使得来访者可以看到自己及其家庭每一位成员在更大的家庭结构中的位置。这也会激活对所有的联结、多重的影响和家族背负的记忆的觉察与意识。

家庭系统（Family System）：个体不能与其所属的"系统"隔离。即使在家庭系统之上，我们也都属于具有特定的动力、技艺和认知模式的族群系统，可能是几个族群系统。从治疗的视角来看，最相关的族群背负着痛苦的记忆以及由此产生的恐惧和认知模式。孩童从父母和祖先那里继承了所有类型的记忆和模式，其中很多将是有用的资源，也有一些可能是沉重的负担——与战争、冲突、耻辱或其他重要事件关联的愧疚和焦虑的感受。治疗这些的方式与我们治疗其他感受和认知模式的方式没有什么不同——识别和转化。作为咨询师，我们不仅必须去看看"原生"家庭（我们所出生的家庭），还要去看看"当前"家庭（我们作为成人的家庭，包括伴侣和孩子）。很多功能失调的症状都在家庭系统中找到了根源。发生在家庭成员身上的创伤性事件可能影响并推动儿童进入无意识的努力与尝试中，以达到新的平衡。背负的内疚感受可能最初归家庭早期成员所拥有。这样的传递或复杂的联结就称为"纠缠"，这可以经过识别加以释放。

恐惧模式（Fear Patterns，Anxiety，Phobia）：恐惧模式扎根于未解决的创伤记忆中，因而是某些需要去探查的东西的信号。更多的并非对过去的探索，而是对当前仍然活跃在潜意识中的某些事情的信号的探索。感受，识别感受，识别相关的认知模式，在某些情况下甚至要识别潜在的经验，这些是把整个事情带入疗愈空间进行能量转化的前提条件（第六章）。

感受（Feelings）：我们在"情绪"和"感受"之间做了划分，后者是对前者的感知。我们"感觉"我们的情绪，我们视情绪为能量、为我们内心世界的感觉。我们可能有无关于情绪的"感受"，比如受伤时的疼痛。为了帮助把情绪识别为身体的感知，而非一种包括思维和行动（如"害羞"或"报复"）在内的复杂体验，谈论"感受"是有帮助的。感受可以更容易地被识别为"能量"。从根本上说，情绪就是能量，我们可以平衡情绪能量，并将之转化为愉悦的创造力（见"情绪""腹腔神经丛"，第六章）。

小雕像（Figurines）：家庭系统排列可以通过让来访者在一个设定的地方逐个摆放小雕像进行工作。每个小雕像代表一个家庭成员，依据来访者的感受进行定位。来访者必须把自己投射在这些不同的家庭成员身上。在来访者依据自己所感受到的家庭情境摆放好小雕像后，可以探索研究新的摆放结构，这会使来访者敞开地面对家庭系统新的动力可能性，敞开地面对自己的意识。

聚焦（Focusing）："聚焦取向的心理治疗"来自哲学家和心理学家Eugene Gendlin的开创性工作。他发现，成功的治疗并不取决于治疗师的技术、取向或讨论的问题类型，重要的是来访者在内在做了什么。成功的来访者有规律地检查他们的内在对他们所在情境整体的"感受性"。"聚焦"意为"花时间与身体直接感觉到的观察或印象在一起，尽管可能是尚不清楚的"。这种感知会带出具体的词语、画面、记忆、理解、新的想法或者解决问题的行动步骤。躯体发觉感受是"正当"的，会相应地体验到放松或紧张的释放。在第六章阐述的工作方法与这个类似，但并不一样。

扎根（Grounding）：与"锚定"类似。在此指更强有力地植根于某处，发展强大的联结，就像大树粗壮的树根深入大地。呼吸练习可以帮助发展更好的扎根技能，个人发展的整体目标在于个体可以扎根于他的深层自我或本性（第一章，第五章）。

疗愈过程（Healing Process）：疗愈过程可以概括为内在小孩（背负着我们未处理的情绪能量、恐惧和受限的认知模式的内在空间）整合并转化为内在父母（我们完全扎根本性并与其保持一致）的过程。

疗愈空间（Healing Space）：创设"疗愈空间"是疗愈过程中的有效步骤。疗愈空间是通过意愿使得疗愈的力量开始发挥作用的内在空间。最简单易行且有效的疗愈空间是光圈、大量的光或任何对进入身体的光的观想。不过疗愈空间也可以是任何其他提供安全、平和、舒适的观想，一片令人愉悦的风景，一个安全的避难所，任何能发挥作用的都可以（第五章，第六章）。

心灵（Heart）："心"是位于我们胸上方的身体能量中心。这是我们体验纯粹的爱、喜悦的地方，当我们体验的时候，我们可以清楚地识别这种能量。大多数人的"心灵中心"被保护性的屏障层层覆盖。心的能量对我们整个存在至关重要（如同这个星球上的生命整体）。我们作为人类的目标是充分敞开我们的心灵中心，让它辐射自身的能量。爱的能量与恐惧比较起来如同光与阴影——前者是巨大的，而后者只是有所缺乏。一个有爱的人比一千个恐惧的人要强壮得多。很多人受苦于与其心灵力量失去联结。在本性中的治疗就是减少恐惧，敞开心灵，把个体重置于其心灵的中心。

此时此地（Here and Now）：此时此地是唯一可以体验到力量的所在。这绝对要求暂时离开头脑，离开内在小孩，进入一个更富有资源的内在状态（见"存在"，第二章，第五章）。

更高的自我（Higher Self）：本性的另一种说法。我们自身中超越人格的那部分（见"本性"，第一章）。

催眠（Hypnosis）：治疗性催眠是在治疗工作中妥当地运用暗示，不要将其与积极思维相混淆，催眠要深远得多。催眠包括意识状态的改变，在来访者的认可批准下，可以重构认知，观察到变化。催眠可能用一些惊人之事制造混淆，这是为了传递意识思维不能注意的信息。在这个过程中，催眠可能会用所要求的积极改变的隐喻、适当的故事进行工作。由于催眠方面的研究，我们对不同的"意识状态"或"催眠状态"有了更好的理解（第三章）。

恍惚状态（Hypnotic Trance）：在催眠中，"恍惚"被看作"特别"（缩减）的意识状态，对所要求的治疗性暗示有着最大的接受可能性。催眠传统上旨在绕过意识思维，导入恍惚状态，所以问题可以在潜意识水平上得以解决。不过，我们现在知道恍惚是一种自然发生的现象，我们大多数时间都生活在缩减的意识状态中。每一个症状实际上都是让个体陷入某种相应的恍惚状态。结果，我们可以看到来访者在一种催眠的恍惚状态中来找我们，而我们作为咨询师的工作就是要为他们去除催眠状态，把他们唤醒，让他们在自己是谁这个问题上有更广泛的觉察，也就是要把他们从他们的症状中带出去。在我们带领来访者联结其内在父母时，我们当然就是在做这个工作。

认同，去除认同（Identifying，Disidentifying）：大多数人把自己完全认同为他们的心境、想法、行为模式、过去、生活中的角色、身体条件……他们拥有他们的"问题"，他们就是他们的问题。他们处在某种缩减的思维状态中或"恍惚"状态中，作为咨询师，我们的任务就是要唤醒他们。我们需要把他们重新置于与更广阔的意识的联结中，这才是真正的他们。认同自己为"内在父母"，去除对"内在小孩"的认同。外化问题、感受、想法和行为模式，联结可以进行适当选择的内在力量空间。咨询过程与自我认同的质疑密切相关——我是谁？我要认同什么？哪部分的我是真正的"我"？什么是我想保持的，什么是我想放下的（第一章，第五章，第六章）？

同一性（Identity）：我们对自身所认同的组成了我们的"同一性"，即"我们是谁"的感觉。大多数人都错误地把自己认同为任何组成他们"人格"的种种元素记忆、技能、角色、身体、感受、认知、欲望……我们真正的自我超越于我们的人格，超越于任何我们可以"失去"的东西，超越于任何我们可以获得的东西。我们真实的身份可以通过更深地扎根于本性加以探索和联结。对我们真实的同一性的探索是我们作为人而存在的一部分，也是治疗的一部分（第一章）。

疾病（Illness）：不平衡的信号或症状会在身体层面被经历为疾病。把疾病重读为身体为重新达到平衡状态做出的努力是有帮助的。这样疾病就成为朋友，而非敌人。疾病主要是自然痊愈过程的一部分，尽管我们的身体功能可能没有达到我们的期待与保持活力的要求。潜意识的模式和程序可能会进行干预。因而，探索这些信号的深层原因是有帮助的（第十章）。

抑制（Inhibition）：感觉受阻，无法采取行动，陷入犹豫不决、无法决策的内在空间。行动上的抑制来源于无法抗争（由内在的力量空间面对现实）或无法逃离（逃避，逃跑），这被描述为压力的主要原因。抑制是一种症状。在评估性会谈中，我们通过识别可能存在的创伤性事件或记忆寻找抑制模式信号。

内在小孩（Inner Child）：我们"受伤的内在空间"，我们"受限"的内在空间，是我们"有"而并非本性的部分，也就是我们的生理、情绪、思维和整个的"人格"。比较容易识别的内在小孩是我们需要关心和注意的部分，是背负着过往记忆和痛苦的部分。他倾向于对当前的情境进行反应、情绪化、责备他人没有满足他的需要，拼命地寻求爱与认可（第五章）。

内在父母（Inner Parent）："内在父母"是我们可以感觉与内在的爱和关注等资源联结的空间，这是我们本性、我们更高自我的表达。它位于我们的心灵中心，与头脑相对。"内在父母"是我们感觉安全的地方，是我们的"家"。它深植于当下，能够看一切如其所是，无条件接纳当下的现实（第五章）。

内在空间（Inner Spaces）：我们的内心世界由不同种类的内在空间组成，我们在其中体验不同的感受和不同的思维模式。我们都拥有让我们感觉平和、有信心、喜悦的内在空间，也拥有让我们感觉焦虑、压力、易怒的内在空间……当我们开车时，我们进入拥有开车所必要的技能的内在空间；当我们打网球或羽毛球时，我们的身体开始接管，知道要如何做……（见"次人格"，第五章）

内在工作（Inner Work）：在任何时候，我们都可以选择"进入内在"，与我们自己同在。当我们开始把觉察意识带入"内在"，观察我们的感受、我们的思维模式，我们就在做所谓的"内在工作"。这也可能包括所有类型的操练，从呼吸、放松、确认到观想和冥想。

洞见（Insight）：当我们的意识觉察中有个突然的突破时，就是显现了洞见。洞见让我们可以重塑自身的视角，进入更开阔、更有资源的视角。

内化的父母模型（Integrated Parental Models）：见"父母模型"。

意愿（Intention）：意愿是进入我们的内心力量，清晰而大声的确认，以使我们整个身心存在可以听见并内化我们的"指令"——"是的，我可以……我会……现在……"澄清并强化意愿是咨询工作重要的一部分。没有清晰的意愿，就没有真正的改变。不要将意愿与我们低层人格的意志力相混淆，意志力可能会外露，为抵抗次人格而制造内在冲突或紧张。纯粹的意愿完全与本性相一致，真正的意愿要比渴望、希望或愿望强烈有力得多，它包括了一个清晰的内在立场，而非只是尝试（第七章，第八章）。

"我"陈述（I-Statements）：为自己说话的能力，沟通交流时保持在自我的中心，谈论自己的看法、感受、需要或要求，这是有礼貌沟通的主要工具。这避免评判和压力，对解决冲突有帮助（第四章）。

日志（Journal）：写作对外化问题和重新回到内在资源中心有帮助，这是很有价值的工具。我总是邀请我的来访者记日志，写下每一次咨询的心得——经历和体验了什么？学到了什么？从咨询中获得了什么洞见？由咨询引起了什么新的决定？来访者也可以把他们的梦以及我在咨询中间可能给他们布置的任务记录在日志上。

评判（Judgment，Judging）：心灵观察，头脑评判。我们的任何"思考"都可能是评判。看是认可、确认，思考是评判。我不需要对他人选择所是或所做的有任何想法。一旦我们开始"思考"（通过我们的头脑看某个人，评价、分析、诠释），我们就可能已经在评判了。如果我们从内心无条件地接纳某人，我们就没有评判。放下评判和压力是促使关系和谐的一个基本技能。这也是对咨询师的基本要求，因为来访者对自己也会有评判。咨询师要把来访者对他自己的可能存在的负面评判映射回去，把他带入他自身内心的力量中（第三章，第七章）。

光（Light）：围绕着我们身体的光圈一直都存在。我们可以对之敞开，甚至"感觉"这个光的存在。这个光是我们自身存在的延伸，它与我们的深层自我——我们的本性联结。我们可以利用这个力量，我们的意愿可以把这个光进一步带入行动（第五章，第六章）。

倾听（Listening）：积极倾听是高品质的与他人同在的表达，可以让他人把心里的话用言语表达出来。很多来访者就是需要说话，在一定程度上，可以允许他们这样做，咨询师整个人的身心在所有维度上接收不同的信息。那个人究竟在说什么？他在展示什么？他所经历体验的深层含义是什么？咨询师需要关注来访者的"过程"而非他的故事"内容"。经历本身不是我们真正探查和寻求的，那些经历带来的冲击和影响才是我们要看的，才是需要邀请来访者去看的。这不是分析事实，而是识别感受、思维模式、应对策略、态度、沟通技能。在倾听中，我们主要关心的是敞开，通过匹配和镜射去面对来访者的信息。正确地使用语词、开放式的提问、赋力的信息都应当是积极倾听态度的一部分，当然不仅包括言语信息，还包括非言语信息（第三章）。

爱（Love）：爱是一种能量，是心灵的能量。不要把爱与关系混淆，不要把爱与性吸引混淆，也不要把爱与欲望、依恋、对丧失的恐惧、对情感的需要等相关的情绪能量混淆。理想而言，我们的爱情关系包括所有水平上的能量交换——性能量，情绪能量，心灵能量，思维能量，灵性能量。心灵能量并不特定局限于我们的爱情关系，而是我们进行工作运转的主要能量，是我们可以使生活运转的能量。爱是辐射到我们整个存在的能量，使所有事情成为一体，让事情成为可能。爱是我们可以用的主要的创造性工具。所有伟大的导师都坚持爱的力量。似乎归根结底只有两种类型的能量——爱和惧。白和黑，像阴阳一样，道教两极的符号象征着我们这个世界建立在二元性的基础上。爱让我们处于心灵的中心，惧让我们离开这个中心，下行到情绪能量，使我们心烦意乱，或者上行到思维能量，使我们胡思乱想（不停地想，失去与心灵中心灵感的联结）。进一步的研究毫无疑问地显示这一理论有科学的基础。在每一个情境中，我们都要在爱与惧间进行选择，这个想法富有洞见。是活在我们的内心，还是活在我们的头脑？打开心灵，释放其能量显然是所有个人成长的目的（见"心灵"，第一章，第五章，第六章）。

匹配（Matching）："匹配"意指你的整个言语和非言语的态度，都与来访者的内心世界和外在表达调谐至相符。你的身体态度应当欢迎来访者，这包括你房间的布置、你的坐姿、你的腿和胳膊、头和手的动作的镜射。你的声调也很重要。不过匹配远不只是身体的姿态，还包括你对来访者内心经历体验的陪伴，通过检核你自身身体的内在去感觉他内在所感受到的（第三章）。

调解（Mediation）：在冲突情境中的中立性干预。第三方进入，帮助当事双方依据沟通程序找到双赢的冲突解决办法。调解者主持会议，澄清目的及必要的沟通规则，给予反射和认可，但是调解者要保持不卷入到讨论或问题中。

冥想（Meditation）：冥想是有意识地敞开自己去面对本性的行为，旨在联结超越我们有限人格的内在空间。冥想开始于使身体与头脑静止，关注呼吸，敞开地面对当下更高水平上的觉察意识。冥想超越头脑的活跃，它要求思维的静止，有意识地进入我们内在存在这一更高维度。冥想是自我探索的一种方式，是进入更高资源的通道（第一章）。

记忆（Memories）：我们不仅在意识层面，也在潜意识层面，承载着记忆。我们的潜意识记忆包括我们所经历的任何事情的所有细节，甚至包括所发生的不为我们意识所清晰知道的事情。还有我们的父母或祖辈的创伤性的过去也可能是我们潜意识记忆的一部分。整个人类的集体记忆也具有联结的潜在可能性……作为咨询师，我们必须知道我们的一些意识记忆被压抑了，从我们的意识思维中被抹去了。我们不能完全相信我们的意识记忆。咨询师需要对此保持觉察，寻找可能会显示某些被"压抑"（从意识记忆中清除）的创伤性经历的信号。联结依然活跃在我们内在的记忆的最好方式是感受。我们的身体知道，我们的感受将把我们带到我们需要去的地方。记忆可以通过对与之相关的情绪能量进行工作得到"清除"，也可以得到"释放"。我们可以"重写"我们的过去，也可以改变我们承载的或赖以为生的记忆。我们还可以寻找我们过去所不知道的、可以联结内在于我们的休眠的记忆以及那些使之重新活跃的技能（第七章）。

头脑（Mind）：头脑并非意识，它只是我们创造思维的一种工具，在这一具体的时空维度下探索我们人类世界的性质。当我们学会使头脑静止时，我们发现，我们可以进入我们内心世界的其他维度。我们可以更多地与"感受"同在，更为接受"内在"和外在的信号。我们具有两个可能的"觉察中心"——一个在头脑，另一个在心灵。以心灵为中心的意识是无条件的、接纳的、开放的、自由的，在此时此地，只是存在、信任，与个人内在的力量感联结。以头脑为中心的意识是"在那里"，过去和未来取向的、线性的、理性的、分析的、隔离的，如果切断与心灵资源的联结，则是无力的、引发恐惧的、缺席的。显而易见的是，以头脑为中心的人生活在分裂的现实中，这对其他包括生理和情绪的整个能量系统，会有深刻的不平衡的影响（第六章，第七章）。

奇迹式提问（Miracle Question）：奇迹式提问是识别问题解决办法、达到目标的工具。这不仅使来访者把注意力聚焦在解决办法上，而且让来访者扎根于与解决办法相关的感受与态度中。要问的问题是"如果突然之间发生了奇迹，问题完全解决了，你将会有怎样的不同"（第五章，第八章）。

镜射（Mirroring）：咨询师的角色是帮助来访者认清他自己，识别其自身的感受、需要、想法，认清其如何看待事情（什么是真实的，什么是投射的、解释的、评判的、恐惧的……），做出了什么选择。镜射避免直接回应提出的问题、信息的内容，而是关注反映个体的自身现实，反映信息表达的方式。其目的在于尽可能带领个体觉察他自身，觉察言语背后的真实信息，最根本的是觉察感受、深层的需要、未言说的要求。不只是咨询师，事实上整个生活都在不断地向我们镜射我们是谁（见"吸引律"，第三章）。

具体化（Narrowing Down）：具体化是从一般到具体的过程。不论我们是对感受、认知模式、需要还是目标进行工作，我们都必须探究我们所要处理的事情的更深层含义，识别想法背后的感受，感受背后的需要，认知模式背后的恐惧和担心……（第七章，第八章）

需要（Needs）：我们都有不同类型的需要——生理需要、社会需要、精神需要等。当需要得到满足时，我们感觉舒服；当需要无法满足时，我们感觉糟糕。我们都需要空间、食物、温暖、住所、睡眠，也需要爱、安全、自由、认可……。在此，一个重要的洞见是所有负面的感受实际上都是未认可的需要的表达。识别需要是找到解决任何困难的办法的重要一步（第八章）。

神经语言程序学（Neuro-Linguistic Programming）：是由John Grinder和Richard Bandler在20世纪70年代发展出来的个人成长方法，主要是在对Milton H Erickson使用的催眠技巧模式进行仔细研究的基础上发展起来的，同时还兼容了Fritz Perls 和Virginia Satir的思想精髓。他们提出了使用的沟通工具，改变了很多治疗师的工作方式，并为咨询策略的进一步发展提供了灵感（第三章）。

现在（Now）：见"此时此地"和"当下"（第二章）。

父母模型（Parental Models）：理想而言，为了帮助我们找到并发展我们自身的同一性，我们的父母都是赋予我们力量与支持我们的榜样。但是大多数父母都不是完美的，都会传递给孩子多种多样的局限的模式——恐惧、认知模式、禁止、坏习惯。在青少年期，在不断走向成熟的成长过程中，我们逐渐从这些模型中分离，发展出自己的自我同一性。然而，很多人依然在用内化的父母的模型生活，这可能对他们的自尊、信心、做决定的能力以及成为自主自由和富有创造性的成人有着负面的影响。这些次人格都必须要得到识别和释放。

人格（Personality）："人格"是基于我们的基因、种族、族群和家庭遗传，我们个人的记忆，我们习得的模式和技能，我们的躯体、情绪和思维特点，等等，组成的与我们个人特点相关的时空。我们生活体验中的这些方面都在不断地变化，都是来来去去，非永久性的。人格像行李一样是我们带着一起旅行的，它与我们深层的本性——我们真实的自我不同。人格只有在与深层自我保持一致时才能找到自身的力量（第一章）。

力量（Power）：真正的力量存在于内在。无力和赋力的观念在咨询工作中非常重要。一切都是关于进入我们内在的力量的。这个力量与联结"存在"及我们的本性相关。这是我们真正寻求的我们深层存在的力量，而非我们人格的力量。当我们的人格与内在力量保持正确的一致时，它将变得有力而成功。如果不能如此，就只会形成虚幻的力量，这会导致产生"权力游戏"、操控、压力或虐待（第一章）。

存在（Presence）：处在当下，处于现在，敞开地面对我们本性的存在——我们的深层自我，这些都与把更高的觉察整合进我们的生活经验这一相同观点有关。生活发生在此时此地，而非其他地方。当我们可以进入当下的特质与我们内在更高的存在保持一致时，我们就进入了充足的力量之中。作为咨询师，我们存在的特质，我们以一颗完全敞开的心倾听和看待我们来访者的方式，都将深深地影响来访者。这甚至可能是我们工作中最为重要的一部分，因为这些将会引起改变，也将大大有助于带领来访者与他自身存在相联结，而这正是我们所寻求的（第二章）。

投射（Projection）：这个术语是从摄影词汇中借用过来的，指把内在影像投放在外在屏幕上的过程。当我们把看法、感受或任何内在的价值观"投射"在外界时，就发生了投射。事实上，这一直都在发生。我们倾向于以我们自身的有色眼镜作为参考来看外界现实，因而，我们的感知总是有偏见的。觉察出这一点是有帮助的，要在发展透明度和开放性上进行工作，放下任何限制我们认知或理解的框框，回到我们自身，为我们的经历担负全部的责任（第一章，第三章，第四章，第七章，第九章）。

认可（Recognizing）：认可是对所观察的事物提供无条件的接纳——"我看到……这没有问题"。把未能用言语表达的说出来，允许它们存在。认可超越任何评判，超越任何"对"或"错"。它不需要"同意"，不需要辩解，不需要大事化小。具有镜射作用的咨询师所表达的认可完全处于当下——你现在所经历的任何体验都没有问题，不需要做任何思考。咨询师的认可显而易见是隐性的邀请，让来访者去发现他自身的认可，进入他的内在父母，接受他内在小孩的现实。认可经常有着深入释放的效果，来访者可能突然之间涌出泪水，这表明来访者在认可并敞开地面对他自身的感受（第三章，第五章，第六章，第七章）。

重构（Reframing）：这个术语来自摄影词汇，表示视角的改变，把事情放置在一个新的"框架"中。当然，我们希望新的框架能提供更开阔的视角，更富有资源，更好地适应个体的需要、目标和愿望（第七章）。

退行（Regression）：年龄退行是当前的意识被带回到过去经验的一种内在体验，或者相反——过去的经验被带回当下，连同感受和躯体感觉一起出现。在大多数情况中，症状已经是一种自发性的退行的表达。因此，退行被看作在当下现实对过去"被冻结时间"的经验干预，个体无法完全地体验当下，与"现在"的资源失去联结。不论是自发的还是被指导的，对咨询师而言，探索那些需要抚平的创伤性的记忆都是有帮助的。退行工作主要依赖内在的倾听，对感受和画面敞开，让整个创伤性的经验回到意识中。

放松（Relaxation）：放松是"放下紧张"。放松练习意在让我们放松头脑，加深呼吸，让我们整个身体节奏慢下来，让肌肉放松，敞开地面对感受。在咨询中，放松绝对不是要引导来访者"感觉更少"，不是要释放情绪进入更舒服安宁的状态……我们所提供的内在工作的真正目的是要敞开自己去面对内心的真实，更多感受，吸入感受，或在任何适当的时候做一些创造性的观想工作，以"转化"情绪能量（第十一章）。

被压抑的记忆（Repressed Memory）：作为咨询师，我们需要知道有些意识记忆可能被压抑了，从我们的意识思维中抹去了。我们不能完全相信我们的意识记忆。咨询师需要对此保持觉察，寻找可能显示某些创伤性的经历被"压抑"（即从意识记忆中被抹去）的信号。这种事情比我们所认为的要多。被性虐待的儿童在他们无法整合经验时会压抑记忆。为了解除与被压抑的记忆关联的恐惧模式，必须要把被压抑的记忆带回到意识中，让它们得到恢复。这个过程可以自然地发生，也可以通过引导退行工作使之发生（第七章）。

阻抗（Resistance）：阻抗是恐惧的一种表达。我们也许抵抗改变，对敞开地面对我们的感受产生抵触，对理解和拓宽我们的视野产生抵触。不过，咨询师对此并不评判。他尊重来访者的限制，对此进行工作。恐惧模式要得到识别认可，它们是内在小孩的一种表达，可以得到爱与接纳。这是要疗愈它们的第一步（第六章，第七章）。

资源（Resources）：资源是可以给当事人带来不同内在空间的任何事物——一个元素、一段记忆、一种技能等，个体可以通过这些体验到积极的感受，与力量重新联结。咨询师的工作就是识别资源，把它们带入来访者的意识，进行放大，把它们转化成有力量的存在（第五章）。

责任（Responsibility）：责任是一种完全处在个人内在力量空间的态度。简单来说，"不论什么事情发生在我身上，我都可以为此做点什么。这完全取决于我，我知道我自身的态度是唯一影响我现实的事情。这都是我自己的选择。"一个负责任的人拥有他自己的感受，不为发生在自己身上的事情指责任何人。我们拥有成为一个负责的人还是一个受害者的选择。我们可以选择知道我们的内在现实不断地塑造着我们的外在现实，而非与之相反。我们总是得到我们所请求的（见"受害者意识"，第四章）。

角色扮演（Role Play）：在个体咨询中，角色扮演是请来访者想象自己成为另外某个人，进入一个不同的角色，尽可能探索体验另外的视角，感受这个角色，把这一经验内化为一种新的资源。角色扮演是进入内在空间——另一个或新的次人格。这是非常有力量的工具，应当尽可能广泛地应用。从扮演理想的父母到扮演梦中的一个资源要素（人物），进行角色扮演的机会很多。我们甚至可以请来访者扮演一个有问题的人物形象，与其有冲突的某人，有威胁性的怪物，甚至是"内在小孩"。咨询师可以与具体的"内在状态"（次人格）进行沟通，询问它的需要、它的认知模式以及意愿（第五章，第六章，第七章，第九章）。

等级评估（Scaling）：等级评估帮助来访者找到他所在的更准确的位置，他想要什么，他在多大程度上想对识别出的问题做出抉择。"在0—10的范围内，0是你所经历的最糟糕的状态，10是你所能想象的最好的状态、你的目标，就你的问题而言，你具体在什么位置上？就你设定的目标而言，你现在具体是在什么位置呢？"等级评估可以根据很多不同的情境进行调整（第七章，第八章）。

设定目标（Setting Goals）：设定目标是为了寻求解决办法。若没有旨在实施解决办法的清晰目标，问题就得不到解决。咨询师的目标是把事情带到选择的态度中，对存在而非对拥有保持希望或愿望性的想法进行选择。每个人的自然目标就是寻求与本性的融合，与我们的内在力量空间融合，在此，我们可以进入无限的平和喜悦、关爱与创造性的资源中。不过，我们可以把它具体化为特定的选择，设定目标应从存在性目标（适当的态度，思维框架，内在选择）开始，只有如此设定行动性目标（行为）才有意义，才会得到想要的结果（第八章）。

性虐待（Sexual Abuse）：性虐待的方式存在于来访者的潜意识记忆中，往往比我们所认为的要多。它可能根源于个人的经验，不论他们是否对此保持有意识的记忆；不过也可能根源于父辈或祖辈的记忆，被内化成个人的负担。咨询师总是要保持对可能存在的虐待信号的警惕。相关的记忆必须得到识别，并考虑进行与之关联的情绪能量的转化，以及重构相关的认知模式。

睡眠（Sleep）：根据情绪的稳定状态，个体将会拥有良好安静的、修复性的睡眠，或者是不安的、烦躁的睡眠。这是一个很容易问的问题，还可以引入关于梦的记忆或噩梦方面的问题（第九章）。

腹腔神经丛（Solar Plexus）：我们的身体通过不同而极其微妙的能量场保持活力，这一观点在在东方传统中得到广泛承认。不用深入探究这个概念，通过针灸或磁力方面的研究就可以进行证实。让我们简短看一下"精神能量中心"系统，这一系统与身体中的大腺体系统的磁力点相对应。它们的具体位置在脊椎的底部、肚脐、腹腔神经丛（胃附近）、心灵中心（胸上方）、喉咙、头顶上方。腹腔神经丛是任何人都可以很容易指出的胃部的这个点，这被认为是"情绪体"的中心。当人心烦意乱的时候，这个部位很快就会变得敏感。腹腔神经丛平和宁静的时候，反映出心灵中心也平和得如同一池宁静的湖水。

焦点解决法（Solution Focused Approach）：在大多数咨询师都还聚焦于分析问题、寻找问题的原因与根源时，一些革新的从业者发展出绕过对来访者过去进行探索的咨询方法，即聚焦于解决办法如何实现而非问题上。这个方法非常有效。它对洞见和理解不再给予强调，行动变成第一重要的事情。这种方法的咨询时间比较短，特别适合对青少年以及不需要或没有准备探索其童年伤痛的人进行工作。这个模型提供了一个安全的结构，可以探索和创造新的、更有建设性的可能性和替代性行为。对语言的熟练运用可以使得来访者得到他们想要的，而非他们不想要的（第八章）。

潜意识（Subconscious）：超越我们意识思维的所在，是我们记忆中不能抵达的部分。我们对我们潜意识所包括的内容知之甚少，而实际上的内容可能要比我们想象的多得多，可能是我们人类在地球上的整个经历……有些作者将之称为"超意识"，意指"超越"我们日常的觉醒的意识，掌握着我们的本性深层资源。

次人格（Subpersonanity）：我们的人格是由很多不同的内在空间组成的，它们都有各自的特点、认知模式、态度、感受。在童年时期，我们整合了一系列"模型"（主要来自我们的父母），我们也发展了一系列技能，适应不同的环境。在我们做喜爱的运动时，在我们开车时，在我们工作时，在我们回到家和我们的爱人、孩子、父母在一起时……我们是不同的。我们有受伤的内在空间、批判的内在空间、资源性的内在空间、关爱的内在空间（梦想家、努力工作的人、音乐家、自私者……）等。我们一般可以认为，人格有很多不同的面孔，即所谓的"次人格"。为了使我们的咨询工作保持简单，我们只是需要在"内在小孩"（我们局限的、易受伤的自我，我们的伤痛，我们的过去，我们的需要）和"内在父母"（与我们本性相连的部分，我们的内在力量、有信心和无尽的关爱的空间）之间做区分（第一章，第五章，第九章）。

自杀（Suicide）：一个人结束自己生命的行为，这显然是一种逃离。如果我们认为我们是自己生活的百分之百的创造者，我们"选择"了任何我们所置身的环境，为了从那个特定的经历中学习到某些事情，我们就会接受挑战，选择从中成长，而非逃离这些挑战。自杀是无能为力和绝望的一种表达。不过，这是一个选择。我们只有接受这个选择，因为每个人都有权利去对生命做出他想要做出的选择。在某种程度上，很多人生活在一种极其无力和自毁的状态中，这都是某种类型的自杀。否定自己的力量就会离开生活，进入死亡。自杀如同其他任何非言语的信息一样，是一个强烈的信号，是寻求帮助的呼喊，是对事情的荒谬和不可接受的一种陈述，是一个我们可以听见的信号。

支持性咨询（Supportive Counseling）：见"焦点解决法"。支持性咨询聚焦于对来访者赋力，设定目标，帮助来访者达到目标。当设定了简单的任务，认可所有的步骤和努力时，就不存在失败的可能性。运用等级评估帮助来访者评估他自身的进步，在任何适当的时候给予欣赏（第八章）。

象征符号（Symbolic）：为什么象征符号有如此巨大的力量？为什么我们的梦、我们的身体以一种象征的方式与我们对话？……问题的答案与我们这个宇宙运行的方式有关。象征符号如同思维形式、能量装置，它们掌握着引导和组织能量的关键。建立生命本身的基石是自然中的象征符号：圆，两个交叉的圆，鱼形中打开一个空间……生命力借此可以"渗透"，使得生命显现为一种新的存在——性的阴性与阳性两方面。生命是多重维度的，象征符号是允许这些维度进行沟通的装置设备。这些象征符号承载了比我们理性思维所领会的更多的含义，因为我们的理性思维只能够对我们的二元维度表达有限的理解。在时间和空间的线性之上，图像和象征、数字和形式、数学和几何学都承载了比理性思维更多的力量和意义（第九章，第十章）。

症状（Symptom）：症状是来访者表达的牢骚抱怨，是他对无效、功能失调、痛苦、无能为力等的观察。症状对识别来访者的需求以及他为自身设立的目标有所帮助。症状可以导向深层的原因（如果看起来必要的话），但是不应直接对抗或抗争。它们通常不能在面对自身的水平上得到解决。把任何的问题或障碍重构为一个"症状"总是有所帮助。从症状问题变成由内在状态发出的"信号"，这是需要得到认可和关心的信号（第六章，第七章）。

同步性（Synchronicity）：同步性是与目的一致的能量的表达，我们的宇宙是一个巨大而复杂的"系统"。事情好像是偶然或意外而发生的，但其实并非如此。它们是系统的一部分，遵循着清晰的能量平衡和责任、自我创造和镜射过程的规律（第四章）。

系统（Systemics，Systems，Family System）：见"家庭系统"。

治疗（Therapy）："治疗"一词表示疗愈的过程。而"咨询"意指"引导"，对解决问题取向的方法可能更为妥当，"治疗"则清楚表明内在工作导致的内在转化与痊愈。

思想（Thinking）：想法（Thoughts），见"头脑"。

恍惚（Trance）：见"催眠恍惚"。

能量转化（Transmuting Energy）：一旦体内的感受被识别为能量，我们便可以"转化"能量，这样做是很重要的。情绪只是能量。同样的能量可以通过增加密度（变重）达到固化点，也可以通过减轻达到汽化点。就像水或任何其他物质一样，既可以在低温时固化，在中温时液化，也可在高温时汽化。情绪能量也是如此，沉重或轻盈，郁结在我们的身体里，液化成眼泪、汗水或其他液体，或汽化后自由地流动。我们可以把情绪能量从冰冷郁结的状态转变为自由流动的生命力。如何做到呢？简单而言，就是把它们从内在小孩的受害意识带入到内在父母以心灵为中心的信任和关爱中（第六章）。

超个人心理学—超个人心理治疗（Transpersonal Psychology-Transpersonal Therapy）：视人类为一体，整合身、心、灵，并使之和谐，敞开地面对更深层（更高）的自我。超个人心理治疗关注的是让个体接纳其深层的资源——无尽的力量和无限的关爱给予，在任何适当的时候，人们在此可以体验自己是谁这一深层而开阔的意义。"超"意指通过和超越"人格"（引言，第一章）。

价值观（Values）：价值观是你旨在内化整合进入你自身存在的一些特质与渴望，一些你想要展示自身的东西。价值观是你选择成为的存在。你要确定你的价值观是本性的特点——爱、慷慨、幽默、公平、信心、手足情谊、安静、纯洁、清白、完美、和平、自由、自主……任何你想要成为的。价值观不应强加到他人身上，否则就会变成认知模式，变成"应该"。价值观是可能性，是要探索的特质，是要瞄准的目标。这些是要"展示"的特质（第七章）。

受害者意识（Victim Consciousness）：当一个来访者带着问题来，他很可能是在痛苦怀疑、消极无力的状态中，这就是所谓的"受害者意识"。受害者不会为所发生的事情负责，他指责外界与他人。在受害者还没有认识到任何他的内在都吸引着外在环境，以及他所做出的选择使得他困在痛苦的经验中时，他就会身陷徒劳的抗争，试图改变外在环境。咨询师的角色主要就是帮助这个人从受害者意识转换到完全负责任的意识——我对我自己负责，我可以改变我看待内心世界的方式，我可以改变我的生活经验（第四章）。

观想（Visualization）：观想是一个内在过程，我们在头脑中给予形态，处在自我创造的现实中。这远远不只是把一个画面带入我们的脑海，根据我们赋予图像的能量，观想具备创造性的力量。力量并非来自图像本身，而是来自意愿和随之而生的感受，当我们聚焦于画面所传递的现实时，这一切就会发生（第五章，第六章，第十一章）。

写作（Writing）：写作给了我们一个与自己在一起的机会，为自己花费时间，观察滋养我们的内心历程。写作有助于外化问题，重新回到内心资源的中心，在咨询过程中是个很有价值的工具。

附录二：参考文献

Adler, A., *Understanding Human Nature*. Greenberg, New York, 1927.

Aird, K., *L'ADN démystifié-tome* 1. Magog, Québec, Institut Kishori, 2004.

Aird, K., *L'ADN et le choix quantique-tome* 2. Magog, Québec, Institut Kishori, 2004.

Assagioli, R., *Psychosynthesis*. New York, 1971.

Assagioli, R., *The Act of Will*. Wildwood House, London, 1974.

Bandler, R. & Grinder, J., *The Structure of Magic-Language and Therapy*. Science and Behavior, 1975.

Beaulieu, D., *L'intégration par les mouvements oculaires-manuel pratique de L'IMO*. Souffle d'Or.

Beck, D. & Cowan, C., *Spiral Dynamics*: *Mastering Values, Leadership and Change*. Oxford, UK, Blackwell, 1996.

Berne, E., *Transactional Analysis in Psychotherapy*. Grove Press, 1961.

Bohm, D., *Wholeness and the Implicate Order*. Ark Paperbacks, 1980.

Bohm, D., *Quantum Theory*.

Bohm, D. & Peat, D., *Science, Order and Creativity*. Routledge, 2000.

Braden, G., *Walking Between the Worlds*: *The Science of Compassion*. Radio Bookstore Press, 1997.

Braden, G., *Awakening to Zero Point*: *The Collective Initiation*. Radio Bookstore Press, 1997.

Braden, G., *Beyond Zero Point*: *The Journey to Compassion*. Sounds True, 2000.

Braden, G., *The Divine Matrix*. Hay House, 2007.

Braza, J., *Pleine conscience-vivre dans L'instant.*

Brebion, J. P., *L'empreinte de naissance*. Ed, Quintessence, 2004.

Briggs, J. & Peat, D., *Looking Glass Universe*: *the Emerging Science of Wholeness*. Simon and Schuster, 1984.

Briggs, J. & Peat, D., *Turbulent Mirror*: *an Illustrated Guide to Chaos Theory and the Science of Wholeness*. Paperback, 1990.

Briggs, J. & Peat, D., *Seven Life Lessons of Chaos*: *Spiritual Wisdom from the Science of Change*. Paperback, 2000.

Capra, F., *The Tao of Physics*. Wildwood House, London, 1975.

Capra, F., *The Turning Point*. Simon & Schuster, New York, 1982.

Capra, F., *The Web of Life*. Doubleday, New York, 1996.

Capra, F., *The Hidden Connections*: *A Science for Sustainable Living Doubleday*. New York, 2002.

Chevalier, J. & Gheerrant, A., *Dictionnaire des symboles*. Robert Laffont, 1982.

Claeys, B. M., *The Emotional Intelligence Class.*

Claeys, B. M., *Education émotionnelle, guide de le animateur.* Souffle d'Or, 2008.

Cornell, A. W., *The Power of Focusing.*

Cornely, A., *L'écoute, une voie vers la confiance*. *Souffle* d'Or.

Cortright, B., *Psychotherapy and Spirit*: *Theory and Practice in Transpersonal Psychotherapy*. SUNY press, 1997.

Cousins, N., *Anatomy of an illness as perceived by the patient.* Norton, New York, 1979.

Cousins, N., *The Healing Heart.* Norton, 1983.

De Shazer, S., *Keys to Solutions in Brief Therapy*. W. W. Norton & Company, 1985.

Dilts, R., Grindler, J., Bandler, R. & Delozier, J., *Neuro-Linguistic Programming*: *volume 1-The Study of the Structure of Subjective Experience*. Meta Publications, 1980.

Dransart, P., *La maladie cherche à me guérir.* Mercure-Dauphinois, 1999.

Emmerson, G., *Ego State Therapy*. Crown House Publishing Ltd, 2003.

Emoto, M., *The Messages from Water*. Hay House.

Emoto, M., *The Hidden Messages in Water*. Atria Books, 2005.

Emoto, M., *The Shape of Love*: *Discovering Who We Are, Where We Came from, and Where We Go*. Doubleday Publishing, 2007.

Emoto, M., *The Secret Life of Water*. Simon & Schuster, 2005.

Erickson, M., *The collected papers of Milton H*. *Erickson on hypnosis*, 4 *volumes*, Edited by E. Rossi, Irvington, New York, 1980.

Erickson, M. & Rossi, E., *The February Man*: *Evolving Consciousness and Identity in Hypnotherapy*. Brunner/Mazel, 1989.

Ferrer, J., *Revisioning the Transpersonal Theory-A participatory Vision of Human Spirituality*. SUNY press, 2002.

Fleche, C., *Décodage biologique des maladies-manuel pratique des correspondances émotions / organes*. Souffle d'Or, 2001.

Fleche, C., *Mon corps pour me guérir*. Souffle d'Or.

Fleche, C. & Lagardet J. J., *L'instant de guérison*. Souffle d'Or.

Fleche, C. & Levy., *Les protocoles de retour à la santé*. Souffle d'Or, 2005.

Gendlin, E., *Focusing*. Bantam Books, 1981.

Gendlin, E., *Experience and the Creation of Meaning*. Northwestern University Press, 1997.

Gendlin, E., *Focusing Oriented Psychotherapy*. Guilford Press, 1996.

Gendlin, E., *A Process Model*. Focusing Institute.

Greenwood, M. T., *Acupuncture and the Heart-Mind Split*. Webpage.

Grof, S., & Bennet, H., *The Holotropic Mind-The Three Levels of Human Consciousness and How They Shape Our Lives*. Harper, San Francisco, 1992.

Hayes, S., *Acceptance and Commitment Therapy*. Hayes, 1999.

Hellinger, B., *Anerkennen was ist*. Kosel Verlag, 1996.

Hellinger, B. & ten Hö VEL Gabriele, *Constellations Familiales-comprendre les mécanismes des pathologies familiales*. Souffle d'Or, 2001.

Hendricks, G., *At the Speed of Life-Body Centered Therapy*. Bantam, 1993.

Imber Black, E., *Family and Larger Systems*: *A Family Therapist's Guide Book Through the Labyrinth*. Guilford Press, 1988.

Jacobs, E., *Creative Counseling Techniques*. Psychological Assessment Resources, 1994.

Jacobs, E., *Impact Therapy*. Psychological Assessment Resources, 1996.

Jung, C., *The Integration of the Personality*. London, 1940.

Jung, C., *Memories, Dreams and Reflections*. Jaffé A, ed Vintage Books, 1961.

Kabat-Zinn, J., *Wherever you go, there you are*. Hyperion, New York, 1994. (*Où tu vas, tu es*, J'ai Lu.)

Laborit, H., *L'inhibition de L'action*. Masson, 1981.

Leichtman, R. R. & Japikse, C., *Active Meditation, the Western Tradition*. Light, 1982.

Maslow, A., *Toward a Psychology of Being*. Van Nostrand, Princeton, 1962.

Miller, A., *Die Revolte des Körpers*. Suhrkamp Verlag, Frankfurt 2004.(*Notre corps ne ment jamais*, Flammarion 2004.)

Mills, J. & Crowley, R., *Therapeutic Metaphors for Children and the Child Within*. Brunner/ Mazel, 1986.

Misita, M., *How to Believe in Nothing and Set Yourself Free*. Valley of Sun Publishing, 1994. (*Se libérer des systèmes de croyances*, Jouvence.)

Montangero, J., *Comprendre ses rêves pour mieux se connaître*. Odile Jacob, 2007.

Nelson, J. E., *Healing the Split: Integrating spirit in our understanding of the mentally ill*. SUNY press, 1994.

Obissier, P. & Fleche, C., *Décodage biologique et destin familial-changer son regard sur la maladie*. Souffle d'Or, 2003.

Odoul, M., *Dis-moi ou tu as mal, je te dirai pourquoi-Eléments de psycho-énergétique*. Albin Michel, 2002.

Ornstein, R., *The Psychology of Consciousness*. Viking, New York, 1973.

Paul, M., *Inner Bonding-Becoming a Loving Adult to your Inner Child*. Harper Collins, 1992. (*Renouez avec votre enfant intérieur*, Souffle d'Or 1993.)

Pearsall, P., *The Heart's Code: Tapping the Wisdom and Power of Our Heart Energy*. Broadway Books, 1998.

Pennebaker, *Narrative Therapy*. 1997.

Perls, F., *Gestalt Therapy Verbatim*. Real People Press, 1969.

Potschka-Lang, C., *Constellations familiales: guérir le transgénérationnel*. Souffle d'Or, 2001.

Potschka-Lang, C. & Engel, M., *Les constellations systémiques*. Souffle d'Or, 2006.

Prigogine, I. & Stengers, I., *Order Out of Chaos: Man's New Dialogue with Nature*. Bantam, 1984.

Rama, B. & Ajaya, *Yoga and Psychotherapy: The Evolution of Consciousness*. Himalayan Institute, 1976.

Rodrigues, V., *Consciousness as a Tetradimensional Sphere of Light*. in Transpersonal Psychotherapy Workbook 3, ETPA 2004.

Rogers, C., *On Becoming a Person*. Houghton Mifflin Company, Boston, 1961.

Rogers, C., *On Personal Power*. Delacorte Press, New York, 1977.

Roosenberg, M., *Nonviolent Communication*. Puddledancer Press (Les mots sont des fenêtres...-*La communication non-violente*, Editions Jouvence).

Rossi, E. L., *The Psychobiology of Mind-Body Healing*. W. W. Norton & Company, New York, 1993. (*Psychobiologie de la guérison-la communication corps / esprit au service de la santé*. Souffle d'Or, 2002.)

Rowan, J., *The Transpersonal: Psychotherapy and Counseling*. Routledge, 1993.

Safran & Greenberg, *Emotion, Therapy and Change*. Guilford, 1991.

Satir, V., *The New Peoplemaking*. Science & Behavior.

Sartir, V., *Conjoint Family Therapy*. Science & Behavior

Sartir, V., Banner, J., Gerber, J. & Gomori, M., *The Satir Model-Family Therapy and Beyond*. Science and Behavior, 1991.

Scala, H. M., *Des ancêtres encombrants-se réconcilier avec son histoire familiale*. Souffle d'Or.

Sheldrake, R., *Une nouvelle science de la vie*. Du Rocher, 1981.

Sheldrake, R., *A New Science of Life: The Hypothesis of Formative Causation*. Houghton Mifflin, 1981.

Sheldrake, R., *The Presence of the Past*. Fontana, 1989.

Sheldrake, R., *The Presence of the Past: Morphic Resonance and the Habits of Nature*. Collins,

1988.

Sheldrake, R., McKenna, T. K. & Abraham, R., *The Evolutionary Mind:Trialogues at the Edge of the Unthinkable*. Trialogue Press, 1998.

Sheldrake, R., *The Sense of Being Stared at:And Other Unexplained Powers of the Human Mind*. Crown Publishing, 2004.

Sieca, P., *La communication de inconscient à inconscient-une nouvelle écoute thérapeutique*. Souffle d'Or, 2006.

Smith, R. E. L. , *The Body in Psychotherapy*. Mc Farlane, 1985.

Stettbacher, J. K., *Wenn Leiden einen Sinn haben soll*. Hoffman und Campe Verlag, Hamburg, 1990. (*Pourquoi la souffrance*, Aubier, 1991.)

Stone, H. & Sidra, *The Inner Dialogue*. New World Library, 1989. (*Le dialogue intérieur-connaôtre et intégrer vos sous-personnalités*, Souffle d'Or, 1991.)

Stone, H. & Sidra, *Embracing Each Other*. New World Library, 1989. (*Les relations, source de croissance*, Souffle d'Or, 1991.)

Walsh, R. & Vaughan F., *Paths Beyond Ego*. Tarcher, Los Angeles, 1993.

Washburn, M., *Transpersonal Psychology in psychoanalytic perspective*. SUNY press, 1994.

Wilber, K., T*he Spectrum of Consciousness*. Quest Books, 1977.

Wilber, K., *No Boundary: Eastern and Western Approaches to Personal Growth*. New Science Library, 1981.

Wilber, K., *A Brief History of Everything*. Boston, MA, Shambhala, 1996.

Wilber, K., *Integral Psychology*. Shambhala, London, 2000.

Wilber, K., *A Theory of Everything*. Boston, MA, Shambhala, 2001.

Wolinsky, S., *Quantum Consciousness-A Guide to Experiencing Quantum Psychology*. Bramble Books.

Wolinsky, S., *Trances People Live-Healing Approaches in Quantum Psychology*. Bramble Books, 1991.

Wolinsky, S., *The Tao of Chaos-Essence and the Enneagram(Quantum Consciousness, vol.2).*1Bramble Books, 1994.

附录三：米杉本性心理治疗与释梦心理治疗培训介绍

主题一：本性心理治疗理论与实务系列培训

第Ⅰ阶——探索内在父母

别开生面的培训，体验自我未知的部分，体验与他人真实的联结，以超个人心理学为基础的个人成长和疗愈方法，集中关注个体的内部资源。我们每个人都具有进入无限内部能量的潜能。潜能在哪里？如何找到？怎样提高这种能够引导我们富有能量和幸福生活的技能？这正是我们培训的内容。

我们自身的本质（本性）是一种积极而真实的体验，而不是一个概念或讨论的术语。它是一个普遍存在于我们每个人内心的清晰的空间，是我们可以选择让意识进入的诸多不同空间"状态"中的一个。从选择的这个空间，我们能够体验到开放、平和、信任、关爱的真实感受。在这样一个与我们内在"更高存在"的联结当中，我们对人对事都会有不同的观察、不同的思考和不同的感受。

你将会在培训中非常直接地体验、感受到米杉本性心理治疗在成长和疗愈方面的主要原则。学员可以期待从中获得全新的、深入的、富有能量的看待生活的视角，在重构内在世界的同时掌握改变外在生活的关键密钥。

本性心理治疗是由三阶培训组成的系列培训课程，第Ⅰ阶向任何对个人和灵性成长感兴趣的人们开放。它也是那些希望继续学习米杉本性心理治疗Ⅱ阶、Ⅲ阶的心理咨询师的第

369

一步，因为这次培训提供的是帮助来访者同时也是帮助咨询师增强能量的最基本方法。

【培训形式】互动游戏、内在工作、实操演示、小组练习以及大组分享与汇报。

附表1 本性心理治疗第 I 阶主要内容

日　期	第 I 阶　主要内容
第一天	赋予能量：探索表达我们有能量的自我的选择与态度 当我们彼此之间用意想不到的新方法建立联结时，我们将看到识别选择、承担责任、正视现在和自我表达。怎样识别和去除受害者的模式？怎样创造我们想要的生活？怎样为我们在每个情况下做出的选择承担责任？怎样用足够有能量的表达来代替我们的害怕和顺从？在第一天的培训中，我们将通过具体的方法探索体验从受伤的意识状态转变为对生活负责任的创造者，从无能为力到富有能量，从混乱模糊到目标清晰，从比较、评判、争斗、拒绝、抵制等转变为接纳、放下、呼吸、感受、观察、看到事物本来的样子。
第二天	认同：找到内在父母 我们究竟是谁？什么是本性？怎样进入本性？怎样区别存在（being）与经历（experiencing）？怎样进入我们有资源的内部空间并去除对受伤的内心空间的认同？怎样锚定在我们资源丰富的内在空间？在第二天的培训中，我们将实际探索感受内在父母与内在小孩的意义，并探讨怎样与这些概念一起工作。
第三天	疗愈：疗愈我们未解决的情绪问题 生活中的问题常常是未解决的情绪问题的反映，根源于我们的童年创伤。如何从未解决的情绪模式中得到释放？如何把情绪识别为身体中的感受，而非用头脑将其看成问题？如何与情绪能量一起工作？我们将探索从过去或未来视角转换到此时此地，从头脑转换到身体。我们将看到以从低能量到高能量转换为基础的整个疗愈的过程。
第四天	探索童年：识别我们的优势和局限 倾听我们受伤的内在小孩，识别我们继承于过去和家庭环境的模式。我们将看到内化的父母的模式是如何在我们的生活中再现的，从而脱离那些限制性的模式。第四天将关注自我认知，评估优势与弱点，探索自我接纳、自爱，以及如何表达爱，如何接受爱。
第五天	释梦介绍：梦在自我成长和疗愈过程中可以怎样帮助我们 梦在我们成长与疗愈过程中扮演着重要的角色。梦可以用来联结内在空间，识别未被发现认可的内在资源。我们为什么会做梦？梦从哪里来？怎样与梦一起工作？第五天实操探索如何理解意象语言，如何识别梦的讯息，如何运用梦来达到个人成长。

第Ⅱ阶——核心原则

本性心理治疗提供一套整合的咨询治疗方法，它以超个人视角为出发点，同时以身体为中心，并运用焦点解决法。本性心理治疗的目的就是锚定资源，与充满力量的内在空间（内在父母）重建内在联结，以此疗愈受伤的内在空间（可以称为受伤的内在小孩）。它以身体为中心，因为它的解决方法关注在身体层面未解决的情绪能量的转化。它同时聚焦问题解决，强调在达成内在与外在转化中找出新的选择和具体实操的步骤。

本性心理治疗将咨询集中在内在工作（inner work），而不是仅仅运用谈话的形式。除了倾听、共情和给予支持，咨询师还给来访者提供必要的引领，帮助来访者识别和进入自己不同的内在空间（受伤的内在空间和资源性的内在空间），与它们一起工作并重获能量。咨询师要教授一些技巧，而非聚焦于解决具体问题。本性心理治疗提供了一套简单有效的转化情绪能量的方法，使来访者摆脱未解决的情绪模式。

为了达成以上目标，本性治疗师要确保在咨询治疗过程中帮助来访者体验并整合以下7个方面。

（1）责任：一切关乎我；

（2）锚定：寻找内在父母；

（3）临在：此时，此地，在我的身体（识别议题在身体层面的感受）；

（4）放大：对存在的一切保持开放（倾听受伤的内在小孩）；

（5）转化：尚未解决的情绪能量（把它带入内在父母的空间）；

（6）去除认同：我选择成为谁（我选择认同什么内在空间）；

（7）整合改变：制定具体实操步骤。

除了基于这些核心原则的训练，还将探索一系列补充性的技能，具体包括：

（1）引领一个评估会谈（与来访者的第一次会谈）；

（2）提供一个聚焦于问题解决的方案；

（3）识别需求和设定目标；

（4）识别和重构信念模式；

（5）澄清意愿，明确目标；

（6）处理与性相关的问题；

（7）减少创伤事件的影响。

尽管本性心理治疗方法不能解决所有的案例和满足所有的临床需要，但它对于解决大部分个案是基本的、有效的。它使咨询师更易于理解他们的工作内容，并提供了可遵循的基本原则。同时，它也为咨询师提供了很多洞见和工具，使咨询师的工作更容易且有效。

【培训形式】理论讲解、案例工作和演示、小组的实操训练。

附表2　本性心理治疗第Ⅱ阶主要内容

日　期	第Ⅱ阶　主要内容
第一天	●内在父母—内在小孩概念小结。 ●进入内部空间；锚定资源；引导内在工作——识别和转化情绪能量。
第二天	●倾听身体，敞开面对受伤的内在小孩。 ●引导一个评估会谈；识别和处理内化的父母模型；脱离受限的模式。
第三天	●练习焦点解决方法。识别需要，设定目标，做出新选择。 ●重构信念模式；明确表达有能量的誓言。 ●澄清意愿，明晰目标。
第四天	●对与性相关的问题工作；处理性创伤；降低创伤记忆的影响。
第五天	●更多关于梦的工作。 ●重述梦境并识别梦的讯息。 ●通过梦进入内在空间——敞开地面对受伤的内在空间，转换视角并进入资源性的内在空间。

第Ⅲ阶——深化本性心理治疗练习

咨询师的5天进阶培训是在本性心理治疗第Ⅱ阶的基础上进行的，本次培训集中于本性心理治疗方法的进阶训练，只面向已经完成本性心理治疗第Ⅰ阶和第Ⅱ阶培训的心理咨询师。本性心理治疗的核心原则和相应的工具将在老师和学员中演练和展示。培训将进一步集中在引导年龄回溯，包括更好地引导来访者进入潜在的未发现的记忆和内容。参加者将被邀请分享关于自己的案例及梦境等可能的问题。梦的处理也将是培训的一部分。

附表3　本性心理治疗第Ⅲ阶主要内容

日　期	第Ⅲ阶　主要内容
第一天	●本性心理治疗核心原则的小结——锚定资源，识别身体的感受，转化情绪能量。 ●演示，大组及小组训练。探讨个案报告。

日　　期	第Ⅲ阶　主要内容
第二天	●承担责任、重构信念模式、识别需求、设定目标等的小结。 ●演示，大组及小组训练。探讨个案报告。 ●对具体的问题或症状进行工作（如抑郁症、性创伤）。
第三天	●引导年龄回溯（发现与童年创伤相关的被压抑的记忆）。 ●演示，大组及小组训练。
第四天	●关于年龄回溯的更多的训练。 ●探索回溯工作和梦工作之间的可能的联结。
第五天	●更多梦的工作训练。 ●改写梦境和识别梦的信息。 ●通过梦进入内部空间：面对受伤的内部空间，转换观点并且逐步进入资源丰富的内部空间。

"本性心理治疗理论与实务系列培训"后续培训说明：

本性心理治疗高阶督导——全部成功完成米杉本性心理治疗三个阶段培训的学员，可作为老学员再次参加米杉各阶段的培训课程。学员在培训中将被赋予特殊的任务，接受个人督导，一旦达到所要求的水平，将被邀请作为培训助手参加培训。

主题二：释梦心理治疗理论与实务系列培训

第Ⅰ阶——从释梦中成长

梦在我们的生活中扮演着重要角色，比我们认为的重要得多。梦不但参与我们的问题解决以及学习等过程，而且为我们提供有用且可靠的成长和疗愈的线索。

米杉对梦进行工作的方法博采众家之长，简单有效且容易实操。他在卡尔·荣格的主观水平的释梦法的基础上进行创新，其方法已远远不止一系列智力上的"解释"。他邀请梦者进入内在空间，发现新的内在资源。梦邀请我们去看到它们所指向的非常具体的更深层的议题，让我们做出更为适当的选择。我们大多数的梦都为我们提供了对个人及精神成长的有价值的指引。

在培训中，我们将探索如何把象征性的隐喻言语转译成清晰明确的有意义的信息，如何发现内在资源并解决梦所指向的个人议题。在探索个人梦境及议题的同时，培训会提供学习新技能的机会。我们还会去探究不同类型的梦，如噩梦、反复出现的梦、警告性的梦、预兆性的梦、性梦、灵性梦，等等。每个单元的学习都包括理论研习和对学员个体梦境的实操演练。

附表4　释梦心理治疗第Ⅰ阶主要内容

日　期	第Ⅰ阶　主要内容
第一天	●介绍超个人观点：我们为什么做梦？我们的梦起源于何处？梦商和梦的可靠性。梦在生理和心理层面的功能。 ●个案演示：叙述梦境故事，识别梦境要素，转译梦境故事，识别梦的讯息。 ●引导内在工作：呼吸、观想、进入内在空间。 ●探索梦境语言：梦中角色，梦如何表达我们的次人格，如何理解和翻译隐喻的语言。 ●小组工作和梦的报告。 ●梦的加工处理，识别资源性要素，进入资源空间，解决梦所指向的现实问题。提问和回答。
第二天	●引导内在工作：识别内部空间（内在父母和受伤的内在小孩）。角色扮演梦中资源性的视角。 ●探索梦境语言：梦中的场景、视野、自然元素、地点、建筑和房屋等。 ●更深入地对梦者个案进行工作：个人和小组工作，梦的加工处理，识别资源性要素，进入资源空间，解决梦所指向的现实问题。提问和回答。
第三天	●梦境与情绪：识别水这一象征物的丰富多样的表达。怪物、噩梦、反复出现的梦、暴力性的梦。 ●如何针对情绪能量进行工作：识别身体中的感受，转化感受。 ●引导内在工作：转化情绪能量，由呼吸带入内心。 ●小组工作：练习对梦境的转译与重写。 ●探索梦境语言：不同的物件；警告性梦境，时间的预言，一个延展的"现在"视角。相信梦。 ●更深入地对梦者个案进行工作：梦的加工处理，识别资源性要素，进入资源空间，解决梦所指向的现实问题。提问和回答。
第四天	●引导内在工作：扎根锚定在资源性的空间。 ●识别现实生活中的问题并解决问题。 ●探索梦境语言：动物及身体部位，梦境中的死亡，性梦、灵性梦、转世梦。 ●更深入地对梦者个案进行工作：梦的加工处理，识别资源性要素，进入资源空间，解决梦所指向的现实问题。提问和回答。

第Ⅱ阶——超越释梦：梦的处理与疗愈

一次又一次，我们看到梦境中包含联结内在空间的有价值的线索。对梦可以做的工作远远不止理解其中的意义信息。梦通常是在邀请梦者去做更重要的疗愈工作，为此需要一些特别的技能。角色扮演资源性的梦境要素，去除对受伤的内在空间的认同，转化情绪能量……本次培训把梦的工作看作治疗过程中关键的组成部分。

培训对象是那些在咨询中与来访者的梦进行工作，并希望提升相关能力的咨询师，他们同时还是已经成功完成米杉"释梦心理治疗第Ⅰ阶"课程的学员。培训集中在释梦心理治疗的三个主要方面：

· 转译梦境的隐喻性语言；

· 处理梦境——引领梦者使用内在资源，疗愈受伤的内在空间；

· 识别未解决的情绪问题的信号指示，以及识别治疗的进展。

附表5　释梦心理治疗第Ⅱ阶主要内容

日　期	第Ⅱ阶　主要内容
第一天	●回顾释梦工作的基本原则，识别不同种类的梦。 ●探索隐喻性的语言，重述梦境故事，识别梦的讯息。 ●针对学员的梦境进行工作，练习重述及梦的报告。 ●识别处理梦境的指导原则：识别资源性要素，访问资源性的内在空间，解决梦境所指的真实生活问题。
第二天	●引导内在工作：怎样用内在空间进行工作？明晰引导的原则，角色扮演梦中资源性的视角。 ●更深入地对梦者个案工作。个别及小组练习。
第三天	●梦与情绪：如何对情绪能量进行工作？识别身体中的感觉，转化情绪能量，引导内在工作。 ●小组工作：处理梦境的练习，识别资源要素，联结资源性的内在空间。 ●创造性的梦工作：改变或完成梦境故事；画图或重演梦境。
第四天	●梦的咨询：什么是与梦工作相关的特殊的咨询策略？什么是未解决的情绪问题或创伤的梦境信号？什么是治疗过程的梦信号？演示和练习。 ●如何对性梦、转世再生梦、灵性梦进行工作？ ●精神疾病者的梦。